U0278059

Starting Again

Early Rehabilitation

After Traumatic Brain Injury or Other Severe Brain Lesion

从零开始
脑外伤及其他严重脑损伤后的
早期康复治疗

[瑞士]帕特里夏·M.戴维斯 著
（Patricia M.Davies）

魏国荣 刘瑛 主译

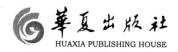

华夏出版社
HUAXIA PUBLISHING HOUSE

图书在版编目（CIP）数据

从零开始：脑外伤及其他严重脑损伤后的早期康复治疗/（瑞士）帕特里夏·M. 戴维斯
（Patricia M. Davies）著；魏国荣，刘瑛主译. -- 2 版. --北京：华夏出版社有限公司，
2023.8

书名原文：Starting Again: Early Rehabilitation After Traumatic Brain Injury or
Other Severe Brain Lesion

ISBN 978-7-5222-0364-5

Ⅰ. ①从… Ⅱ. ①帕… ②魏… ③刘… Ⅲ. ①脑外伤－康复医学Ⅳ. ①R651.109

中国版本图书馆 CIP 数据核字（2022）第 115138 号

版权所有　翻印必究
北京市版权局著作权合同登记号：图字01-2015-5545号

从零开始：脑外伤及其他严重脑损伤后的早期康复治疗

作　　者　［瑞士］帕特里夏·M. 戴维斯
译　　者　魏国荣　刘　瑛
责任编辑　张冬爽　张晓瑜
责任印制　顾瑞清

出版发行　华夏出版社有限公司
经　　销　新华书店
印　　刷　三河市少明印务有限公司
装　　订　三河市少明印务有限公司
版　　次　2023 年 8 月北京第 2 版　　2023 年 8 月北京第 1 次印刷
开　　本　787×1092　1/16 开
印　　张　24.5
字　　数　516 千字
定　　价　119.80 元

华夏出版社有限公司　地址：北京市东直门外香河园北里 4 号　邮编：100028
网址：www.hxph.com.cn　电话：（010）64663331（转）
若发现本版图书有印装质量问题，请与我社营销中心联系调换。

《从零开始：脑外伤及其他严重脑损伤后的早期康复治疗》
著译者名单

作　　者　帕特里夏·M. 戴维斯（Patricia M. Davies）

主　　译　魏国荣　刘　瑛

审　　阅　贾子善　李红玲

译　　者　（以姓氏笔画为序）

马　将　叶天鸣　刘　瑛　刘钦刚　刘笑婴

孙增鑫　李　军　李　红　何　向　何风英

张　峰　张立宁　张会珍　张芳芳　张玲玲

侯永辉　魏国荣

统　　稿　张芳芳

译者的话

这是 Pat Davies 描述成人中枢神经损伤康复专著的其中一部，前两部《循序渐进》（*Steps to follow*）和《不偏不倚》（*Right in The Middle*）都已经翻译成了多种文字包括中文，拥有非常广泛的读者群。

"从零开始"（*Starting Again*）是专门针对脑外伤康复治疗的论著。脑外伤的幸存者多数为青壮年，随着脑外伤急救水平的提高，存活下来的患者早期如何开始他们的康复过程，决定了他们的康复进程及之后的生活质量。"从零开始"这个书名传达了一种破釜沉舟的态度，在脑外伤如此重大的打击之后，在身体原有的功能几乎完全丧失的情况下，需要不断尝试，以达到最佳效果。无论是患者还是一切接触患者的人，都需要这份士气。读这本书，你会发现，我们如何把这份士气细化成我们在每天实施的康复治疗和生活内容中，从而达到康复的目标。Pat Davies 通过多年的观察发现，脑外伤后出现的很多功能障碍是可以预防的。书中很多观点值得我们重视。脑外伤康复的现状必须有所改变，不仅仅是实际治疗本身，还有如何将患者作为一个独立的个体对待，都会影响康复的最终效果。Pat Davies 阐述了作为治疗师，如何分析问题、进行逻辑推理、寻找解决方法，依靠治疗师本身的技术及与患者个体情况相结合的临床思路。它是在 Bobath 治疗理念的基础上，强调神经系统输入与输出的关系，它是人体功能学、神经生理学、运动控制学有机结合的范本，是想要提高治疗技术的治疗师们不可多得的教科书。因为正确的治疗方法确实可以带来不同的结果。

本书的译者均为从事康复治疗的专业人员及资深的神经科和康复领域的专家，包括刘瑛主任医师、刘钦刚主任医师、神经科博士马将副主任医师、康复医学科博士张峰副主任医师等。同时，我们还请到了美国克瑞顿大学的作业治疗学博士 Sara Davis 女士，对英文的难点部分给予了逐句的解释，她的贡献，为确保译文的准确奠定了基础。我们还特别有幸请到神经科学博士，解放军总医院康复科主任贾子善教授、河北医科大学的李红玲教授对译稿进行通篇审阅，保证了译稿的质量及语言的通顺。

但是，译文仍难免有不妥之处，敬请读者不吝赐教。

魏国荣
2015 年 10 月于西安

谨以此书献给 Evi Schuster，其勇气和信念促使我开始下笔撰写，以及 William Casey，其果敢、谦恭和幽默总是激励我克服种种困难而完成书稿。Evi 和 William 的家庭和许多像他们一样的人，在我遇到困难时总是不断地给予我帮助，使我在整个撰写过程中不曾放弃。他们的爱和关怀对我而言是源源不断的灵感。为感谢他们，我在此摘录爱情歌曲《玫瑰》的歌词如下：

当夜变得孤寂，
当路变得漫长，
当你觉得，
爱只属于幸运儿和勇敢者。
那么，请不要忘记，
就在那寒冷的冬日里，
在大雪的覆盖下，
安然地躺着一粒种子。
静静地等待着阳光的爱抚，
待到春天，它就会变成娇艳的玫瑰。

Amanda McBroom 1977

序

对于许多不同的人来说，"从零开始"意味着什么？这种积极向上的名称可能会使读者发问，为什么一位资深物理治疗师要考虑从零开始？也许是因为它挑战患者去重新思考他们的限制，或治疗师重新考虑他们自己的管理策略。也许是因为它涉及脑损伤患者及其照顾者日常生活方面的改变，或提示一种解决老问题的新方法。

自从撰写《循序渐进》(*Steps to Follow*)、《不偏不倚》(*Right in the Middle*)以来，Pat Davies 就没有清闲过。她保持着对世界上那些可能的最新、最有价值疗法的追求，并将其与自己的丰富经验和想法、观念、技术相结合，在实践中检验其有效性。因此，这不仅仅是一本一般的教科书，而且是能够将新观念立即用于实践的参考书。它包含了与脑外伤后果有关的应有尽有的信息。我们对更新的、更好的管理策略的出现抱有希望，我们对脑外伤后果及特征的理解将会得到进一步改进，从而最大限度地帮助患者恢复。

简言之，以现代思维来看，神经系统就是一个神经网络。它需要输入以便输出，当然它拥有精密的、强有力的、固有的反馈系统，它能以最佳的方式驱动自己、自我测试、学习与适应。不幸的是，许多治疗师和医生孤立地看待神经系统的输出，忘记了输入，忽略了神经系统不断搜索反馈的事实。我们在治疗过程中往往聚焦于改善运动控制及关节活动度，却忽视了运动质量和特定的个体化的目标的达成，最大的问题是不断地、被动地从危机到危机的管理，而不是着眼于预防。

Pat Davies 呈现了一种平衡的观念。她奉献并教授任务导向的运动控制技能，但她也重视神经系统输入的重要性，例如，触觉的质量，最小的恐惧，治疗期间保持尊严，以及积极地、有意义地祛除疼痛刺激。像 Pat Davies 的所有书籍一样，这本书仍然沿袭着尊重每位个体的特殊情况的思维方式。

"从零开始"的另一个新意是基于对非神经组织的了解。因为可能还有其他结构需要治疗，而某些症状和体征的原因可能不完全在脑部。本书的独特之处是它整合了神经组织异常机制的检查和治疗。通过一些优秀的照片实例，使这些观念合理地、正确地应用于临床脑损伤者。由于神经系统的主要功能是接收、传递和输出神经冲动，所以神经纤维必须在运动中能随意滑动和牵伸，这有助于提高治疗效果。它也是 Pat Davies 描写的将物理治疗学与骨科学、神经科学相结合的最好范例。另一个例子是她建议做颈部松动及在无痛范围内解除面部疼痛，以提高口面部康复。

　　"从零开始"着眼于日常最常见问题的解决，从以较少花费选择合适的鞋子，到如何开始治疗脑外伤后大部分时间卧床的患者。读者应该花些时间去观察书中清晰的插图，注意治疗师操作的手法。熟练的治疗策略和患者体位摆放，并不需要很大的力量以及许多助手和多年的经验。这需要预先计划患者和治疗师的体位，需要耐心，需要相关病理学基础知识，需要沟通技巧和希望得到的帮助结合起来。你并不一定会成为另一个 Pat Davies，而是要学会应用她丰富的经验，探寻她所用的基本原理。她为读者准备了关于脑外伤的治疗手法、体位摆放等信息，这些信息适合脑外伤患者和所有照顾他们的人。

　　是写作者、摄影师及编辑共同创造了《从零开始》这部力作。它适合在所有与患严重神经系统损伤患者相关人员之间分享。这本简明的著作跨越了医学的界线，强调了团队的工作，解码脑损伤的影响，它不再神秘，它给了所有人新的希望。

David Butler

1994 年，于阿德莱德

前　言

　　每年都有成千上万充满活力的年轻人遭受严重的脑损伤，同时也有很多人因为近乎毁灭性的非外伤性脑部病变也面临类似的问题，这已经是一个令人难过但却真实存在的现实。在英国的医院里，每年有 15 万人因脑外伤住院治疗（Jorinet 1976），而在美国，这个数字超过 40 万，也就是说每年每 10 万人中就会有 200 例脑外伤患者（Cope & Hall 1982）。在这些很不幸地遭受获得性脑损伤的人中，有相当大的一部分人都需要接受持续且密集的康复治疗，来重建他们被打乱的生活。

　　不幸的是，脑损伤的患者在急性期以及之后不再需要重症监护时期的治疗，往往不尽如人意。由于我的专业，我有机会能够在不同国家观察到不同医院和康复中心里大量的患者。同时，我也有幸能够治疗很多在不同的康复时期面临特殊困难的患者，也曾为一部分患者和他们的治疗师提出建议。通过我的观察，有一点很明确，有些问题是不断重复发生的，而且这些问题发生的原因很单一。这些经历告诉我，必须有所改变，不仅仅是实际治疗本身，而且还包括如何将患者作为一个独立的个体对待。

　　在这个医疗卫生服务快速发展的时代，成功的治疗理念应当同样被应用于外伤和其他脑部损伤的康复领域。初期不适当的治疗，不仅会严重影响后期的康复，而且因此而继发的问题，可以导致永久性的功能丧失。用于解决并发症的费用无疑将增加患者的医疗支出。这里需要注意的是，无论临床医生处理得多么完美，不恰当的康复治疗意味着那些本来能够达到的目标将不可能实现。相关证据表明，随着治疗的进行，患者在脑外伤后几年内的功能是可以有持续改善的（Scherzer 1988）。

　　我决定寻找更好的方式来治疗脑损伤的患者，这个决心始于很多年前，当时我在一家康复中心，致力于治疗脊髓损伤患者。那时，很多脑部损伤的患者长期住院或者永久待在医院，并且接受有限的物理治疗。当看到一位在火灾中意外遭受脑损伤的年轻男性的极度扭曲的身体时，我根本没办法把他的无助和被忽视的情况与那些在脊髓损伤中心接受集中、全面康复治疗而又及时被照顾的脊髓损伤患者比较。我当时的想法就是"一定要有更好的方式"。但是，那个时候我无能为力。即使是文献里也没有提到在最初的阶段如何去克服这些问题，或者如何去避免。

　　之后，我非常幸运地结识了像 Maggie Knott、Bertie Bobath、Sir Ludwig Gutmann、Dr

Wilhelm Zinn、Geoff Maitland、Susanne Klein-Vogelbach、David Butler、Felicie Affolter、Kay Coombes、Margaret Rood、Susanne Naville、Trudy Schoop、Leo Gold 和 Samy Molcho 这些在物理治疗、康复以及相关专业方面的知名专家，并且能够和他们一起工作，向他们学习。我希望与大家分享我从他们以及那些与我分享知识与专业技术也许不是很有名气的人士那里所学到的知识。所以，我开始着手写这本书，希望能够为脑损伤的治疗以及康复提供一些帮助。

作为一本书来说，它的内容必须简明扼要。因此，我尽最大努力，将那些对于因脑部损伤而丧失意识并且没有正常功能的患者来说，比较重要的治疗措施包括其中。同时我也描述了如何处理继发性问题，以使得这些问题不再阻碍患者进步。除了治疗性活动和治疗理念之外，在治疗神经系统受损 30 年的工作中，我发现有些处理措施能够帮助我们达到更好的疗效。这些措施，我在书中都进行了描述。

帮助者对患者的热情是一个非常重要的因素，尤其是当患者进步非常慢以及工作中面临令人沮丧的困难时。很多年前，我读到下面这段文字，当时它鼓舞了我，这些文字依然适用于当下：

> 如果你有热情，你可以做任何事情。热情是酵母，它使你的希望升华到最高；热情是你眼中闪耀的光芒；热情是你的翅膀；热情是你强有力的抓手；热情是不可抗拒的意志和能量来执行你的想法。充满热情的人就犹如战士一般，有高品质的状态；热情是一切进步的基石。拥有它，就将有所成就，如果没有它，就只有空白。
>
> Henry Ford

的确，这些"空白"常常会导致我们在治疗患者时的疏忽。我们常常习惯说患者太累了，没有办法完成治疗；或者太严重了，甚至没有办法依靠支持站立；又或者，我们找不到一个人帮我们把患者从病床上转移下来。而事实是我们自己因为这样或者那样的原因没有给予他们帮助。

如果从一开始就给予积极的接触，那么对于治疗取得成功意义非凡。当我首次接触患者，我就想象他有一天会独立走出医院，着装整齐，微笑着说再见。我发现这样想是有帮助的，尽管早期患者的情况看起来是那么的没有希望。有的患者也许没有从最初的创伤中幸免或者很可惜的没有恢复意识，但是借助积极主动的介入是不会带来任何损失的，反而会获得更多。太多的时候，我们告诉自己，患者的问题太多了，每个人都认为患者生存不了太长时间。关于预后方面的统计学研究也可能导致消极的态度。但是我们知道，统计学不是针对个人的，而且现在已经有很多可喜的实例。有一点我们需要明确指出，临床医生认为：脑外伤 6 个月后患者功能恢复就会停止的看法，有可能会影响患者后续恢复的程度，因为患者恢复的最终结局很可能是其自我暗示的结果（Bach-y-Rita 1981）。

每一位患者都是独立的个体，而不仅仅是一位脑外伤患者，他应该得到和事故发生之前一样的尊重。受伤的患者绝不应该被视为二等公民，因为那样的话会对患者所接受的康复治疗造成不良的影响。人们应该根据他的年龄和受伤之前的身份来称呼他，而不是全都不假思索地叫他"Bill"或者"Joe"。要注意保持患者良好的外在形象，因为这样能维持他的尊严，也能鼓励他的家属和相关帮助者。如果他的头发是洗过的，并且被梳理得很整齐，指甲干净整洁，衣着干净，而不是那种无论躺着还是坐着都是没有款型的病员服，那么不仅仅是患者自己会感觉很好，其他人对他的态度也将会不同。

团队协作介入是优化管理的基本。团队里的成员之间关系融洽，对于患者的治疗达成一致是非常重要的。因此，我们的工作职责要求，以及必要而且适当的团队沟通才使得合作成为可能。不带有"说教"色彩的分享（Gold 1990）是团队成员相互之间没有任何阻碍地分享知识、学习新技术的关键。

照顾脑损伤的患者是整个家庭的事情（Lezac 1988）。患者的家属必须成为整个治疗团队中的一部分。当帮助者的工作遇到困难时，我们很容易会把我们的失败归咎于家属干涉过多（Schmidbauer 1978）。但实际上，他们只是非常关心患者，如果能很好地处理，他们会成为非常宝贵的资源。我们的帮助者常常说，如果患者的妻子或者妈妈不在场的话，患者会得到更好的锻炼，以这个借口让家属离开治疗区域，这是不恰当的。因为最后当患者出院以后，还是最亲近的家人来照顾他。"对脑部损伤患者的成功治疗，理所当然地要包括对整个家庭的成功教育"（Johnson & Higgins 1987）。

正确的治疗确实会带来不同的结果，否则也就没有必要赘述。让那些接触患者的人们确信这个事实是非常重要的，不要因为某些不确定的信息而灰心丧气。关于主动治疗的方式和其结果的研究很少。但是，动物实验已经证实，强化的有积极促进作用的治疗可以带来不同的结果。物理治疗对于预防挛缩畸形的重要性会修饰大脑的自发性恢复，这一点在动物实验中得到了证实（Travis & Woolsey 1956）。Travis 和 Woolsey 报道，新皮质发生广泛损伤的猴子相当多的功能都可以自行恢复。并且，经过治疗，它们学着自我校正，达到独自站、坐、走。脑损伤的老鼠在丰富的环境中整体功能得到恢复是另一个更强有力的证据（Schwartz 1964; Rosenzweig 1980）。尽管每天只提供两个小时丰富的环境支持，效果同样有积极作用（Rosenzweig et al. 1969）。很多有关人体的相关研究称，在治疗被证实有效之前有必要设置对照试验。但是，我认为，从伦理上来说不应该在这样的试验完成之前都保守我们的治疗。在很多地方，为了完成对照，患者不能接受治疗或者没有接受适当的治疗。正如 Kesselring（1992）所解释的，尽管康复的有效性不像其他方式的治疗一样，能在双盲研究当中进行评估，但是现实不能阻止我们在这一领域前进的脚步。他诙谐地指出，"毕竟，我们不能因为学校教育从来没有在双盲研究中被证实有用，就不让我们的孩子接受学校教育。"

最后，"目标对于患者来说是最合理的事情而不是所谓的对的事情"（Gold 1990）。

通过这本书，希望能够为康复团队里的成员提供实用的帮助，当然，也包括患者的家属。因为家属担负做出许多有关决定的责任，而且任何临床干预都需要征得家属的许可，所以让他们参与其中是非常重要的。因此，书中尽可能使用容易理解的词句，而且配有大量的患者插图，包括年轻人和长者，从早期在重症监护室到后期学习自己穿衣服、上楼梯等不同的康复阶段。书中参考了最新的研究结果作为治疗的理论基础，尽量比较深入地阐述如何处理与脑损伤有关的更加复杂的问题。我衷心希望，治疗师、医生、护士能够在他们的临床工作中将本书作为实用性的指导来进行使用，从而给患者带来帮助。

　　本书中，插图的人称按实际情况来使用，正文中所有的治疗师、护士、助手都统称为"她"，而患者统称为"他"。

Pat Davies

于瑞士

鸣　谢

　　来自世界各地的很多人给了我很大的帮助才使得这本书成为现实。其中的一些人可能根本就没有意识到他们在提供帮助，他们提供的一个病例、一场争论或者是进行的讨论，可以帮助我形成一个新的想法或者开发另一种治疗的可能。当然，所有参加过我的讲座、课程或者是研讨会的人，他们也发挥了重要作用，他们所感兴趣的和热衷的方面告诉我哪些内容是急切需求的。我感谢所有有意或者无意地激励我、开拓我的思路并且将它们汇集成文字的人。尤其要感谢那些通过具体的方式帮助我的人，如果我忘记提到其中任何人的名字，请给予谅解。

　　与一个正在写书的人共同居住是很不容易的，到处都是散乱的纸张，没有时间分担室内的琐事，所以，首先我要感谢我的朋友兼合作伙伴 Gisela Rolf，谢谢她在我完成这本书期间的巨大支持。比日常生活中的帮助更重要的是，根据她的专业知识、临床实践、所分享的病例和在治疗中的发现，我们进行了具有启发性的讨论和交流。

　　我无法用语言来表达对 Max Schuster 的感激之情，也无法用语言表达我对他的成就的钦佩。他创建了一个机构，严重脑部损伤的患者在这个机构里有机会再次重返他们有价值的人生。我感谢他邀请我为该中心在治疗理念上提建议，然后为这些理念能够付诸实践创造条件，并且在本书形成之前得以证明这些治疗理念确实有效。Max 对于所有人来说都是一股鼓舞的力量，因为他让著名的耐克广告"说做就做"成为现实。

　　我要感谢布尔高（Burgau）治疗中心的 Karen Nielsen，为帮助我完成这本书她付出了大量的时间、精力和专业知识。她不仅提供了摄像的场所，而且往往能恰好找到合适的患者，并且提供了许多人力上的帮助，以确保所有的事情进展顺利，一切按计划进行。我也要感谢欣然给予帮助的治疗中心各位成员的通力协作。尤其要感谢 Wolfgang Schlaegel 博士，他同意在操作 PEG's 时和进行石膏矫正法时进行摄像。还要感谢他在患者方面、X 光拍摄方面以及许可申请表方面所给予的帮助。另一个需要特殊提到的是位于贝莱肯（Bellikon）的 SUVA 康复中心，他们给了巨大的帮助。我要深深地感激 Violette Meili，她为摄像部分寻找了非常合适的患者，并且使所有患者同意将其出版于此书。她的有效组织能力极大地促进了整个过程的进行，而且很多帮助者也热心地参与其中。我要非常感谢 Christoph Heinz 博士，他解决问题的能力使得一个普通房间变做一个摄影棚。也许他没有意识到，他的友好行为和对于我工作的信任，成为我在书写本书时源源不断的能量。我还要感谢 Peter Zangger 博士，他积极地鼓励他的患者参与其中。

　　我要深深地感谢所有的患者，他们的动作图片出现在书中使得这本书生动形象，而不是仅有理论描述。我还要非常感谢那些患者的家属们，他们在尚未签字时，就同意我们进行拍摄并用于本书。尤其要感谢其中的三位患者，他们是 Rien Buren、Andreas Kasiske 博士和 Fritz-Martin Mueller 博士。他们与我在一起很多年，对于在不同的康复阶段怎样成功地实施治疗方面带给我很多想法。急性期患者的插图要感谢 Joachim Eckhart 教授，他允许我们拍摄在重症监护室接受治疗的患者。我还要感谢他的助手 Neeser 博士，他奉献了时间，并且帮助解决了很多问题，才确保整个过程顺利进行。

我要感谢 Hans Sonderegger 能够有幸在我们长期合作过程中向他学习，尤其是在我们共同施教的很多课程中，允许拍摄他的教学过程，并且最后他同意将此书翻译为德文。我要特别感谢 Jürg Kesselring 博士。他在理论知识方面为我提供了很大的帮助，开拓我的思维，并且为我查找最新的文献。他确实是我"知识的源泉"，我要谢谢他在我对脑部损伤患者进行治疗时的热心帮助，并且同意帮我检查手稿。

与摄像师 Rainer 一起工作对于我来说是非常愉快的。他在如此长时间高压力的工作中始终保持活力和耐心。我不仅感谢他对我专业方面的帮助，而且感谢他对患者的友善与关心。我也要非常感谢他的父母 Clara 和 Manfred Gierig，感谢他们迅速而有效地处理照片，并且为确保插图质量他们所付出的努力。

我非常感谢 Inge Schnell 奉献她极宝贵的时间，并且利用业余时间帮忙处理患者的照片。我要谢谢她和其他的 Bobath 讲师，Nora Kern、Lone Jorgensen、Karen Nielsen 和 Violette Meili。他们同意演示他们给予患者的治疗以用作插图使用。

谢谢英国常德乐·福特（Chandler's Ford Arcade）书店的 Jonathan 和 Jane Miall。他们及时有效地跟踪发送我所需要的书籍。这些书籍的及时到位是对我莫大的帮助。

我对施普林格出版公司（Springer-Verlag）怀有深深的感激之情，感谢他们在这本书出版前后所给予我的巨大支持与鼓舞。感谢 Bernhard Lewerich 很多的激励性的想法，并与我分享他丰富的经验，而且还同意我使用很多很有用的插图。我要感谢 Marga Botsch 个人和专业方面的付出，尽管我们相距很远，也一直保持很好的联系。感谢我的文字编辑 Alison Hepper，感谢她出色的建议，并且使得修改手稿这件事，成为一件令人愉悦的事情而不是负担。另外，我要感谢 Jaroslav Sydor 以及所有为本书最后出版而做出贡献的所有帮助者。

我深深地感恩已故的 Bertie 和 Karel Bobath 夫妇。他们让我看到了改变肌肉张力和促进正常运动的可能性，而不是仅仅接受和补偿已经损失的功能。也许这两位伟大的先驱传递给我最大的讯息是：要保持探索，继续发展他们的理念而不是保持静止不前。正如 Bertie 在她最后一次发表的文章（由位于荷兰的高级 Bobath 讲师 Jos Halfens 发给我）中所解释的，他们的理念处于不断发展变化的状态，并且改变贯穿于整个发展历史中。通过对从 1943 年起神经发育技术治疗方面的改变的调查研究，她描述到尽管没有改变他们最根本的理念，她和 Karel 通过观察自己的失误，向很多其他方法的发明者学习并且被他们所影响。我将永远感谢 Bobath 夫妇在我早期的工作当中对我产生的积极影响，以及他们对于继续教授和发展他们的理念的鼓励。而这也是我一直尝试去做的事情。

谢谢 David Butler 教我如何操作神经松动术。这项技术在促进患者的动作中取得了可喜的效果。感谢您能够在百忙之中为我的这本书写序。

目 录

第 *1* 章
从接触开始

在《简明牛津英语词典》里，"触觉"（touch）被定义为："一种感觉，通过接触身体的某些部位，经皮肤扩散而感知物体，这是最普遍的身体感觉。人类的手指和口唇的触觉非常发达"。在这个定义之下，早在1599年就有富有智慧的诗句对触觉进行描述："触摸这一纯粹的第一感觉，是了解万物的捷径"，这充分强调了触觉的重要性。

触觉的确是最可靠的感觉之一，不像其他感觉，有时受视错觉的影响，感知到的可能是虚幻的。触觉信息对神经系统的发育、成熟及应变是必不可少的。其他的感觉对于神经系统的发展并不比触觉更重要。触觉对于完成任务、学习和提高生活质量方面都是有积极意义的。失明者和失聪者可以成为音乐家和艺术家，过上独立的生活，有成功的职业生涯，参与体育运动并获得好成绩，这些事实都证明：视觉和听觉信息既不是寻常学习的先决条件，也不是获得运动技能的先决条件，虽然有时候人们会那么认为。

因此，在治疗脑损伤患者时，"接触"（getting in touch）是有重要意义的，这里它具有双重含义。首先，护理患者的帮助者必须与患者接触，在患者昏迷处于隔离期间与患者建立对话沟通，或是在患者恢复意识后再与患者进行更多适当的交流，这都很重要；其次，患者需要再次与其所处环境接触，以便使学习和适应行为之间尽可能多地相互作用。

由于触觉太分散，而且与功能密切相关，因此，脑损伤患者的触觉总会以某种形式长期被干扰和扭曲。也正是由于这个原因，我们在治疗中可以充分利用触觉在全身的广泛分布以及其与活动的关系，从而确保患者通过适当的刺激可以获得有意义的输入信息。

一、触觉的相互作用

皮肤和皮下组织中的感受器众多，由此接收到的信息也是多种多样的，因此，临床上有几种描述"触觉"的术语用以区分它们所获得的信息。**触觉 / 运动觉**分别是指接触与运动，后者的信息是通过肌肉及肌肉张力的改变，关节位置、深部组织的牵张而获得的。**浅感觉**通常是指轻触觉、针刺觉、两点辨别觉；而**深感觉**是指加压的感觉。**震动觉**的识别和定位需要做到两者兼顾，**本体感觉**则是另外一个用来描述感觉的术语，它是指关节的位置和关节运动的信息。尽管可以用很多词语来描述感觉，但是感觉本身是指机体自身了解它在空间的位置、肢体彼此间和与空间上的联系。也就是说，感觉信息的来源是自体以及自体与环境的直接接触，即机体以外的信息源。

（一）感觉评估

脑损伤的患者都会存在与损伤之前不同的感觉，但在某些情况下，这些不同的感觉在一些人身上体现得更明显，而且随之而来的问题也会更突出。目前使用的任何一种标准化的测试都不能够检测到这种感觉上的微小变化。正如 Brodal（1973）认为的那样：通过对别人的观察来做出自己的决定。事实上，由于人类有着令人难以置信的复杂的感觉，因此，采用任何手段都几乎不可能完整地评定这种复杂的感觉，或者最多也是在特定的时间和情形下，且只能评定出非常有限的信息。患者对接触的部位能够做出正确的回答，对疼痛的刺激能够做出反应，并且知道他的拇指或是四肢向上或者向下运动。但并不能据此判断患者存在完整的感觉，更精确的测试也是如此。情况往往是这样，患者在测试中虽然会取得好成绩，例如，他能够在没有视觉反馈的情况下，将放在手里的同样大小的环形针和别针区分开，但是，我们可以观察到他在离开房间时手被卡在轮椅的轮圈内而毫无察觉。然而，既然意识到了这种限制，我们就应当选择且定期重复一种感觉测试的方法，记录准确的结果，这样做是为了尽可能进行前后比较，并进行改进，且证实这些结果具有统计学意义。

为了达到治疗效果，治疗师必须观察患者在多种不同的情况下是如何感知和处理触觉信息的。康复团队的成员可以录制患者的视频来分析患者的运动功能，处理信息，做出决策，并且通过重播短的视频片段来了解更多的细节。倾听患者讲述他的经历，有关他家属发生的事情，或病房护士所报告的事件，这些都有助于治疗师更多地了解患者和理解患者的感觉障碍情况。Moore（1980）强调了倾听患者讲述信息的重要性，因为"如果患者所提供的有关异常感觉的信息或者是缺失的功能不能与康复专家、研究者的想法保持一致"就会遗漏非常重要的信息。临床上对残留功能的评定可能会受到检查者所掌握的神经系统知识以及通过视诊、触诊、多种临床测试的结果的影响。正如 Moore 所解释的那样，如果检查者接受的训练是在查体时着重关注和检查神经系统的运动功能，那么检查者的注意力就会集中于自己所了解的信息，进行有重点的查体，从而忽略或丢掉相互矛盾的、奇怪的、不同的表现。

（二）其他感知觉障碍

人们已经意识到脑外伤患者可以伴有多种多样的感知觉障碍，而且用特定的词语——命名了这些感知觉的问题，比如：失用症、失认症、视空间忽略、注意力障碍和记忆功能障碍，同时也关注到了体象障碍和视空间定向力障碍。针对正常和脑损伤后的感知觉障碍已经有了相应的评价方法，但是，对于目标导向性的行动能力却没有专门的评定方法。正如 Jeannerod（1990）在其书的序言里写到："目前关于运动机制及目标导向性的行动是如何具体实施的我们知之甚少，还存在很多疑问"。

或许由于在实验室更容易完成视觉评测，针对视觉在实验室开展了大量的研究。尽管有明确的证据表明视觉与运动再学习、命名、失明儿童的正常运动发育、盲人重新获得运动技能无关。但这些研究均共同显示了视觉与运动学习相关性很高。Dennet（1991）以独特的方式简明阐述到："虽然我们靠触觉和听觉去确认眼睛所看到的信息，但是人类的思想家总是将视觉定义为一种意识形态，并且认为是最感性的。在我们的思想里，习惯于通过视觉的隐喻证实看到的东西（一般习惯于再次确认），这是失真和混乱思想的主要原因。看到如此具有主导性的感性知识，以致我们很难做出选择"。

事实上，利用视觉去认识事物以及事物的形态，判断距离和明确目标的能力是可以实现的，因为可以依靠在此过程中曾有过的触觉和经验。正如 Zekir（1992）恰如其分的比喻："视觉这种感觉远比眼睛所看到的内容真实"。他又解释到："要想通过视觉获得信息，大脑不能仅仅会分析视网膜里的图像，还应该会解释未知的感觉"。

实际上，不论是主要的形态，还是发展进程中所体现出的最佳功能，都涉及以某种方式存在的触觉和运动，以及某种程度上对所有感知觉的处理，即使是表现出相对简单的视觉任务，比如：跟踪对象时，头部的动作和定位等都是很重要的，而且需要靠颈部和躯干的位置变换（Jeannerod 1990）。所以颈部区域提供的信息是重要的，肌肉张力的改变以及颈部一侧的感觉变化均会很大程度上影响到视觉信息的传递。在一个黑暗的房间里，正常受试者的颈后部肌群震动会引起一个发光的目标产生虚幻的位移。受试者报告的固定光发生明显位移的变化通常受到水平维度和对面的振动刺激所影响，但他们幻想通过改变振动器的位置能够产生垂直和对角线方向的运动（Biquer et al. 1986，1988）。

不论是浅感觉、深感觉还是本体感觉的缺失，都会对脑损伤的患者造成严重的影响，而积极的康复需要特殊的治疗方法以增强和改善触觉和运动觉的输入。"一个人必须在有感觉的情况下才能实现抓握功能"（Von Randow 1991），手的功能对于人作为个体的功能独立具有非常重要的作用。如果没有感觉功能，我们不仅不能完成抓握动作，而且一些其他技巧性的活动同样无法完成，例如让某些物体在我们的控制下划过手指。Von Randow 引用例子说明：高科技的机器人可以弹奏风琴，甚至可以用视频眼镜去读出事先没有看过的音乐，但是，它却不能够自如地翻页，因为它的手没有触觉，所以很难完成这个任务。

二、触觉 / 运动觉障碍

（一）行为和动作协调性差

临床经验和观察表明：任何行为或动作的不协调，一方面与预期患者会出现的一些知觉障碍结果不相符，另一方面与直接或间接相关的运动 / 触觉系统不相符。

治疗师对待患者的态度和患者接受学习的能力不是依靠运动障碍的程度或者别人辅助的程度来决定的，一个高位颈髓损伤的患者，他依靠人工呼吸，仅仅靠移动自己的脸去获得辅助进食、洗脸、翻身，对于他来说，这一切都是无助的，但是值得我们去钦佩的是他们面对疾病的勇气和忍受病痛的毅力。患者的大脑受损后，知觉障碍导致的感觉异常是导致他人不愿治疗或帮助他的原因之一（F. Kraus，个人交流）。

事实上，如果帮助者抱怨患者懒惰，自己不会照顾自己，不试图去做得更好，希望妻子替自己去做任何事情，这些都会提示患者存在感知问题。同样，如果患者看起来没有积极性，或者经常需要使用卫生间来逃避治疗，那么他们会变得情绪失控，有暴力倾向。

如果我们能够意识到所有这些只不过是疾病所表现出的症状，就像瘫痪和痉挛这些我们所熟知的疾病表现，那么治疗师或者治疗团队的成员就会比较容易应对这些情况。所有状态表现出来的是，患者说"我做不到""我不知道该怎么做"，甚至是"我很害怕"。虽然这样异常的行为在理论上可能会被治疗团队的成员接受和理解，但在实践过程中，一部分帮助者感觉到被别人轻视或者自己的专业技能被质疑的时候，他们的正常反应使得他们很难正确应对这些情况。在这种情况下，明智的做法是帮助者有意识地记住患者的症状，并且想出以后对不同的患者如何应用不同的治疗方法，这样会避免患者对帮助者失望。

（二）痉挛状态

痉挛状态是最常见、最难治的症状，它伴随患者的整个康复过程。它可以使主动运动受限，会加重并发症，例如：不采取适当的治疗措施降低或抑制张力，就会发生挛缩、压疮和异位骨化。痉挛状态在疾病发展过程中表现出的差异和临床表现机制仍不完全清楚，但是公认的是干扰反馈和前馈机制在其中发挥着重要的作用，感觉异常是最常见的过度紧张的根本原因。

人类有着完整的神经系统，经常会表现出异常的张力，当由于某种原因无法感到身体的某一部分时，人就会有意地通过过度紧张试图去重新获得这种感觉，会将身体移动到极限的体位。常见的例子有，当一个人从熟睡中醒来后手和上臂完全没有知觉，他会努力去恢复没有知觉的上肢，通常，人们会握紧拳头和绷紧手臂在空中全范围地上下运动；当坐久以后，人们会活动腿部，或者通过跺脚来放松腿部肌肉，缓解腿部发麻这种感觉异常；牙医在治疗过程中，局部注射药物后患者嘴唇会失去知觉，接下来他会紧闭嘴唇，防止牙齿向各个方向活动。如果患者不能感知他的肢体，或者有异常感觉，他就把肢体用力压向附近的接触面或者无休止地移动肢体，同时肌张力就会明显增高。

当传入的感觉不易辨别或不熟悉，或者是脚底感觉不稳，就像在游乐场坐过山车、学习冲浪和滑雪紧张时一样，人们会通过增加张力来缓解紧张。就像紧张的乘客在飞机遇到恶劣天气时会显得十分紧张一样，飞机倾斜、摇摆、不时地下降，透过窗户看到云旋涡和不时变化张力的引擎，旅客会紧张地把脚踩到地板上，抓紧扶手且拼命地靠紧椅子来寻找最安全的依靠。同样，当患者的感觉有冲突或不熟悉，他完全不能保证他所接收到的信息的可靠性时，他将会变得更加紧张，同时痉挛也会加重。

然而，对于消除紧张来说，防止过度增高张力或降低张力只是其中一个因素，在类似情形下，正常人也会有张力，但是对于患者来说，由于中枢神经系统受到损伤，失去对低级中枢的抑制作用，从而增高的张力会被放大，表现为刻板的痉挛状态模式。

［其他增加张力的因素］

1. 学习新的运动技能

正常人：当人在学习新的运动技能感觉到困难时，他要按照运动模式去学习，这时他全身都会紧张，例如，学习开车，每个人都会紧握方向盘，踩住油门，对离合器和刹车踏板的运用是极不协调的，事实上学习者的整个身体都是紧张的、刻板的，甚至颈部肌肉都保持高张力状态。

患者：如果患者试图完成一项活动，感觉非常困难时，肌张力会明显增高。但是，运动成分逐渐形成并组合在一起会避免这种情况。这同样与痉挛的发生有关，因此，需要告知治疗师或助手应该改变活动，或者给予患者额外的辅助。

2. 失去平衡或害怕跌倒

正常人：当人失去平衡或正处于跌倒危险中时，肌肉张力会明显增高。他们的身体在伸展时会变得僵硬，由于原始的"惊跳反射"（K.Bobath 1974），他们的双臂会展开，尽管在成人双肘关节会保持部分弯曲。当人们在滑冰过程中摔倒的一瞬间会出现这种反射，当走在离地面很高的狭窄过道感到恐惧时也会出现这种反射。

患者：因为固有的对跌倒的恐惧感，如果没有充分的支撑，患者在直立状态下为了保持平衡，肌张力会明显增高，躯干会伸展，但由于恐惧，屈肌张力会占优势，从而导致手臂和躯干屈曲。当患者不幸跌倒时，恐惧感和肌张力会迅速增加，当有外界的力量或支持物可以支撑的时候，肌张力会迅速减低。当患者通过平衡训练后，痉挛就会降低。在患者能够保持平衡之前，在没有他人辅助的情况下，不应该让患者独立坐或站立，哪怕是短时间的独立坐或站立，只有这样才能避免跌倒的风险。

3. 疼痛或疼痛来临

正常人：当人受到伤害时，即刻的反应是用手抓住疼痛的地方，抵抗身体即刻出现的屈肌张力增高。例如：当手指撞到车门或肘部撞击到硬的物体时会出现此反应；当出现胃痉挛或者头痛的时候也会出现屈曲反应，如果出现阵痛，肌张力会迅速增高。同样牙医通过此反射方法来定位敏感的牙齿。

患者：如果在治疗师、医生、护士评定或治疗过程中，患者出现疼痛，此时肌张力的增高是痉挛和反射的保护机制，这也是患者避免疼痛的唯一方法。一旦患者经历了疼痛的全过程，那么在疼痛来临之前以及整个疼痛过程中，预期的肌张力增高会成为重复的一个环节。

最近关于婴幼儿重症监护的研究显示：在患儿经历疼痛的全过程却没有用合理的方式去管理这种疼痛时，根据护士的记录，显示大约50%的患儿出现了不良反应（独立报，1993）。引起疼痛的过程包括穿刺、插入导管等，在医院近1年中，一个孩子经历了159次疼痛。儿科专家进行的一项研究认为，婴儿和5岁以下儿童不会表达这种疼痛过程，而年长的孩子会说："我想停止这一切"。

在重症监护病房里面昏睡的或仅仅有意识的患者正是处于上述的困境，不能通过言语或主动活动来避免疼痛，在经历头部外伤后会抗拒任何其他新增的疼痛刺激，例如广泛应用的常规用于测试意识水平的格拉斯哥昏迷评分法（Teasdale & Jennet 1974）。为了检查疼痛刺激导致的睁眼反应，会对胸部或四肢进行疼痛刺激，而患者的运动反应几乎是唯一通过他对于施加于甲床的疼痛刺激的反应以及试图逃避刺激的动作来判断的。通过观察患者对疼痛刺激的反应是以刻板的屈曲模式还是完全的伸展模式来进行区分。不仅是张力易于在规律间隔的疼痛或疼痛预期作用下增加，在更严重的情况下，痉挛会反复引起并增强。同样的情况在认知功能分级测试量表（RLAs）（Hagen et al. 1972）中被称为对疼痛刺激的"广泛反应"。

如果想阻止张力的进行性增高，很明显，医疗体系中有害的或不舒服的刺激必须被避免，而且不应发生在治疗师的评估过程中，Giles和Clark-Wilson（1993）在下文中推荐的那些检测方法肯定会适得其反。"当患者对听觉及无害的触觉刺激无反应时，治疗师可以通过更强烈的触觉刺激引发患者的运动反应。任意肢体均可被测试以确定患者定位有害刺激的能力。有害刺激包括压眼眶、压甲床（使用铅笔的橡皮头）、摩擦胸骨或针刺。"因为医务人员进行了检查并记录，所以这些检查并不会提供新的有用的信息，但是会增加患者的痉挛和其他不适的经历。更严重的是，患者能够认出对他检查和治疗的人，因此，可以理解，在以后的治疗过程中他不会愿意同她合作。因为疼痛导致肌张力增高，所以进行被动活动及避免伤害患者的体位摆放时需要更加小心。使用任何外力或牵拉技术都是禁止的。

4. 神经系统的反向张力

正常人：神经系统作为一个整体，有适应性延长的特性，以允许在所有体位及每个可能的运动和运动组合时神经冲动传导畅通无阻（Butler 1991）。在神经结构发生任何损伤后，系统的反向张力发展限制了全范围活动而且干预了身体多个部位的延伸，不仅仅涉及损伤部位，还包括存在神经系统和周围组织紧密联系的统一体的任何地方。某个诱因似乎使一些人更倾向于增加反向张力。限制活动的模式同增加张力或肌张力过高导致的情况很像。

患者：脑损伤患者对神经系统反向张力的显著增加特别敏感，通常由事故或疾病导致的瘫痪或活动减少会使这种张力进一步加重。在神经结构张力下，患者的肢体和躯干被拉伸并保持在类似于痉挛状态姿势，而对抗不易拉伸的神经的主动活动同那些通常与张力过高相关的全身协同动作有着相似的模式。反向张力不仅导致运动范围的减少，而且似乎也会增加肌肉组织的张力。神经系统的松动是预防和降低过高肌张力的治疗中不可或缺的一部分。这些内容会在第3章和第4章中进行详述。

5. 突然的高调声音或大声的命令语气

正常人：突然的摔门会使附近的任何人因伸肌张力快速增加而跳起，同样的情况也会发生在任何意外的撞击或巨响时，无论是点爆竹、开枪，还是瓷瓶摔到地上。一个人被冷丁丁以命令的语气提到时，张力会开始增高，导致他的身体不自觉地变得僵硬。大声命令也会造成紧张反应，如当队长让队伍立正时。Knott 和 Voss（1968）在实际治疗中使用强力尖锐的命令来激发患者的应激状态以最大限度地刺激患者，并要求他更加努力。

患者：当患者不会被突然的噪声，或人重重地摔在床上的声音吓到时，必须引起注意，因为这两种情况可能诱发痉挛反应。同样，帮助者不能大声呼喊以吸引患者的注意，因为他不能辨识其他的刺激，也不能在鼓励他更努力地做同样的动作时大声说话。在同患者交流时，应当使用正常的说话声音，事实上以一种舒缓的方式放低声音甚至有助于降低张力。

6. 长的口头指示和解释

正常人：当一个旅行者在一个陌生的城市里问路时，如果人们在描述下一个地标之前使用没有停顿的长句子来给他指示方向，他会变得迷惑和焦虑，结果使张力增高。如果技术员用很长的句子向一个复杂视频记录仪的新拥有者解释如何预设不同的程序以在多种情况下进行记录，却没有给他时间来做笔记，那么他也会遭遇张力增高。

患者：治疗师和护士在进行一些操作或活动之前，倾向于给患者进行很长时间的口头解释，而患者经常不能执行那些看起来简单的指示。患者在不确定对他的期望是什么，不知道什么事情可能发生的情况下，取而代之的是张力增高。口头解释一般并不必要，可以省略掉解释，以有利于患者自己动手进行活动，或者可以分解为只应用于活动或程序下一步的简短指示。

7. 试图急着去做一些事情

正常人：在时间的压力下，试图匆忙地去执行一项任务，执行者会张力增高，他的活动会更不熟练，特别是当其他人因为约会迟到或害怕错过火车而催促他加快时。人在寻找房屋和车辆的钥匙时，因为张力的增高，可能会看到他的胳膊屈曲。

患者：患者经常被期望尽快适应医院的流程或准时接受多种预约的治疗。他必须在医生查房时穿好衣服并刮好胡须，他必须快速吃掉他的早饭，以按时进行物理治疗，而上厕所常是一场灾难，因为护士正看着她的表，反复地询问他是否已经完成。这些事情足以增加康复环境中的紧张程度，而实际上这些是用来提高患者主动活动和独立性的。仔细地组织患者与大量医务人员之间的合作和规划就能消除匆忙，就能相当程度上减少痉挛。

8. 情感状态

正常人：强烈的情感无论是愉快的还是不愉快的，均会增高肌张力，就像通常使用的短语所表示的那样，如"雀跃""一阵阵的大笑""烦透了""抽泣""低声下气"等。愤怒和失望同增高的张力关系密切，以至于可以看到一些人紧张地挥舞着他的拳头，比预期更加用力地打在桌子上，或是踢在机器上去拒绝工作，力量之大，甚至会伤到他的脚。

患者：因为活动和感觉难以控制，甚至是最简单的任务都需要花费非常多的时间和努力，且易出错，所以患者容易变得沮丧。不应该因为希望他能够从错误中学习，而放任其在日常生活活动中进行不成功的尝试。他只会更加痉挛，而且学到的所有经验都是他做错了的事，而不是如何纠正他的行为。全力支持可以降低患者对失败的恐惧，持续使用床档直到去除所有危险，这样可以避免患者从床上跌落的事件，我们应当知晓很多患者尽管在白天看上去是安全的，但是在晚上是不知所措的。

不幸的是，如果患者想要由衷地大笑，特别是当他猛地一吸气，就像很多人首先做的那样，结果常常是全身张力明显增高。帮助者和他的家属听到他的笑声可能会很开心，所以他们会一次又一次地重复同样的笑话或是重新演绎这个搞笑的事情以使他再笑一次。需要特别注意的是应保持患者的笑声，是对真正幽默的适当反应和自发反应，而不是因为人为制造的情景，挠痒痒或是取笑他的错误。

对便秘或可能失禁的持续焦虑可能会成为另一个增高张力但尚未被意识到的原因，这两个问题必须通过合适的治疗方法加以处理，以缓解患者对它的关注［见本章"排便失禁和（或）便秘"］。

9. 同他人见面和建立联系

正常人：当第一次见某些人，接近并握手时，很多人看上去非常呆板，特别是如果这个场合非常重要时，会变得更加明显。拜访一名新的医生，面试一份重要工作，跟一位有名的老师上的第一节音乐课都会伴随着肌张力的增高。就像儿时去新学校的第一天会引起张力过高，治疗师参加继续教育课程时也会在她进入房间、被介绍给导师、计算其他参加者的总数及找个空位子的时候感到压力。经过一段时间，团队的归属感会使新人放松，经过分享或一起活动，例如孩子课间跟其他孩子一起玩耍、治疗师同其他学员一起练习动手技术，会使心情更快地放松。

患者：在早期阶段，患者会源源不断地接受各种专家的治疗，每个人对于他来说都是陌生人，从不断变动的护理团队、多位医学专家、实验室和呼吸机的技术员到治疗师和待命的治疗师，每一个人都有职责，需要以某种方式与他接触。很容易理解这种累积如何导致张力过高的程度不断增加。只要可能，在不影响最佳治疗的情况下，患者是需要与护士、医生、治疗师保持接触的，但接触他的其他帮助者的数量应当减少。就像已经提到过的关于被不同的专业人员使用疼痛刺激对意识水平反复检查，还有大量重叠且冗余的常规程序，其中许多都易于诱发痉挛。一个典型的例子就是医生检查该患者巴宾斯基征阳性的次数，尽管划他足底的结果已经被记录下来了。下肢屈肌痉挛持续的加强是因为"如果痉挛本质的高张力出现，整个足部会背屈，伴随有膝关节和髋关节的屈曲"（Atkinson 1986）。

一旦患者不再需要重症监护，建议一段时间内每天由同一位治疗师进行治疗，以避免频繁的会见、适应新的人员和反复评估的需要。高张力将不会成为问题，治疗师也将能够知道哪些活动最有利于使张力恢复正常及有利于患者的特定活动。然而间断更换治疗师最重要的是避免治疗方案的单一及常规化的危险，因此也会带来有益的影响，其他治疗师会对患者的难点有全新的认识，从而会介绍其他治疗策略。

10. 不熟悉的处境及陌生的仪器

正常人：当遇到风暴天气时，飞机上紧张的旅客会变得张力过高，但飞行乘务员几乎都能够保持平静和放松，因为这对于他们来说很熟悉。任何陌生和莫名其妙的事情都会导致不安的感觉，并伴有张力的增高。例如，被邀请与新朋友共度夜晚，一个人到达了陌生的房子，发现漆黑一片，虽然门半开着，但空无一人，按下灯的开关却不能打开任何灯；当对一个煤矿进行教育访问时，一些人坐上咯吱作响并晃动着的快速电梯降入矿井，当穿过潮湿的隧道时，听见地下的隆隆声，不安的感觉变得更强了。

陌生或不熟悉的设备也会增高张力。这种情况不仅会发生在将仪器用于一个人的身体上时，例如钻线治疗时，还会发生在一个人试图使用一个新的复杂的小工具或机器时。试图使用一种不熟悉的现代电炉来烹调传统晚餐会是一次令人头痛的经历。

患者：一般而言，在医院，特别是在重症监护病房，对绝大多数患者来说不只是一次不熟悉的经历，也包括大量陌生的甚至令人望而生畏的设备。变得完全无助，裸身躺在陌生人前面，屈从于检查流程，不舒服和不知所措已经足够让张力增高，更不用说现代医疗技术中奇怪的光线、噪声和巨大的机器，更会增高患者的肌张力。治疗师在治疗过程中应当为患者介绍一些比较熟悉的东西，在治疗中组合越多的真实生活的任务，她就能更好地降低肌张力且促进主动活动的回归。即使是在重症监护严格限制的情形下，包含众所周知的事物的目标导向活动均会刺激患者的意识而不增高张力，帮助患者理解什么是期望他做的。同样，治疗师应当以患者之前独立的活动方式使他活动，以使他经历和重新学习他所熟悉的正常运动模式。特殊的活动方法可以减轻帮助者的负担，但可能会使患者迷惑，他会强烈地拒绝强加的变化或限制，或表现出张力的增高。例如如果倾斜床被用于保持患者处于站立位，他的双脚经常会出现强烈的跖屈以致不能把他的脚踝放到支撑平面上。治疗师自己尝试后报告称，直接从仰卧位到直立位而没有任何躯干的前倾是一种非常奇怪的感觉，而且所有人都观察到，当床快速升至垂直位置时他们的脚趾会强烈地跖屈。

（三）共济失调或震颤

共济失调与不充分的传入反馈密切相关，也与张力降低有关。根据 Atkinson（1986）的说法，"张力降低和共济失调如此相关以至于它们被认为应是共同发生的"，除了不正常的肢体张力，他还强调不充分反馈的问题。"对传入信息的重要性非常缺乏认识，如果对空间位置没有认识，改变它的必要步骤就无法进行。而且，如果传来的是不充分的信息，仅仅是粗糙和宽泛的信号，那么就无法采取纠正措施。"尽管视觉可以用来补偿感觉的缺失，但它只是对不需要很好控制的多关节或单关节运动有作用。至于手功能，Jeannerod（1990）发现位置觉是"视觉目标引导活动的基本方面""同抓握物体形状相关的视觉信号不能被用于纠正手指的运动指令"。他很睿智地指出，尽管正常的视觉和运动觉合作控制运动功能，视觉提示不能简单地代替运动觉提示，"因为我们从来没有看着我们的手指运动……但是结果我们总能完成它们的运动。结论是在活动手指的视觉和使肌肉进行协调活动的合适冲动之间没有任何联系"（Woodworth 1899）。

Molcho（1983）解释了一般情况下，人是如何取到一个物体的，如抓取眼镜。根据能够记录每一个活动瞬间的电子照相机显示，手通过沿着运动轨迹的、小的、适应性的运动来持续修正它的运动路线直到真正抓住眼镜。作者描述了归因于视觉信息的适应过程，通过告诉受试者他的手必须移动到更左面或更右面来到达目标，显示视觉修正仅发生在不正确的运动被观察到之后。对于运动过程中的偏离运动，另一种解释是他们通过改变作用于结构上的紧张和牵伸的量来提供信息。触觉或运动觉受损的患者将会进行更大更明显的纠正，被称为共济失调或震颤，因为在低张力和感觉减退的情况下，微小运动提供的信号不能被识别。当患者试图使用视觉信息来引导运动时，纠正上的延误就可以被观察到，因为他在快速改变方向上有困难，就会超过目标然后返回来，甚至可能需要数次后退及前进的运动来逐渐减少范围。例如当患者试图将他的脚放到台阶或轮椅的踏板上时，他会先将脚在空中抬起很高，发现错误，然后降低高度，直到最终到达正确的高度。此外，对于试图增高张力的患者而言，全身紧张是另外一种方式，或者可以通过固定身体的不同部位，例如明显抬高肩胛带。其他人可能会用力地压向地面，或紧紧抓住附近的固定物，试图以一种更有控制的方式进行移动。

对于一些形式的触觉障碍，我们可以观察到患者从坚硬的平面上抬起他的手指，它们向后弯曲到极度伸展的程度。这位患者也会在坐着的时候或者躺下的时候将他的脚抬离地面，好像在试图避免接触那些不愉快的或者最令人不安的东西，使用关节的极限位置来增加信息。他通常表现为共济失调或手足徐动型运动，因为运动中的肢体比在空中保持不动时能够更清楚地被感知。

（四）活动缓慢及费力

正常情况下，人会以所需要的最小的力量，并以最合适的速度来完成任务，而感觉障碍的患者经常会谨慎地缓慢移动，使用的力量也高于正常水平。他抬起任何物体，例如一个体操球，都好像该物体重达一吨，通常会看到他用力将自己手或脚压向任何可能接触到的平面，甚至面临相对简单的任务时也是如此。穿衣服可能需要一个小时，还导致他用力喘气，而吃饭则成为需要全神贯注、像跑马拉松一样的事情。患者在说话过程中受到的影响很明显，其语速很慢，可以观察到他身体其他很多部分都呈紧张状态。患者在吃饭和说话时会感觉特别不适，因为这两种活动对于协调性的要求较高，触觉反馈是必要的，是其他任何形式的感觉都不能替代的。

（五）头晕及恶心

根据周围环境控制姿势和活动的能力可以通过反射和自动控制系统来完成，该能力是建立在接受前庭感受器的感觉信息、视觉输入和躯体感觉的基础上的，这三者构成了平衡系统的基石（Pfaltz 1987）。因为疾病或外伤导致这些系统的破坏会造成矛盾的感觉信息输入，会导致头晕、恶心、呕吐和出汗的症状，同晕动病的症状相似，该病也被认为是"神经匹配不当"的结果（Reason 1978）。"然而，必须强调的是冲突不仅仅发生在前庭器官、眼睛和其他作用于身体的外力所激发的感受器信号之间，而且这些信号随着中枢神经系统希望接收到什么而变化着"（Benson 1984）。当患者在一个封闭的空间里完成任务，而不是在开放的空间中站立或行走，这些症状通常很少被注意到。

（六）持续的尿失禁

控制排尿是一种后天习得的能力，它非常复杂以至于需要正常儿童接受 5 年的持续指导和鼓励才能被完全掌握。感觉障碍的患者很难独立控制排尿，包括躯体层面和认知层面。患者不仅需要提前计划，等到合适的时候，找到正确的地方，整理好他的衣服，以完美的顺序来收缩和抑制肌肉，而且经常会有另外的问题需要解决，因为他需要别人的帮助。穿好衣服是一个有着相似复杂程度的任务，所以从知觉的角度看，发现患者如果能够从自己穿衣服的开始到结束都不需要任何帮助，那么仍存在小便失禁的情况是不常见的。

（七）记忆障碍

失忆或不能记住新学到的信息在脑外伤患者中很常见，记忆障碍会对处在康复过程中的患者造成很大的困难，因为患者需要重新学习如何以特定的方式完成任务，使得自身在医院或康复中心的治疗过程中及之后能够达到最佳效果。如果遇到忘记事情的情况，他会经常变得困惑，甚至咄咄逼人，而其他人会通过不停地讲笑话，说诙谐的话或对他们的失败编一些不可理解的理由来掩盖这个事实。因为记忆问题是多种多样的，而且只跟特定的主题有关，它们难以理解，而存储信息是如何发生的，存储的信息是如何被回忆起来以供后期使用的仍不确定。很久之前就知道记忆和学习不是定位在脑部特定的区域，负责这两种功能的部分广泛分散在很多区域（Franz 1902）。正如 Giles 和 Clark-Wilson（1993）承认的，"考虑到创伤后外伤性脑损伤经常性的弥散性质，众所周知，不能通过损伤的类型或脑损伤的部位来预测特定的记忆欠缺"。

帮助者和家属经常困惑和不能理解的是患者记忆某些事情的能力完好，例如名字、电话号码和看上去不重要的事情，却不能回忆他第一次做的事情，如做披萨或骑马。多样性很容易理解，Damasio（1992）发现对治疗的影响也应该考虑进去，也就是"重要的是大脑如何获取知识，大脑通常将知识储存于某个内部之间有联系且有交互作用的系统中"。举个例子，当储存最初使用厨房铲子的感觉和手如何活动它的那个部分皮质的记忆激活控制相应活动和触觉的区域后，厨房铲子的记忆就会被想起。

无法很好地移动、操作、感觉外界物品的患者，会在回忆那些需要触觉或躯体感觉经验的事件时存在困难，而那些能够看到或听到的物品能被记住。所以，改善记忆并不是通过练习看到的事物或听到的事物，而是通过探索或者获得更多触觉/运动觉的信息得以改善的。"目标的内在解释和启动神经肌肉命令的运动程序是一起的，位置感觉将会被显示成一个复杂的、前瞻性的而不是回溯性的机制，不仅存在于短期的控制活动中，也存在预较长的过程中，像运动学习和运动记忆"（Jeannerod 1990）。

（八）行为问题

根据文献报道，所有脑损伤导致的问题中，对其整个家庭和康复团队来说，影响患者社交行为的损伤似乎是最令人不安和沮丧的问题。尽管他们努力帮助患者，但是患者却拒绝合作，喊叫和辱骂他们，用嘴咬、敲击、揪头发或朝他们扔东西，从身体上袭击他们。不合适的性要求是令人难堪的事，像是粗俗的或淫秽的话从一个从未这样说话的人口中说出来。患者拒绝完成他能自己做的日常生活活动是令人难以接受的。如果他潜在的知觉障碍没有被理解，那么，处理这种问题时，经常会适得其反，即人的行为被看作"就事论事"，而环境作为一个抽象的几何区域，同行为是并列的，互相之间没有直接的影响（Kesselring 1993）。Kesselring 进一步解释说人和周围的环境是一个信息交换的整体立体动力系统，所以行为只有被认为是机体同环境相互作用时才能够真正被理解。遗憾的是，当行为修正方法被用于提高患者的服从性和行动时，环境所起的重要角色经常被遗忘，结果患者只是通过结果是奖励还是惩罚，学到什么可以使帮助者高兴或生气，而不是他被发现和需补救的不良行为的真正原因。应该考虑和改变导致有害行为发生的环境，而不是在事情发生后才去试图改变患者的行为。患者"好的"行为可能会使住院期间给他治疗的那些人工作得更容易一些，但是，除非意识到并处理潜在的问题，否则患者是不能够应付在医院和康复中心保护性限制之外的生活的。因为其中内在的不断变化是很复杂的。Jacobs（1988）提供了深刻的建议，在任何涉及惩罚和奖励的系统被引入之前都应当仔细公正地考虑，"计划和程序必须总是对患者有益，而不是对计划便利；必须总是要考虑是患者的行为还是计划的步骤需要修改。在许多情况下，全部康复计划的模棱两可和可能存在的问题是部分患者显著地脱离正轨的原因。在这种情形下，干预必须聚焦于计划修正而不是改变患者的行为以符合不合标准的程序"。

患者不合适的行为是知觉障碍的结果，这使他害怕、焦虑和困惑。Bannister（1974）描述了这样一种状态，"也许是人所经受的最令人不安和紊乱的经历"，因为生活在一个无法解释的世界已经足够恐怖了，而对自己的情况也无法说明就更加令人恐惧。于是可以理解，患者经常表现得狂暴，就像一个惊慌失措的溺水之人可能袭击他的施救者一样。Grosswasser 和 Stern（1989）用有表现力的语句写到，"患者在身体上、情感上和认知上是脱位的。对于这种情况唯一的反应可能是由焦虑导致的极度明显的攻击性"。

帮助者对患者由于知觉障碍导致的失败所做出的反应也会反过来影响患者的行为，例如他可能一天内听到无数次"不"这个词，来回应他所做的每一件事或是明白一些非语言的信号，如叹气、眼睛上翻或是帮助者之间通过眨眼暗示。当治疗是合适的，患者经历的是成功而不是反复的失败时，他的行为会同他的其他功能一起得到改善（见第 2 章"七、典型案例"）。

（九）注意力不集中或注意力短暂

在患者明显丧失注意功能时，实际评估之前需要考虑到两个重要的事实。第一，大脑中没有单独的中心负责注意力，用 Wall（1987）关于疼痛和它的机制的话说，它不应"被认为是同真实的大脑外面连接起来的一个分离出来的特殊系统"，而应当是"被一起整合进感觉或知觉里"。第二，正常的注意力是依赖于多种因素的，其中重要的一个因素是活动或应该被注意到的材料，和那时环境的有益状态。如果演讲者继续发表他们以前反复讲了无数遍的毫无意义的陈词滥调的话，聚集在一个政治会议的人们很快就会同他人谈笑风生。同时在一个介绍关于用于商用电脑的新型两面高密度微型磁盘的科学讲座上，一群家庭主妇不会参加很长时间，而是开始胡乱写下那天必须完成的笔记。

在第一个例子中，听众厌倦了，是因为重要的内容已经太熟悉了，任何新的东西都没学到，而在第二个例子中一群人被超过他们知识层次的信息过载了。同样的情况适用于肢体活动，如果任务超过了他们的能力，成功遥不可及，一个孩子或是成人会很快"放弃"。如果周围环境不适于集中注意，注意力就会严重地受影响。例如，在听微型磁盘的讲座时一些人不断地同她的邻桌聊天，会减少坐在她前面的人的注意力时间，更进一步的，外来的喧闹噪声使得集中注意力做一个复杂的任务非常困难。大多数人尝试过外出办事时遭遇炎热天气或疼痛，或者正在写一封重要的信时被朋友打断来询问晚饭喜欢吃什么时的沮丧。

有趣的是，当在实验情形中极端不稳定的条件下努力保持平衡时，正常人通常不能记住他们自己的电话号码或其他相似的信息。但如果任务对患者是有意义的，他会注意较长时间，而且成功是可能的。应当记住的是，他通常会同时进行很多其他的事情，例如保持直立姿势、不要摔倒、使用存在感觉缺失的患侧肢体。

　　Luria（1978）在"基本的，无意识的注意"和"高级的，有意识的注意"之间做了区分，这种区分使得一些患者经常表现出来的缺陷更容易理解。由视力或听力诱发的无意识的注意能在正常发育的非常早期阶段被观察到，例如婴儿在第 1 个月时会朝视觉或声觉刺激方向转动他的眼睛和头，而停止其他不相干的活动。直到大概 5 岁的时候，孩子就能够轻易地排除所有不相干的令人分心的因素，尽管由言语指令诱发的更高形式的注意力不稳定的征象可能会持续出现相当长的一段时间。Luria 发现被生理改变证实了的高级的、有意识的注意是逐渐形成的，只在 12 ~ 15 岁以一种精确的稳定形式出现。他假设，事实上，"不同于基本来源的反应，有意识的注意在其起源上不是生物的，而是社会行为，并且它可以被解释为产品，不是机体生物性成熟的结果，而是在孩子同成人的关系中创造的某种形式的活动，形成对于选择性精神活动的复杂调节的组织形式"。

　　习得的能力或行为是如此复杂以至于它需要很多年来变得比较稳定，肯定会成为被感觉障碍显著影响的那种能力，就像许多其他的社会性或适应性行为一样。然而尽管老师存在缺点并且要求学生做的任务不合适，但学生一般会继续参加课程，压抑他的恼怒和挫折感来保持在团队中的社交，患者则不会有同样的限制，会轻易地被其他刺激所吸引而不再参加手头上的任务。

　　注意力不需要费劲，像所暗示的那样，如果课题对于学生是吸引人的，而且是在符合他个人能力的正确学习水平上的，也就是说，表现出来的和要求他去做的既不太简单或已经被他知晓，也没有复杂到无法理解和执行的程度。

（十）动机的缺失

　　就像有关注意力的那个例子一样，动机缺失并不是像人们想的那样由于相应的脑部区域受损伤所引起。动机更像是一个患者周围环境的副产品，是他被帮助以完成实际目标的方式。动机直接同完成目标所需要的努力相关，与达到目标所能带来的奖励或满足成比例。有几个例子有助于说明这一点。在一个非常热的天气，某个人想吃冰激凌但是最近的店在 5 公里之外，而且没有任何形式的交通工具。因为仅仅为了冰激凌在炎热的太阳下一路走过去，看起来不值得，这个人就在树荫里躺下而没有去买。另一个人非常希望学会帆板，但是在掉到水里无数次后，每次不得不爬回板子上，再次拉起沉重的风帆，于是这个想要成为冲浪运动员的人变得越来越没有动力，直到在经过一周如此令人沮丧的努力后，他最终决定躺在沙滩上看书了。

　　同样的原因，有着严重触觉 / 躯体感觉异常的患者可能会不愿意自己穿衣服，如果这需要他花一个小时去做，而不是正常的五分钟，他会穿着他的睡衣或者要求护士或家属给他穿上衣服。同样的，需要费很大的力气才能很慢地行走的存在感觉问题的患者，会一直使用轮椅活动，也因此可能会被指责不积极去行走。

基本上，人们内在有去学习和同团体内其他人合作的渴望。这种特征不会因为失能的状态突然消失，而会被持续的不成功并最终放弃所压抑。通过改变环境，在这种情况下的治疗方法，如果是通过成功完成任务使患者能够学习，任何明显的动机缺失都会很快消失。

三、在治疗方案中加强学习

任何治疗方案的主要目标都是使患者以最佳状态来学习，这自然包括了良好的身体。所以，除了提供主动活动的刺激，合适的营养、保持全范围关节的活动、避免疼痛和缓解疼痛，都是患者全面管理中最重要的部分。保证完成这些目标的治疗措施将在接下来的章节中描述，但是如果康复的结果真正成功的话，需要将特定的易化学习的治疗方法包括进去。

为了提供给患者提高学习的机会，重要的是理解人们在发育过程中和之后的成年生活是如何正常学习的，不仅是因为患者将会重获先前在他早期发育阶段获得的功能，也是因为在两种类型的学习之间似乎存在着明显的联系。"从脑损伤中恢复可能是长期沉闷的过程，这有点像我们自己的成长、发育和成熟"（Moore 1980），而最近，在学习和记忆中产生新兴趣的一个原因是，"越来越多的证据表明与学习相关的神经系统结构改变涉及的机制可能很像神经系统发育的某些阶段。换句话说，负责学习过程的突触之间的调整类型可能与成熟的系统在形成其独特的复杂形式的'微调'一样"（Ackerman 1992）。为了解释为何人类被认为是出生时最无助的生物，却能够在成人时有如此复杂的表现，Affolter 和 Stricker（1980）叙述道，"获得、学习、发育——这些过程好像是由人与环境持续相互影响的结果发展而来的"，而且强调这种相互影响需要接触，文字上的解释是"去触摸"，只能通过触觉或躯体感觉系统才能发挥作用。

许多复杂的因素影响学习的过程，但是首要的是"神经系统通过做来学习"，像 Moore 解释的那样，尽管通过观察来学习是可能的，但"这不可能同实际学习那么有效率。可以说机体需要'参与'，在永久的记忆印记产生之前需要参与到一个活动的过程中"。例如，仅仅通过看其他人或听口头介绍是不可能学会游泳、开车或者打网球的。视觉不像是学习中的关键形式，就像经常被假设的那样，Damasio（1992）相信"没有像传统上认为的可以永久保留的物体或人的形象化代表。取而代之的是，大脑实际上保存了在与给定对象互动时所发生在感觉和运动皮质上的神经活动的记录。这些记录是突触连接的形式，能够重建定义一个物体或事件的单独活动集合。每个记录也能激活相关的记录"，而且"大脑不仅代表了外在真实的方面，它也记录了身体如何探索这个世界及如何同这个世界互动"。就像在发育过程中可被观察到的，"通过改变他们周围的物体、他们自己的身体和相互支持的关系，孩子们开始洞察他们同周围的世界互动时所发生的事情的原因和影响"（Affolter 1991）。儿童和成人的运动学习可以被看作关于运动发生的条件或环境的认识增加的结果，运动代表被构想为一个在"感觉和运动模式"下受试者和环境互动的持续性"知识单元"（Arbib 1981）。

学习也需要重复，学习一个技能的过程需要不断地重复，但是就像孩子在发育时的例子那样，不是以完全相同的方式重复，而是总是以不同的方式、在多种情形下的重复。无休止地重复不仅非常枯燥，而且使获得的技能仅仅是习惯，不一定具有功能意义。神经系统会对那些不停息的重复产生适应及惯性，并忽略及抑制该刺激，特别是那些无意义的、脱轨的刺激（Moore 1980）。Kesselring（1993）将脑损伤后治疗中的这一现象描述为输入习惯化，即刻板的毫无变化的重复，会抑制或减弱注意力。

另外，Moore 为治疗提供了两个重要线索："为了在神经系统实现学习这一过程，学习的内容应当是对于机体比较有意义或者比较重要的"。并且"就像患者反复地做着屈伸，或者绕着某个肢体末端做旋转的动作以试图来恢复功能一样是没有价值的，因为神经系统不是以这种方式来发挥作用的。为了促进学习，任务必须要有目标，而且这个目标必须是就患者现有的条件所能达到的。这在早期治疗阶段同样重要，因为很显然最基本的运动过程可以受到特定的认知状态的影响，如期望、目标和对结局的认识（Jeannerod 1990）。为防止痉挛和促进运动，任务导向性的选择在治疗的任何阶段都是很重要的。肌电图的研究显示，手的不同运动显示了这种活动变化的幅度和时间。任务本身和实现任务的方式得出的结论是：手部运动不是靠不变的运动程序实现的，而是取决于任务本身（Meinck et al. 1984）。

最后，现实生活中任务的选择或多或少需要依靠复杂问题的解决方式。通常情况下，一个人从醒来到再次入睡，是一个不断反复地做决策和解决问题的过程，因此试图在患者的生活中解决问题的康复方式是不公平的，因为他们是生活中的一部分是一个不争的事实。

四、治疗方法的选择

如果考虑到以上与学习相关的因素，而且作为标准，很明显还没有基于反射的反应能够有助于脑损伤患者学习和再学习以达到充分的功能和独立，因为仍没有完成学习的标准。因此，在正常人体发育过程中，学习会变得越来越有组织性、导向性，例如，吸吮的发展是从反射到直接行动（Piaget, 1969）。由 Vojta 和 Peters（1992）提出的概念或者是 Doman-Delacato 提出的感觉运动治疗模式（美国儿科学会 1983;Maisel, 1964）不包括主动运动或者实际任务的表现，因此，尽管在运动方面有一些好转，在特定情况下能够引出一些反射性动作，但是，没有实际的学习，患者的功能活动不会有改变。通常，像 Searle（1984）所说的，主动运动是意向性的结果，因此主动运动的发生是某人想要做些什么。

神经肌肉电刺激（NEMS）和功能性电刺激（FES）在治疗脑损伤患者方面都已经被普遍使用（Baker et al. 1983）。电刺激已经能够引导快速肌纤维转化为慢速肌纤维，甚至在张力足够的情况下能够加强肌肉力量（Lieber 1992），但是它不能教患者如何使用这些肌肉完成一个具体的功能活动。缺乏肌肉力量是患者不能完成实际任务的一个非常少见的原因。

音乐疗法可以使患者产生愉悦感，提供听觉刺激和鼓励患者参与活动，但是它不能教患者如何解决日常生活活动中的问题。以类似对昏迷患者的刺激方法，孤立地刺激不同的感觉通路，而没有把它纳入到一个实际的任务或事件中，所以不会产生学习效果。因为，通常情况下，我们感知事物，不是依次地分析直觉的原理和属性（Dennet, 1991）。

结合患者躯体症状的治疗，提高学习能力需要具体的治疗干预。如果想要达到最佳的学习效果，必须提供如下的干预措施。

· 通过接触与环境相互作用。
· 在实际生活中寻找、获取和组织感觉或运动信息。
· 解决问题的成功展示。
· 重复与变化。
· 有意义的目标导向性活动。

在治疗脑损伤儿童和成人时，于实际任务中指导患者的手和身体已被证明是非常成功的。多年以前由 Affolter 发现并进行完善描述的这种独特方法在治疗的任何阶段都适用，同时能够使患者的身体和精神活动都得到提高（Affolter 1981，1991; Affolter & Bischofberger 1993; Affolter & Stricker 1980）。使用和治疗将会在随后的章节中进行描述，Affolter 的治疗性引导的"观念"，在患者从重症监护阶段到从康复中心出院的这个过程中将会有很大的不同，它会帮助患者达到一个更好的结果。

五、治疗性引导

就其本身而言，治疗失用症和失认症是不可能的，因为每一个症状都是问题引起的结果，而不是原因。这就像按摩人的腿部疼痛区域不能治愈脊髓源性坐骨神经痛一样，实践中通过反复孤立地刺激四肢末端促进记忆和感觉功能的恢复，并不能改善患者的记忆。治疗必须针对疾病的根源，只有这样，目标才能得以实现，这在某种程度上类似于 Maitland（1986）所表达的关于他自己的概念，即整个治疗是基于对"因果关系"的重要性和各个部分的影响的深刻理解。

对于患者来说，他不能够通过周围环境来进行学习，因为他不能移动，也不能真正感受治疗师为了使这种必要的相互作用成为可能所做的努力。在实际任务的完成过程中要通过引导患者的手和身体确保触觉和运动觉的输入。下面关于引导顺序的例子将阐明其根本原则和实际应用。

（一）榨橙汁

· 患者坐在桌子旁边，桌子上放置好完成任务所需要的各种东西。治疗师紧贴着患者站在其背后，这样她就能够随着患者的身体从一侧移动到另一侧。

· 桌子上有一个橘子、一把小刀、一个榨汁器、一个杯子和一块潮湿的抹布，患者必须在没有语言提示的条件下很好地完成任务。

· 治疗师在引导患者手做任何一个动作之前都要帮助患者寻找稳定因素，治疗师用身体帮助患者放松躯干向前，直到他的胸部贴近他面前的桌子。她把她的左手放在患者的左手上，从手指开始，与患者的手紧贴在一起，好像试图通过患者整只手来感受桌子的表面，测试桌子表面的稳定性。她的手腕和前臂沿着患者的前臂到手肘做相同的动作，而不是努力地向下压，但是为了确保稳定，甚至会与桌子密切接触。治疗师的上臂紧贴患者的上臂，当保持患者的胸部和桌子的边缘接触时，治疗师利用身体和肩膀的前侧，向患者稳定支撑着的前臂移动其躯干。治疗师将她的脚绕到患者所坐的凳子的另一边，这样她就能与患者整个身体的一侧进行密切接触，直到他的臀部。

· 这时，患者的右手可以轻易地移动，治疗师引导他用这只闲着的手去拿橘子（图1.1a），他的手指紧握住橘子，然后拖过来，而不是把手抬起来。

· 当橘子在手里时，治疗师绕到患者的一边，便于她用相同的方式帮助患者寻找稳定右手手臂的因素，就像她先前指导左手手臂一样，从远端开始，然后向前到躯干。

· 治疗师引导患者的左手去拿橘子，用所有的手指紧握住橘子。治疗师的手不能直接接触橘子，但是可以放在患者的手和手指的背面以确保通过它们有一个稳定的接触。

· 接下来，她会移动到另一侧进行，这样患者的手就能够去拿小刀并把橘子切成两半（图1.1b）。虽然患者不能在空中将小刀移动到橘子的上面，但是可以把刀片放在橘子的下面，然后移动到合适的位置来进行切割而不失去联系。

· 一步一步重复相同的程序，让患者两个手臂交替寻找稳定信息，另一个手臂移动放下小刀，同时朝向患者压下去，利用患者的胸部来保持稳定。

· 当右侧持有榨汁机的一侧提供信息时，治疗师引导患者的左手拿第一个半块橘子榨汁（图1.1c），然后换左侧，这样患者用右手拿另一半橘子榨汁。

· 因为在每一步之前，动作都是更新和搜索信息的过程，所以在一系列的动作完成之后，也就是说在一个小目标完成后，应该有个短暂的间歇，治疗师把她的手从患者身上移开，站立起来，进而减轻自己背部的紧张，同时外加一个评语，如："这个橘子的果汁好丰富啊"（图1.1d）。此时治疗师和患者的精神都已经高度集中，在继续之前需要一个片刻的休息。

· 按照相同的原理，患者手拿玻璃杯，从榨汁器中倒出橙汁（图1.1e）。

· 如果患者没有吞咽困难，治疗师可以引导患者把杯子放在嘴边，这样他就能喝点橙汁（图1.1f）。

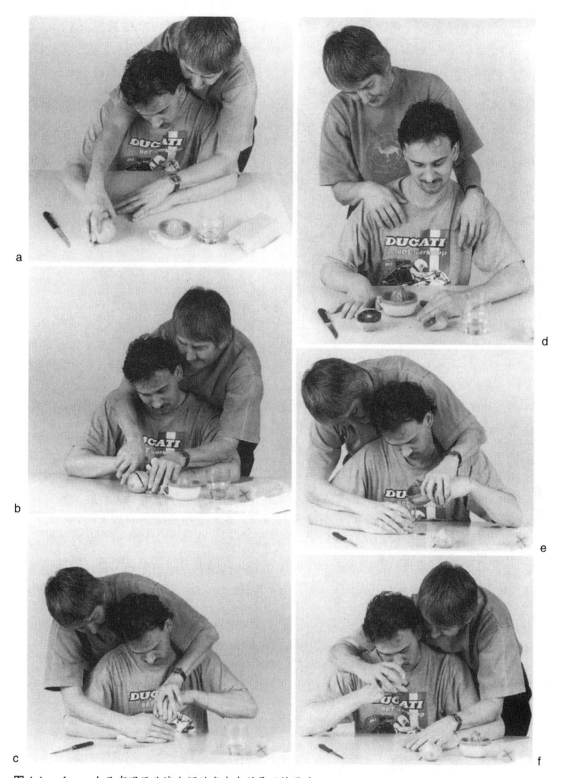

图 1.1 a~f. 一个具有明显共济失调的患者在引导下榨果汁。

a. 在他的左侧给他一个充分的触觉信息，使他的右手能够自由地移动；b. 只有患者的手去接触橘子和小刀；c. 用他胸部的力量稳稳地向下压；d. 暂停，休息；e. 榨汁器与杯子密切接触；f. 喝一小口。

· 如果患者不能安全地饮用，治疗师可以引导患者把这杯橙汁递给其他人（图 1.2）。自己或者他人喝橙汁的行为都会使整个任务更加圆满、更有意义。

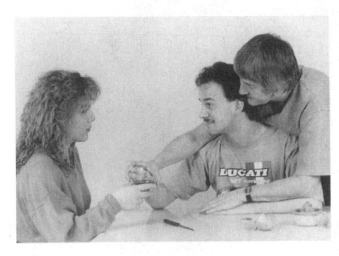

图 1.2　把橙汁递给一个朋友。

（二）任务完成后的整理工作

不管什么样的任务，完成之后都要引导患者去做整理。这不仅仅是因为它包含了有意的活动和解决问题的活动，同时也因为它能够加强与现实生活的联系。

· 治疗师引导患者放置用过的工具，把桌子擦拭干净（图 1.3a,b）。
· 橘子皮需要放入垃圾桶里，这个是必须要做的，因为这是在整个任务开始之前力所能及的，不需要治疗师在事后来做。整个过程当中，治疗师引导患者的手向下将橘子皮扔到垃圾桶里，而不是在空中来回移动。他的手沿着桌子和椅子腿移动直到遇到旁边的垃圾桶，这时他的另一只手来帮助与桌面维持稳定的接触。从容器和桌子表面获得的信息可以帮助患者抓握的手放松，并把手中的橘子皮松开，扔到垃圾桶里（图 1.4）。

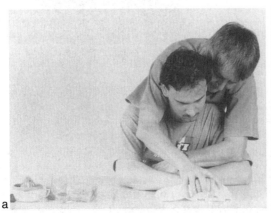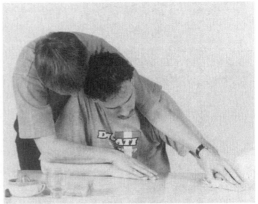

a

b

图 1.3 a,b.　打扫桌子时寻找改变方向的信息。

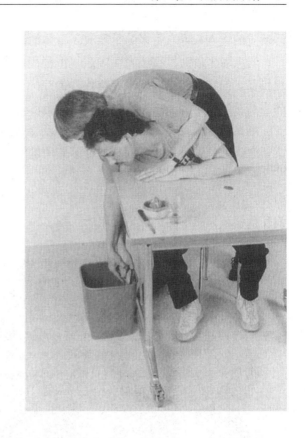

图 1.4　当弯腰把果皮扔到垃圾桶时保持一个固定的接触。

　　如果患者在辅助下能够行走，整理过程可以在治疗师的引导下完成，把所有的餐具放到托盘里，站起来把托盘放到一个合适的位置，例如用来放盘子的手推车或附近的一个水槽里。

六、引导时需要考虑的问题

　　引导在治疗干预中不仅是非常重要的，而且为患者功能水平的连续评估提供了重要信息。治疗师可以在肌张力、预期表现及活动参与方面感到明显的变化。同样，当观察结束的时候将会发现明显的改善，并且发现哪些因素仍然会导致困难的存在。这些详细的观察具有不可估量的价值，例如，整个引导任务的录像将会帮助治疗师分析，为什么某一个特定的过程，有的患者进行得很好，而有的却发生了问题。研究这些录像将会帮助治疗师回顾总结引导患者的方法，这样治疗师不仅能改变或改进处理方式，而且能够改变任务和应用方法。下面是有关成功引导的重要思考。

（一）治疗师和患者的位置

　　在各种不同的情况下引导患者完成任务，例如患者躺着、坐着或者站着，对于感觉和运动觉的输入来说，更多的是取决于身体的潜能及任务本身的特点。

当患者坐着时，在患者面前放一个稳固的桌子，这样就能为患者完成各种各样的任务提供稳定的平面和良好的开始体位。治疗师可以自由地从一侧移动到另一侧，也可以用她的手和身体给予恰当的引导，而不会让患者处于失去平衡的危险中。

如果患者坐在轮椅上，治疗师在触及患者的最前面来指导他的手或者保持他的躯干和桌子之间的位置时就会有困难，就不能用她的身体来支撑患者的一侧身体（图 1.5a）。

一个易于拆卸靠背的轮椅是有帮助的，尤其是当患者在日常生活中需要帮助时的自发引导（图 1.5b）。然而，即使没有轮椅背，治疗师也可以引导患者放在前面桌子的手，但治疗师移动到另一侧仍然是受限的（图 1.5c）。

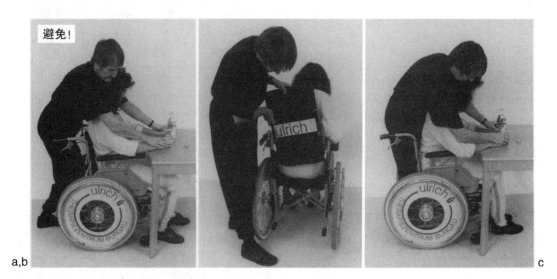

图 1.5 a~c.　引导坐在轮椅上的患者。
a. 轮椅靠背引起困难；b. 一个可拆卸靠背；c. 尽可能地与躯干相接触。

把患者从轮椅上转移到一个普通的椅子上，以便于治疗师的身体和患者的躯干有更好的接触，但是座椅的靠背使她不能向前移动患者，这种弯曲的姿势会给她的后背施加额外的负担（图 1.6）。

比较理想的是，让患者坐在一个结实的木凳子上，这样治疗师既可以自由地移动，也可以与患者保持密切接触。当在一侧帮患者寻找信息时她可以移动到另一侧，这样她的腿就可以支撑患者的臀部。治疗师的躯干可以支撑患者和她自己的手，这样她的整个手臂就可以很恰当地放在患者的手臂上（图 1.7a）。当两只手的作用变化时，治疗师就可以移动她的脚到患者的对侧，这样她就能处在一个平衡的位置来引导下一步的动作（图 1.7b）。

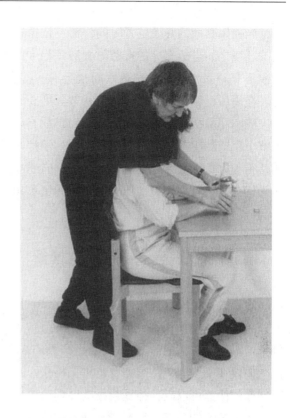

图 1.6 引导坐在普通椅子上的患者。

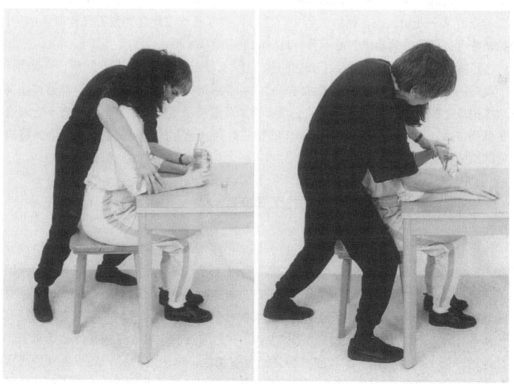

a

b

图 1.7 a,b. 对治疗性引导来说，木质椅子是患者最理想的座位。
a. 治疗师可以很方便地移动到另一侧；b. 治疗师可以和患者的整个一侧身体相接触。

当使用其他的开始位置时同样需要依据这样的原则，但是治疗师在帮助患者建立其与周围环境之间进行充分的接触时会遇到很大的困难。例如，如果患者是站着的，即使在他的前面有一张桌子，他的腿前面也会有一些空间，这需要用木板或其他结实的表面来填充。在厨房里因为有橱柜，所以一般都需要站着来处理事情。针对这些问题，治疗师可以用大腿和膝盖从后面来帮助患者，但是只有患者的手可以自由活动来寻找信息，而不是他的整个手臂和躯干。对于治疗性引导，治疗师可能更喜欢与患者坐在一起进行，即使患者能站得很好。感性观点的影响将会是一个强化输入。结果，影响站和走是肯定的。另外，如果任务需要直立坐位，那么屋子里的墙和角落可以用来为患者的躯干和手臂提供稳定的表面，就像门框和高大的橱柜一样。

（二）对任务终极目标的理解

患者必须了解目标是通过完成任务来获得的，这就需要一种适合患者当时表现水平的方式。例如，前面所提到的榨橙汁的例子。桌子上的物体使目标很明确。一个口头表达，例如"我们喝一杯橙汁"，可用在更高级的水平，这里的任务就包括找到所有必需的工具，把它们放在桌子上，甚至需要出去买橙子。在这两种情况之间，还有许多其他的方式，解决问题的任务可以以各种复杂程度展现给患者。

无论患者的功能水平怎样，拥有明确的目标都是非常重要的。起初，通常需要将所有需要的东西从一开始就放在他的视野中。练习抓握和移动彼此之间没有任何联系的物体，哪怕是练习各种简单的动作，也不会有相同的学习效果（图1.8a）。

当患者坐下来或被转移到桌子旁边的凳子上时，调整桌子的位置将会为引导活动提供一个良好的机会。治疗师先引导患者的一只手，然后另一只放到桌子上直到能够抓住桌子的边缘把桌子拉近。但是，如果桌子上没有物品可以指示他要做的事情，患者不会对这些产生任何注意（图1.8b）。一旦需要操作的物品放到桌子上，情形就会改变，因为将桌子拉近的原因很明显（图1.8c）。

（三）一只手需要得到稳定支撑的信息

无论患者存在的问题是痉挛还是共济失调，治疗师都不应该让他的两只手同时离开支撑面去完成操作，如果那样的话反而会加重痉挛或共济失调。治疗师需要引导患者先用一只手找到一个稳定的支撑面，然后再移动他的另外一只手去操作目标。例如，患者需要将一盒酸奶饮料倒入杯子中，治疗师不能让患者的两只手都举起来，一只手拿着酸奶，另一只手拿着杯子，然后把酸奶倒过来（图1.9a），而是需要引导患者先把身体靠近桌子，然后让他的一侧上肢，也就是手和前臂与桌子直接接触，再用他的另一只手去拿酸奶饮料（图1.9b）。只有两个目标物距离他的身体都比较近，且恰好拿着酸奶的手和手臂的位置都靠近桌子的时候，才能直接将酸奶倒入玻璃杯中（图1.9c）。Sonderegger（1993）将这样一组动作比喻成攀岩，只有在确保第三点绝对安全后，才能将手或脚移动过去。治疗师应该知道，对于患者的触觉和知觉来说，训练手从周围环境中寻找和获得稳定支持的信息远比训练手在空中没有阻力地去拿一个东西更重要。在治疗过程中，治疗师常常倾向于，让患者把注意力集中在主动运动的那只手上，而不是感觉更好的那只手。

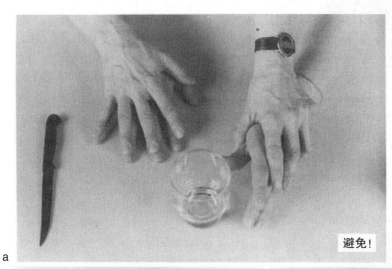

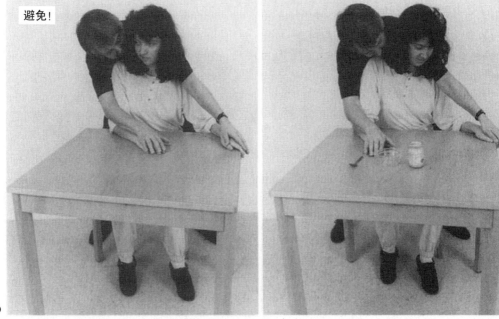

图 1.8 a~c.　治疗开始时就应该明确目标。
a.两个不相关的事物不能指向同一目标；b.目标不明确时，把桌子拉近时患者不能提高注意；c.任务明确时，患者能立刻注意。

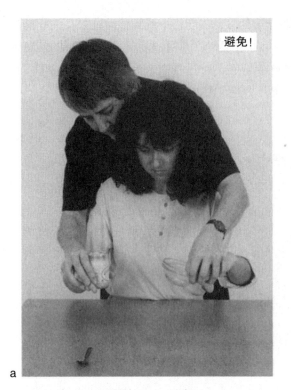

避免！

a

图 1.9 a~c.　一只手得到稳定支撑的信号后，才能去移动另一只手。

a. 同时举起双手会加重痉挛或共济失调；b. 引导患者的躯干和左臂与桌子接触；c. 当右手得到支撑信息后，左手就可以将酸奶倒入玻璃杯。

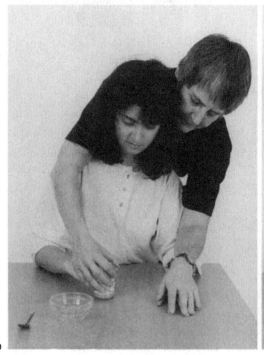

b

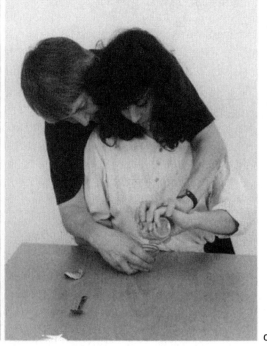

c

（四）只有明确问题后才有必要选择工具

治疗师训练患者拿东西的顺序不完全是按照东西靠近手的顺序进行的。例如，在榨橙汁时，操作刀的第一步不是抓住刀（图1.10）。在伸手抓刀之前，治疗师先引导患者用手抓住橙子，检查它，当不能徒手将它切成两半的时候，就需要一个锋利的工具去解决这个问题。换句话说，"发现问题 - 解决问题"的训练模式是伴随着问题的出现而出现的，所以，在引导患者打开一扇门的时候，不是去重复地练习开门和关门，而是应该训练患者因为要去拿某个东西或要去某个地方而开门和关门。

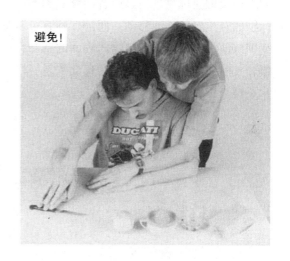

图 1.10　只有检查橙子后才发现需要刀。

（五）直至双手指尖

手指末端有着丰富的感觉接收器，所以它极其敏感，能在触摸这一过程中起到重要作用，因此我们在任何引导训练中，必须确保指尖能够获得最大限度的触觉输入。因为缺乏强调或者是由于患者手的大小以及治疗师前臂长度的因素，患者的手指在训练过程中没有与支撑面或物体相接触（图1.11a）。事实上，在训练过程中患者的手指在大多数情况下都在伸展或移动，而没有通过触摸来确定物体的形态。需要提出的一个重点是，治疗师需要用自己的手指抓住患者的手指来引导患者用手指感知物体的表面或者所拿到的物体的轮廓。治疗师应该尽量避免抓住患者的手腕让他去抓握东西，而应该找到一个能够克服机械性障碍的方法，例如可以通过改变自己的位置去实现。因此，在治疗中，简短而强化的信息输入训练要比整套不适当的顺序化引导训练更重要。

左右手在引导训练中是同等重要的，这是因为信息的输入是通过两只手进行的，而且遇到的困难也不会特别地偏向哪一只手，这就好比肌肉活动一样。通过一只手获得的感觉信息，会传导到两只手，这样对患者作为一个整体去感知触摸的感觉是有积极作用的。

（六）患者需要觉得物体轻并且手容易动

当引导患者的一只手能够获得充足的信息，即得到稳定支撑的时候，治疗师就可以轻松地将患者的手（或脚）移动到另一侧。如果在患者训练的任一阶段出现手或上肢肌肉发紧、痉挛状态增加或者共济失调，一定要引导他将注意力集中在信息的来源，而不要费力去控制或引导训练动作。治疗师一定不要引导患者交叉手指，然后让患者的手做抗阻抬高训练，如果这样的话，患者的手和手指就失去直接与目标物或桌子表面接触的机会（图1.11b）。实际上，在整个引导过程中，治疗师只能通过患者的手指去感知目标物，而不能去直接接触目标物。一旦患者能够顺利地进行重新和加强获取信息，他的手就能感觉到目标物的轻重然后逐渐移动，而治疗师就可以毫不费力地移动患者的手。一定要记住，在继续训练前，患者对于任何物体表面的感知在很短的时间内就可以消退，所以治疗师不要让患者长时间地进行同一只手的移动练习，应该及时切换到另一只手训练，改变位置，有时甚至只是轻轻地移动。

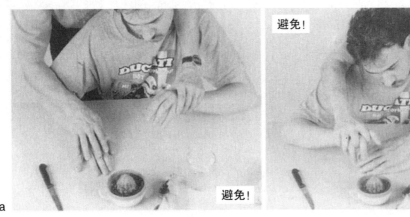

图 1.11 a. 无论是获取信息还是抓握目标物，治疗师一定要引导患者的两只手且一直到指尖同时进行；b. 治疗师不应该勾住患者的手指来移动他的手。

（七）治疗师逐步指导患者需要完成任务

当患者在执行"发现问题 – 解决问题"的任务时，如果没有第三方的帮助或治疗师的暗中帮助，执行过程会变得困难或者需要额外的工具才能完成。当小问题逐渐变大到必须解决时，对于患者，甚至整个任务来说都是有意义的。在患者捡起一个掉落到地板上的东西或者把不稳的东西放稳的时候，对于一个可提供帮助的旁观者来说，很难做到不上前一步或拿出必要的工具去帮助他。治疗师需要引导患者去解决任务中出现的任何问题，包括在整个任务中出现的附加问题。例如，在榨橙汁的任务中，如要半个橙子从桌子上掉下，治疗师需要引导患者去拿到它，然后让患者再想办法把它拿回来。如果榨汁机离得很远，或者患者需要爬到桌子上去拿到它，可以把桌子拉得近一些，或者转一下桌子，或者踮起脚以便可以够得更远。

在患者去移动目标物时，治疗师一定不要在暗地里操作目标物来帮助患者，因为这样做将会改变输入的信息，如物体的重量、如何转动它或拿起它、能用它做什么。举一个很普通的例子，当患者将一满瓶牛奶倒往杯子的时候，如果治疗师勾起她的小指托起瓶子底部，这样做的话就不能确定当她用自己的手引导患者的手时，患者还能否拿起这个瓶子。另外一个例子就是，因为担心患者被刀子划伤，治疗师用示指摁住橙子。

无论是在外面放一个杯子或就近放一个玻璃瓶，还是一些已经掉了的东西突然又出现在桌子上或一个重瓶子莫名其妙地变轻了，像这样的"神奇事件"都会妨碍患者学习，因为在发现问题－解决问题的任务中，这样的事件会让患者丢失在这个过程中存储经历（记忆）的触觉连接。

（八）在引导性活动中避免言语信息输入

在日常生活中，周围环境和各种事物之间的联系，会呈现给患者很多任务。本应通过患者本能来完成的任务却往往会伴有语言的解释，因为治疗师通常会简洁明了地告诉患者需要做什么。在实际的引导治疗中，治疗师不应该用言语去指导患者，因为患者可能不会听治疗师在说什么，也可能患者比较关注自己在做什么或者为了听治疗师在说什么而停下正在执行的任务。大部分人都有这样的经历，当我们需要全神贯注地执行一项很重要的任务时，如果有一个人一直在跟你说话，你是很容易分心的。所以，在完成一个阶段任务后很短的时间间隔内，治疗师是可以自发地进行评论，然后随着治疗的进行，她需要再次选择沉默。

如果任务完全失败了，特别是患者情绪变得激动或恐慌时，为了安抚患者，治疗师就必须说话。即使在一个不那么极端的情况下，由于某种原因不能完成引导性任务或留下了未完成的任务时，治疗师需要向患者适当解释，为什么任务没有完成。例如治疗师可能会说"这奶油不新鲜，所以不会变厚。我们得需要一品脱新牛奶"，或"我们可能需要一个电动搅拌器，我明天把我家的带过来吧"。

（九）治疗师或助手对使用的物体或工具要感到轻松和自信

治疗师的情绪状态会对引导治疗的效果产生巨大的影响，因此她必须尽量放松和平静。如果她担心所选择的任务疗效不佳，而为此花费了较长时间，她查房就会晚，或者她那天只是累、生气了，这样患者就可能得不到积极的反应。患者就会表现出痛苦的迹象，甚至和他以前一样变得紧张或无法执行任务。如果患者的执行情况被用于评估，或者用于当治疗师要筛选一个任务时，那么这些因素都应该被考虑进去。当治疗师和患者很难一下子完成整个任务时，就容易出现紧张的情绪，他们都必须明白，要能够完全接受任务只完成了一部分，剩下的明日继续。例如，对于某些患者来说，在一个治疗周期中第一天能够拿到橙子并检查是否能够打开橙子就已经足够了，第二天再让患者使用刀和榨汁机来处理橙子，没有必要急于推进治疗过程。

（十）通过中介工具来感觉

在发育的某一阶段，婴儿会发现对一个对象进行操作会影响其他对象，而因果关系也会扩大（Affolter 和 Stricker 1980）。使用工具时能够清楚地"感觉"，这个能力允许人们进行无数种技能任务，从使用刀和叉吃饭到执行复杂的脑部手术。Gibson（1966）曾语出惊人："当一个人用棍子去触碰东西时，他就会觉得是棍子的尽头感觉到的，而不是手"。同样的认知过程就像司机通过方向盘注意他的车轮离路边的距离，或者在我们行走时，可以感觉到厚鞋底下是什么。这种现象 Dennet（1991）称之为"魔杖"效应，Affolter 称之为"杖"效应，通过独特的触觉/运动觉系统使这种"魔杖"效应成为可能。"魔杖"的触觉很敏感，以切香蕉为例，可以用准确的力度切开皮（图 1.12a），而当切到果肉的时候，力度恰好调节到可以将其切成香蕉片，再到刀触到盘子时力度自然停止（图 1.12b）。

"魔杖"效应能够对引导训练发挥重要的作用是有原因的。在正常的发育过程中，使用工具比直接接触身体本身需要更高级的能力。在早期阶段，治疗师为患者选择任务可以用手和身体执行，而不是操纵一个对象。使用刀、叉或勺依赖于"魔杖"效应，正如用锤子或一双钳子工作，同样调整一个杯碟的位置或用铅笔画一个十字也是如此，只是更简单一些。"魔杖"或"杖"效应也可以引导用石膏矫形或骨折固定的患者，由于石膏材料的阻力或应力的不同，可以是有意义的触觉/运动觉的输入。

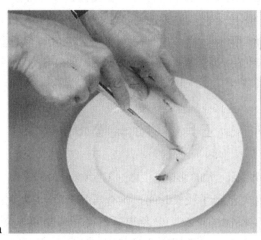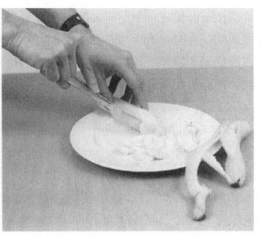

a   b

图 1.12 a,b. "魔杖"效应。*a. 刀施加在香蕉上的力是合适的；b. 刀触到盘子提示切香蕉片的动作终止。*

七、选择一个合适的任务

由于遇到的任务数量和种类繁多，且具有复杂性，所以治疗师需要仔细考虑，然后选择一个适合患者的任务。

（一）机械因素

从基础层面上讲，需要考虑物体的大小和可压缩性等因素。如果患者痉挛非常重，无法训练，则使用黄瓜比香蕉更容易。引导患者用玻璃罐的酸奶瓶会比用软质或塑料容器更容易成功。

对于吞咽障碍的患者来说，不涉及他吃喝的任务对他更有意义，除非他已经达到了乐于将自己所做的食物提供给他人这一阶段（见图1.2）。

站立的练习在引导训练中可以发挥积极的作用，如果应用腿夹板能够让患者站立得更好，那么我们就应该在患者站立或引导训练时用夹板将腿包扎好（见图4.12）。对于其他患者，从坐到站立实际上也是在促进任务完成。

（二）复杂程度

"解决问题"任务的复杂程度取决于它包括了多少对象和步骤，以及必备的对象是否在患者的直接视野内或只是其中的一部分，甚至更复杂的是完成任务所需要的物品在其他地方。例如，最简单的任务是将一个玻璃器皿和一瓶水立在桌子上，放在患者的正前方，另外一个极端的任务是邀请朋友吃午饭，规划菜单、采购原料，然后烹饪和奉上美食。当学习者面对的任务是他能力的最高限度或封顶水平时，是需要集中最高注意力的。当任务提供了挑战和新奇的因素（Affolter 和 Stricker 1980），学习者在能力极限或者最佳表现中工作时，学习和注意的效果是最佳的。

我们还应该记住，一个人的能力水平不是一成不变的，即使是温布尔登网球冠军也有"好日子"和"坏日子"。外在因素，如从附近的建筑工地或摇摇晃晃的椅子发出的噪声；内在因素，如睡眠不足、便秘或疼痛，都可能增加任务的复杂性。在脑损伤的患者中，仅仅是他所需要的大量努力和专注都将会在日常生活中影响他的表现水平。

（三）判断任务的适用性

Affolter（1991）提到，判断任务的适用性需要观察患者，因为患者是执行者，就像在任何学习情况下学生的行为将揭示主题和教学方法是否理想。学习者的注意力是有效学习的先决条件，注意力意味着他的理解，因为不能理解就不能记忆和学会。判断患者的注意力是否处于按引导进行，需要观察以下内容：

- 他很安静，不说话。
- 他的眼睛盯着任务，而不是看附近的人或物。他的眼睛可能会离开工作区域，但可能观察不到，如他在思考，甚至闭上眼睛，像是排除视觉输入。
- 停止无关紧要的活动或减少到最低限度，包括无意识的动作。
- 语气规范化，从而降低肌张力，如果是低肌张力，开始前可有绷紧的感觉。
- 治疗师可能先行确定适当的运动方向或轻轻转动患者头部朝向第二阶段的任务所需的对象。

如果任务表现得**太过复杂**，我们会观察到下列其中一项或者一部分行为：

- 患者说一些无关紧要的话或给出为什么他不能完成任务的一些原因。例如，如果任务是需要准备食物，他会解释说，他的妻子负责烹饪所有食物，他甚至从来没有进去过厨房。
- 他经常抱怨感觉累得走不动了。
- 他可能突然示意想去厕所。
- 他可能把自己的椅子推离桌子，拒绝参与一起分享。
- 他变得脾气暴躁，把桌子上的东西扔掉。
- 他有攻击性，击打治疗师或者喊叫和咒骂。
- 他可能会尖叫或哭，肢体会变得痉挛。

如果有以下行为，就很有可能是任务**太过简单**：

- 患者与治疗师或其他附近的人聊天和讲笑话。
- 他不断地环视四周，问候或者评论其他患者。
- 他慌张地来回走动，摆弄自己的衣服和面部。

治疗师在准备引导患者的过程中，首次必须评估她所想的是否适合患者，然后根据所发生的事情改变后续任务。发现患者的困难所在，有必要尝试新任务来提高他的执行能力，因为治疗师很容易高估患者的能力；如果患者能够很好地完成一个相对简单的任务，那么很有可能是患者真正的问题并没有被发现。

（四）行为信息的解读

我们不能仅仅靠通过对某种情况下的观察就得出结论，对患者行为的解释只有在观察了各种情形后才能得出答案。典型的误解就是通过观察一件事情就认为患者是懒惰的，认为患者不喜欢工作。一个典型的例子就是，通过观察患者不愿意自己穿衣服，总是等着别人去帮助自己穿衣服，然后就说这个患者是懒惰的，然而事实上这个患者在生病之前曾是获得过金牌的运动员，所以，这说明这个患者得病之前绝对不是懒惰的。对于他拒绝穿衣服的合理解释是：尽管他的运动功能看起来是完好的，但是目前他无法完成像穿衣服这样复杂的任务。另一个常见的错误就是只通过一次观察，或者总是在相同的情形下观察，然后就得出患者不喜欢做一些活动。这些在现实中总是缺乏一个合理的解释，我们需要做的是通过进一步的评定去发现问题。

　　为了准确地评估和合适地治疗，必须在观察和解释两者中加以区分，患者看起来不快乐是一个解释，那么患者坐在轮椅上并且低着头，面部一动不动，就是一个实际的观察。许多失语症的患者仅仅是因为每天早上在他面前摆着报纸，而且他的眼睛盯着报纸的方向，还时不时地翻着报纸，因此被解释为患者能够读报纸。然而，实际情况并不一定如此。

八、实施引导的方法

（一）治疗性引导

　　可以为患者选择一个特定的任务，并且精心准备，然后在任何阶段都可以引导治疗，不管在重症监护室、病房，还是在物理治疗室、作业治疗室，都可以根据患者的病情引导其进行治疗。我们尽可能让患者真实、适宜地执行任务，并且通过引导使得任务变得可行。如，在病房的厨房里准备沙拉或者让作业治疗师与患者沟通，不让患者独处在病房（就像独自坐在体育馆的中心一样）。应该先帮助患者穿好衣服，因为之后作业治疗师引导患者穿脱衣服是不切实际的。患者不愿意离开病床，所以他会在治疗开始之前再次躺到床上。同样地，如果患者在引导下完成午餐任务，他就不再需要额外的补餐。

（二）将自发式引导作为帮助方式

　　患者在医院或者康复中心进行的日常活动很多时候都需要别人帮助，不论是谁都要引导患者，而不是直接接管或者完全帮助患者完成任务，患者在医院里很多时候需要帮助，比如从轮椅转移、保持个人卫生、穿衣、饮食和日常活动等，所有这些都需要引导式帮助。患者能够自然地面对现实生活中的任务对患者是有利的，从而能够将治疗转变到日常活动中。治疗团队的所有成员，包括患者的家属都应该借助这样的机会去引导患者自发地完成任务。例如，患者试图去按电梯却没有成功，旁边的人主动伸出手利用周围的墙壁和扶手对患者做出引导，帮助患者成功按了电梯；患者在吃午餐时，餐巾落在地上，旁边的人用引导的方式帮助患者捡起餐巾；患者在刷牙时需要更多的是牙膏而不是需要帮他刷牙，他们需要的是引导式地提供其脸盆，引导其至刷牙处，并提供给他们一个安全的地方让他们能够完成刷牙这项任务。

（三）教会家属如何正确引导

　　帮助者需要熟悉引导的概念，并且在护理患者时要做到理论与实践相结合。同样地，他们也需要花大量的时间去教会患者的家属和朋友如何正确引导患者。这是为了能够与患者进行有效沟通，引导患者至更加有益于健康的方向。通过引导，他们会对患者存在的问题，也是他们看不见的问题有深刻的理解。慎重引导，包括实际处理，是至关重要的，因为他们不可能通过简单观察别人怎么做或者被告知怎么做来学会最优化的引导方式。

- 治疗师引导患者家属，并将他当作患者来引导，以便于患者家属切身体会到患者移动的速度，让他接触各种不同物体的表面，进而不断接近治疗师（图 1.13a）。生活中需要运用这种方法去解决各种问题，以便于遇到不同的对象会运用不同的方式去处理。
- 患者家属引导患者完成刚刚自己所经历的相同的任务，治疗师将自己的手放在患者家属手上，在没有任何干扰的情况下，通过调节触感、压力、运动等让患者家属感受这种引导方式（图 1.13b）。
- 家属独立完成引导，只有确实需要治疗师再次提供帮助时，治疗师可以给予手把手的辅导（图 1.13c）。

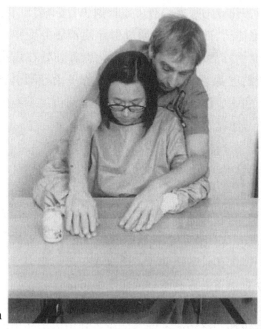
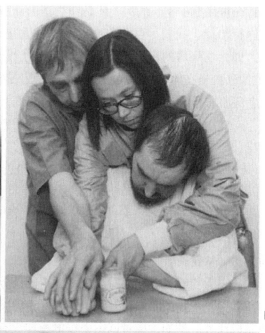
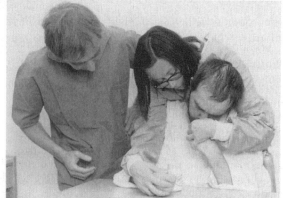

图 1.13 a~c. 教会家属使用引导式帮助。
a. 治疗师正在帮助患者妻子理解这种引导式帮助的理念；b. 患者妻子正在引导处于无意识状态的患者，旁边的治疗师给予触觉引导；c. 患者妻子在治疗师监督下对患者进行引导式帮助。

九、在不同情形中的引导性任务

（一）重症监护室

治疗师需要发挥想象力在重症监护室里选择有意义的、合适的活动，而不是不真实、不熟悉的活动。自主的活动包括梳头发、洗头发、擦面霜、用毛巾擦汗水，这些活动都能够提供更多引导的机会，并且不同的活动在训练中会提供不同的阻力变化，这样的话，触觉很容易被训练。然而尽管任务看起来简单，它还必须要满足目标导向的标准，要求解决问题并提供触觉/运动觉的输入，所有任务都是一个真实的事件。

不管患者是无意识的，还是处于苏醒初期，都可以作为引导的对象，即使患者躺在床上或者坐在轮椅上，即便早期引导任务坚持了很短的时间，但是通过这种引导方式会让患者获得有意义的触觉刺激。唯一困难的任务就是需要找到合适的环境。石膏管型的存在不应该阻止治疗师引导患者，因为即使有石膏管型的存在，触觉同样能输入，就像之前讲到的"魔杖"效应一样。研究表明：这样会使患者很快恢复知觉，在疾病早期阶段介入有意义的引导任务后患者的痉挛会降低。下面所述的引导式任务会阐明这一观点。

［卧床的患者］

例1　引导患者开关收音机

· 将便携式收音机放到躺在病床上的患者身边。

· 治疗师的手臂从患者颈部下面伸过来引导患者搜索信息，另一只手可以随意地移动患者的另一只手。

· 引导患者的手去抓住并移动收音机，让它正对患者的身体（图1.14a）。

· 移动收音机之后，在整个活动过程中，保证收音机在合适的位置，治疗师引导患者的手在收音机顶部找到开关（图1.14b）。

· 一旦患者用手指找到开关的正确位置，引导患者按下"on"键，此时他的另一只手臂继续牢牢抓住收音机使之与身体紧密接触（图1.14c）。

· 音乐开始播放证明成功完成引导任务，在那个阶段，患者能够做到这一切是很不寻常的，患者会通过睁眼、面部表情的改变或脉搏、呼吸频率的改变来表示满意度（图1.14d）。

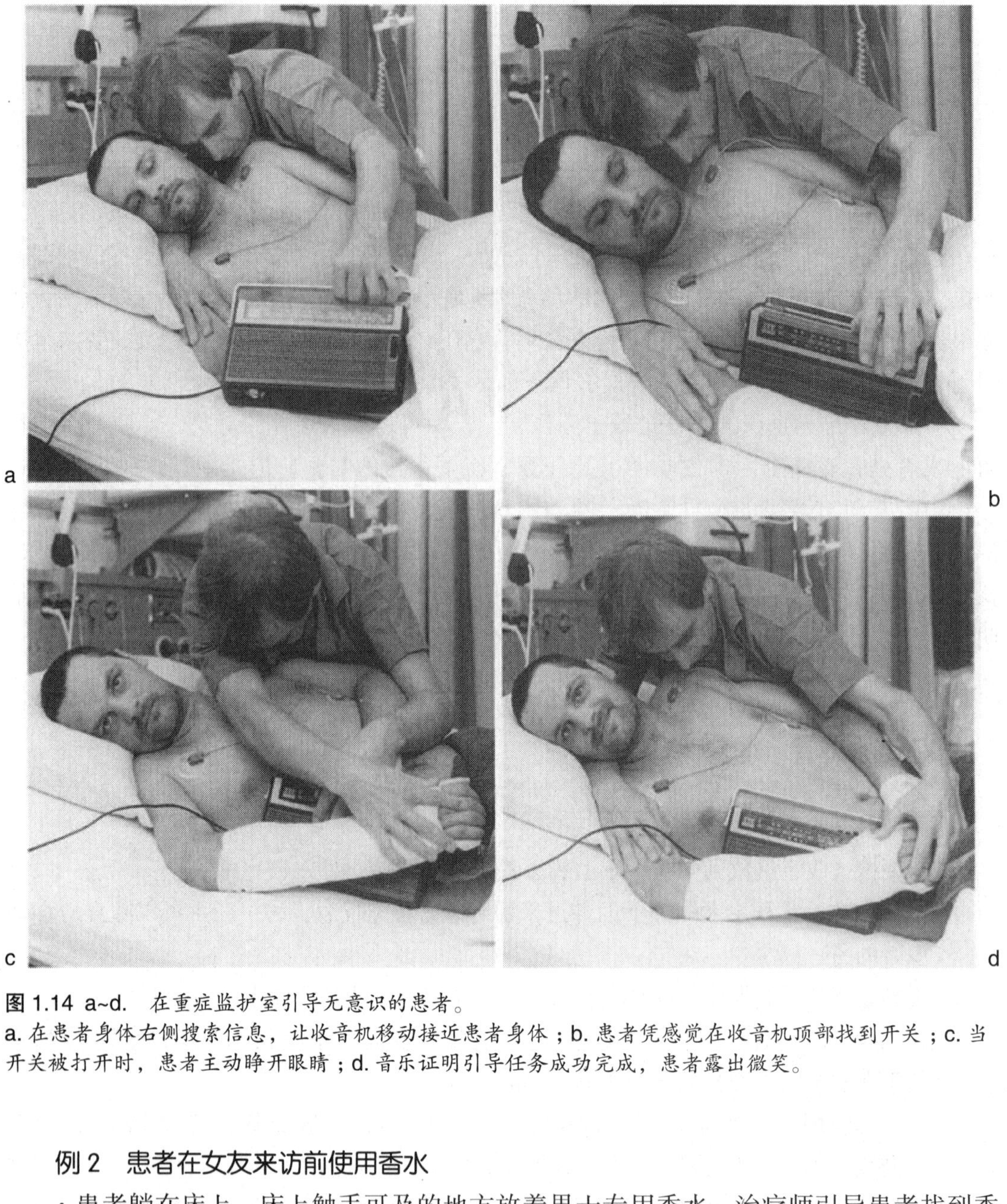

图 1.14 a~d. 在重症监护室引导无意识的患者。
a. 在患者身体右侧搜索信息，让收音机移动接近患者身体；b. 患者凭感觉在收音机顶部找到开关；c. 当开关被打开时，患者主动睁开眼睛；d. 音乐证明引导任务成功完成，患者露出微笑。

例2　患者在女友来访前使用香水

- 患者躺在床上，床上触手可及的地方放着男士专用香水，治疗师引导患者找到香水，治疗师用手压着患者的身体引导他的手臂去接触床面（图 1.15a）。
- 治疗师引导患者的另一只手去抓住瓶子并且移动到他的颈部（图 1.15b）。
- 治疗师引导患者放松示指，并引导其将示指放在瓶子顶部的合适位置，像使用喷药器一样，把香水喷到脖子和耳后（图 1.15c）。
- 当患者的手再次放到床上时，香水瓶已经被松开了。提前安排好的女友走到床前安慰患者，表示引导式任务顺利完成，他的表现令人满意（图 1.15d）。

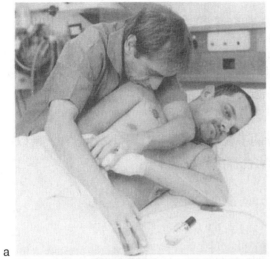

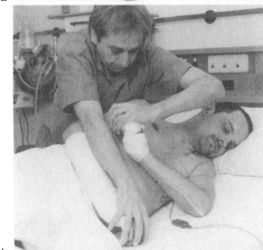

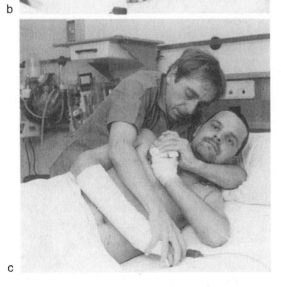

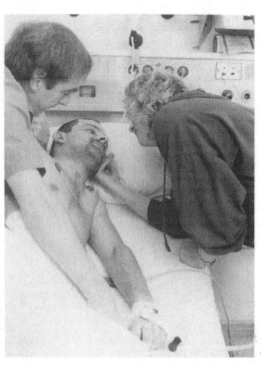

图 1.15 a~d.　在重症监护室的另一项引导任务。a. 患者的右手感觉信息，左手去抓香水瓶；b. 抓住瓶子，示指找到香水瓶的喷头；c. 喷香水；d. 患者的女友来见他，这一项引导任务顺利完成。

［床边短暂坐位的患者］

例　患者在脸盆旁洗脸和手

- 患者坐到轮椅上，轮椅在床的附近，尽可能离脸盆近点，治疗师靠近患者，引导患者的一只手去测试脸盆边缘的稳定性，他引导患者的另一只手沿着脸盆表面触摸水龙头，然后打开水龙头（图 1.16a）。
- 脸盆放好水后，测试水的温度后再洗脸和手，治疗师需要引导每一个动作，可以帮助患者自己拿到毛巾（图 1.16b），然后自己擦干脸和手。

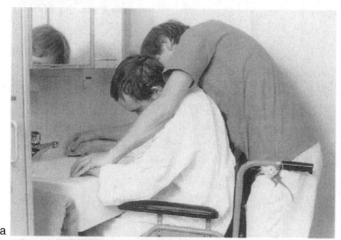

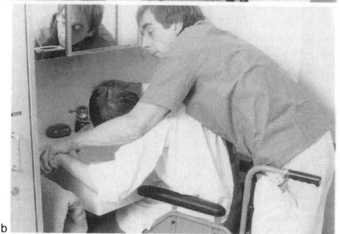

图 1.16 a,b.　在轮椅上引导无意识的患者。
a. 利用脸盆的触觉来引导患者找到水龙头；b. 洗完脸和手后去拿毛巾。

（二）引导患者保持坐姿

许多患者很难保持直立位坐在轮椅上，不是向前过屈就是向后过伸。在第 2 章中对调整轮椅适应患者的方式和患者自己需要改进的姿势都有描述。在某种程度上，强行让患者保持体位是无用的。任何外力的固定姿势都会使病情恶化。当患者的头和躯干过度屈曲，试图让其头部保持直立的带子只会增加头部向前的阻力，这时压住他的头会更加费力。如果强行将患者推成伸展位，那么随之患者的头部将会被强行推着靠近轮椅。这两种姿势表明患者试图努力调整姿势，通过颈部和躯干这种极端的姿势去达到与周围环境相适应的位置。当引导患者的身体应该往前倾的时候，患者总是会伸展躯干，或者是当引导患者伸展躯干时，患者却总是会屈曲身体，这些表现将有助于解决根本的问题。预防不良姿势的加重是治疗上首先要解决的问题，此时的预防要比日后在工作中纠正这些异常姿势要容易得多。因此，需要明确的是这些问题是不会出现在那些正确移动的患者身上的。在创伤或其他病变的早期阶段，从床上坐起、站起的方法将在以后的章节进行描述。

下面的例子阐明了如何帮助患者避免过度伸展。

· 患者在床上平躺了几个月后，颈部和躯干不能主动屈曲，只能让其被动屈曲。由于他的颈椎不能屈曲，护士很难将枕头放到他头下。由于他的身体不能向前倾不能伸手去拿前面的东西，所以治疗和功能活动是不可能完成的（图1.17a）。

· 由于患者的嘴总是张开的，而且颈部过度伸展，这些都会导致患者不能通过嘴进食。尽管患者可以合作，但是他的躯干不能屈曲，所以身体不能靠近桌子，当治疗师试图被动屈曲患者的躯干时，患者甚至会强烈地反抗（图1.17b）。

· 颈部和躯干不能屈曲，患者的身高同样成为问题，尤其是患者超过2米时。

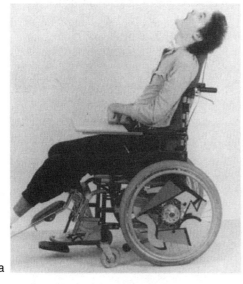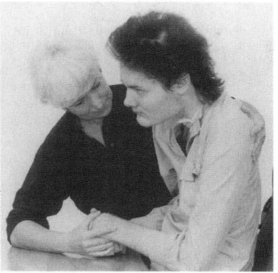

图 1.17 a,b. 躯干和颈部过度伸展。
a. 异常的坐姿；b. 治疗师不能徒手纠正异常的姿势。

［引导任务对患者坐姿的影响］

例　患者梳头发

· 患者从轮椅转移到凳子上，前面放有桌子，治疗师站到他身后靠近他、保护他。

· 男士手提包平放在桌子上，包里有梳子，在没有引导患者的情况下，患者不知道目标任务是什么。

· 治疗师并没有说什么，她开始引导患者，让他的一只手接触桌面，另一只手移动着去拿手提包（图 1.18a）。

· 按照前面讲到的引导方法，患者的双手交替寻找手提包，直到打开手提包，这样，患者的颈部和躯干变得不那么过度伸展了，患者的嘴巴是紧闭的（图 1.18b）。

· 治疗师紧密接触患者身体，在患者身体与桌子之间缓慢地、小心地移动，必要时治疗师可以引导患者从包里取出梳子（图 1.18c）。

· 在治疗师引导下，患者开始梳头发，此时伸肌的高张力进一步降低（图 1.18d）。

· 随后再次转移到轮椅上，患者的坐姿显著改善，躯干和颈部放松许多（图 1.19）。

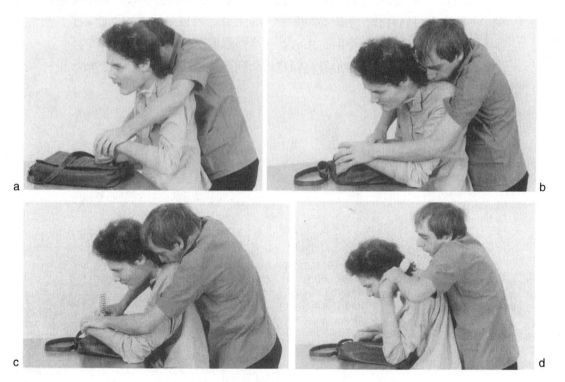

图 1.18 a~d.　引导患者纠正异常坐姿。
a. 引导 2 米高的患者寻找手提包；b. 引导患者如何打开手提包；c. 从手提包里找到并拿出梳子；d. 躯干和颈部屈曲，开始梳头发。

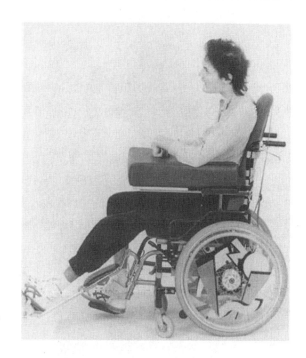

图 1.19 坐在轮椅上的患者得到治疗师的引导后功能得到明显改善（与图 1.17a 相比）。

（三）引导行走

在第 4 章会介绍引导患者在早期站立的方法，目的是为了让患者站立更长时间，而不是单纯练习站立本身。对于很多患者来说，早期没有与周围环境建立稳定性联系的时候，练习行走是非常危险的事情，通过不同感觉器官感知的信息还可能相互矛盾。当患者仅仅一只脚接触地面的时候，他会完全依赖于自己身体所提供的信息，这些信息经常会误导他。随着患者的移动，他的视觉信息可能会被感觉所误导。当他的脚接触到地面或者当他有不安全的感觉时，就像他的脚踩到薄冰一样，总让人感到非常害怕（图 1.20a,b）。事实上，不断给患者口头保证也不能减轻他的恐惧感。因次从他第一次行走训练开始，治疗师有效的支持和帮助是引导他动作很重要的一部分，并让他不容易感到害怕或恐慌，让行走训练本身变得更加正常和轻松。

这样一个任务是需要将放有冷饮容器的手推车推到饮料服务区。为了给人们带去饮料，有必要让患者站起来并把手推车推向他们（图 1.21a）。因为患者有了目标，他要将手推车推到人们面前，所以此时他只需要很少的帮助，握住他的手他就能够自信地走起来（图 1.21b）。在移动之前，几乎没有治疗师的帮忙下，患者的双脚一步一步自信地走起来并完成任务，这一过程让患者自己都惊呆了（图 1.21c）。

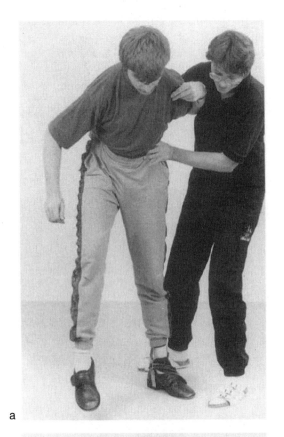

a

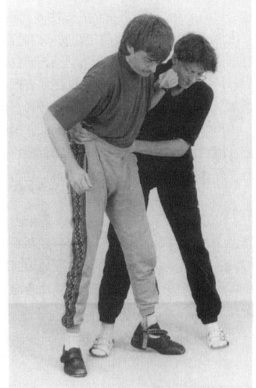

b

图 1.20 a,b. 患者 M.C. 存在明显的感觉异常，
而且影响行走。

a. 当患者右脚迈出一步时，治疗师几乎不能保护
他；b. 试图移动他的左脚（"第 7 章 典型案例"）。

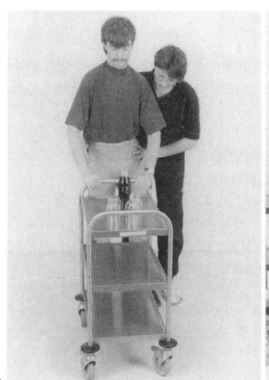
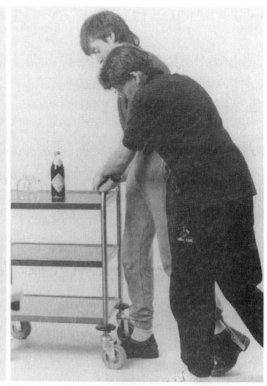
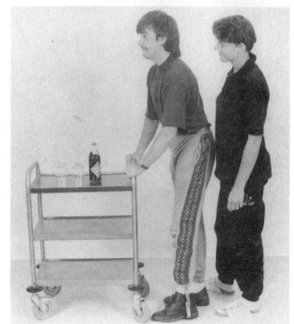

图 1.21 a~c. 患者 M.C. 进行实用性行走
训练。
a. 推着饮料手推车服务；b. 治疗师的身体
接近他，保护他行走；c. 患者在没有治疗
师的帮助下可以连续行走，没有一丝恐惧
的迹象。

（四）独立进行日常生活

如何通过帮助患者穿衣、洗澡、刮胡子或清洗等活动来实现对其自主日常生活活动（ADL）的改善。患者从一开始就不必学习一个全新的过程，而应该通过逐渐地、越来越多地安排自己的活动积极参与到日常活动中。

患者恢复意识之前，治疗师或家属都会有机会来引导他完成任务，从开始到结束必须陪同他完成任务，如图 1.16 所示。当患者在某些方面能够通过积极主动地参与，并完成任务时，治疗师或护士应该鼓励他靠自己完成相同的任务。

例如，当别人想要帮助患者在床上穿裤子时，她可以先让患者将腿抬起，这样她就可以将患者的脚滑入裤腿。为了把裤子拉上来，治疗师将患者的脚放在床上，让他的膝盖弯曲，然后抬起臀部。当他的腿撑起身体，她就可以把裤子拽过臀部（图 1.22）。如果他可以用自己的手去撑住床面，治疗师就可以帮助他抓住腰带并一起向上拉。

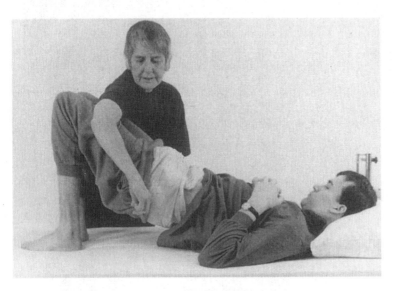

图 1.22　明显共济失调患者，在床上可以通过抬起臀部，使治疗师将裤子拉到他的臀部。

［穿衣服时］

在非常早期阶段，虽然治疗师必须为患者穿衣服，但是她可以引导患者完成部分穿衣任务，这从治疗学的角度来看是可行的，是可以有效利用时间的活动。

例 1　穿上鞋子和袜子

如果患者在床上不能坐直，治疗师需要用轮椅让他坐直。治疗师的身体支持他的躯干，然后引导他的手放在他的袜子那一侧，并帮助他找到一个稳定的支撑面（图 1.23a）。

例2 穿运动服

治疗师把患者转移到轮椅上，将运动服放在患者面前的桌子上，通过轮椅的扶手和桌子提供牢固的支撑面，治疗师引导患者协助他穿上运动服（图1.23b）。

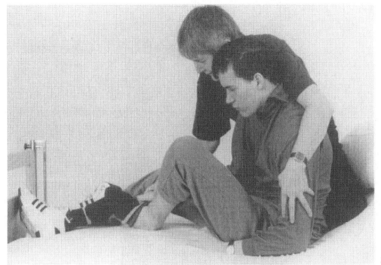

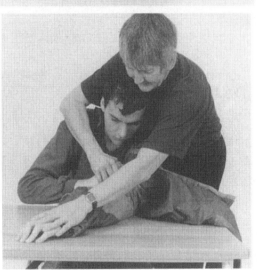

图1.23 a.治疗师引导患者把袜子穿上；b.治疗师引导他坐在轮椅上并穿上运动服。

患者的平衡能力改善以后可以自信地坐在轮椅上，他逐渐进步到可以在坐位和站立位的时候穿衣服。在开始穿衣服之前，治疗师可以引导患者从橱柜里选择衣服并且把衣服放到桌子附近。

例1 站起并提起裤子

帮助患者坐在轮椅上，然后把他的脚放在裤腿里，在治疗师的帮助下站起来，并将裤子提到他的臀部。面前的桌子将提供一个支撑点保证他从椅子上站起来，从而完成站位平衡（图1.24）。治疗师调整其重心在他两腿之间以确保平衡。

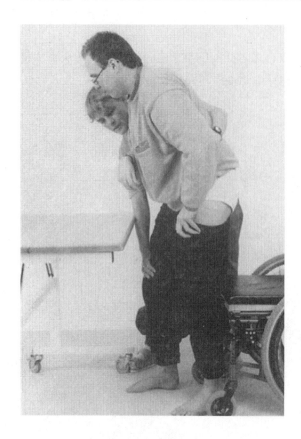

图 1.24　在治疗师的帮助下右侧偏瘫患者扶着桌子掌握平衡后可以更容易地拉起裤子。

例 2　坐着穿上鞋和袜子

患者无法让他的脚在空中保持住，为了穿上他的袜子或鞋，首先需要将一只腿交叉在另一条腿上。治疗师引导患者的手捡起袜子，将患者的腿放在轮椅的踏板上以避免在空中移动。治疗师帮助患者抬起一条腿放在另一条腿上，然后站在他身边，拉动他的身体，引导他把袜子穿上（图 1.25a）。

例 3　系紧鞋带

系鞋带是一个非常复杂的动作，正常儿童大约 6 岁才能正确完成。令人很沮丧的是在治疗师的引导下和重复锻炼下，患者仍不能完成弯腰打结。而有尼龙搭扣和皮带扣的鞋则能让系鞋任务变得简单，治疗师可以在鞋上缝制尼龙扣，这样可以避免额外购买有尼龙扣的鞋。

治疗师站在轮椅旁，握住患者的双手放在他的腿上，逐步向下滑动直到摸到他的脚，将一只手固定在患者腿上，并引导另一只手抓到尼龙扣并将它牢牢地固定在位置上（图 1.25b）。

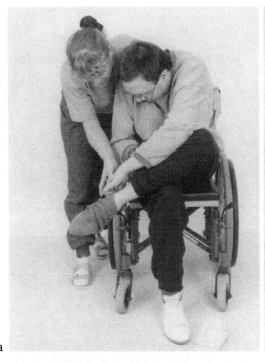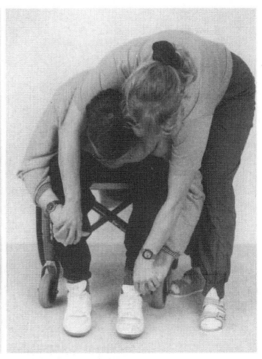

a   b

图 1.25 a,b. 穿上袜子和鞋子。
a. 穿上一只袜子；b. 当弯腰系鞋带时，患者的手会摸到他的腿。

（五）卧位时增加触觉信息

错误的感觉会让患者在病床上感到不安，所以他们会努力寻找稳定的表面，以便在他们的世界里（错误感觉或没有感觉的世界）找到方向感，从而可以稳定他自己（图1.26a）。

许多人从睡梦中醒来发现自己在床外，他们既不知道自己在哪里，也不知道为什么在那里，会表现出不安。他们会本能地将胳膊和腿放在他们熟悉的位置附近或电灯开关附近。

患者"存在于混乱的知觉状态，一切都是混杂的，没有秩序和逻辑。患者感觉到完全暴露于外界环境中，不受外界的保护"（Grosswasser & Stern 1989）。这很容易理解为什么有些患者不会安静地躺在柔软而宽阔的病床上，就算护士小心地将他们放到床上，他们仍会不断地移动（图1.26b）。护士们很难对付那些不能随意运动而坠床的患者。不应该把患者绑在床上，因为捆绑只会让他更不安，并且他会对抗束缚。在他们周围放上坚实的垫子，这样他和他周围的环境之间建立起直接联系，因此他会安静下来并睡着，不再需要寻找保护（图1.26c）。床上更换护栏与挡板往往会产生同样的效果。然而，需要强调的是太小的刺激不会让患者离开病床，因为持续待在合适的位置会让他们放松并感到安全，以至于外人都不愿意打扰他们。

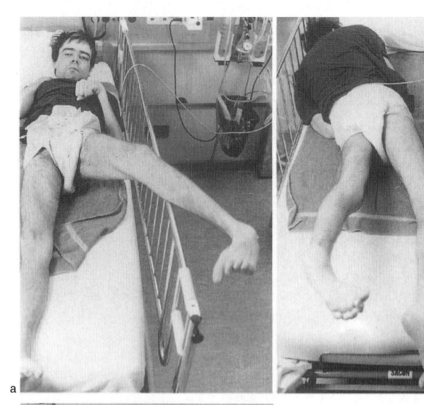

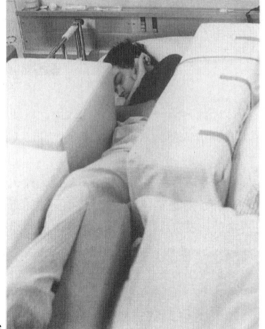

图 1.26 a~c. 患者躺在病床上，显得有些不安。
a.患者依靠异常感觉来移动，他的关节保持在
关节活动末端；b.他倾向于他认为正确的姿势；
c.他的腿伸开以后，放在合适的位置。坚实的方
垫使患者立刻有安全感。

十、失禁的问题

膀胱和肠道的自控机制复杂，到目前为止仍不完全清楚。在许多教科书里将负责排尿的位置定位在主要是脊髓段以及周围神经，而大脑的控制是不确定的。图解表示仅存在传入和传出信号，未明确指出"高位中枢"的位置。研究者发现，这些高位中枢涉及整个大脑，多为大脑皮质、基底核、下丘脑、中脑、脑桥、小脑被抑制或易化。Ruch 和 Patton（1970）称"排尿反射主要受脑干交替连续 3 层水平的抑制和易化影响，同样也受小脑和大脑半球结构的影响"。在物理层面，大脑可控制逼尿肌收缩和刺激括约肌放松来协调排尿，放松括约肌并结合相关肌肉收缩来排空膀胱或肠道。然而，除了运动功能，认知功能也参与其中。排尿必须执行以下几方面：

- ·判断是否排空膀胱。
- ·选择并等待一个合适的时机。
- ·去卫生间。如果他们不熟悉的环境，需要先找到卫生间。
- ·开门，进入卫生间，关门，锁上。
- ·脱掉衣服。
- ·调整与小便池的位置并保持平衡。
- ·完成协同肌肉活动。
- ·使用卫生纸清洁擦干净。
- ·整理他们的衣服。
- ·冲马桶。
- ·洗手。
- ·开锁并打开门，关门后转身离开。

我们需要记住，控制排尿是一种通过学习而具备的能力，正常儿童需要 5 年左右的时间学会控制排便，这同时还受到许多社会心理因素的影响。"不自控的或不合时宜的大小便成为我们训练如厕的难题，即使我们在睡着的时候膀胱括约肌同样会放松，为了避免这种不自主的放松，我们学会了控制"（1981，星期五）。因为自制力是一个复杂的任务，很容易理解的是严重脑损伤患者经常会大小便失禁，特别是在早期康复阶段。独立穿衣是同一级别中相对复杂的任务，患者可以在没有任何帮助的情况下选择并穿上他的衣服，同样地，在没有任何帮助下，患者会自主控制大小便。

持续的失禁让患者和家属都很痛苦。要给患者经常清洁尿液和粪便，这是导致皮肤感染及延误治疗的原因。因此，二便管理从一开始就是非常重要的。

（一）尿失禁

尿失禁是一个更大的难题，因为 24 小时内排尿比排便次数更多。排尿的问题会逐步加剧，患者在昏迷期间需要导尿管引流，使液体摄入量和输出量能被准确地记录。而已经清醒的患者，肠易激综合征和轻微的感染都可增加排尿次数。

［管理注意事项］

1.脑外伤患者的膀胱功能与脊髓损伤造成的神经源性膀胱不同，它更像尚未学会自主控制排尿的发育中的儿童的膀胱。脑外伤患者的膀胱功能不完善，就像婴儿一样会随意排尿，因此患者也可在受到压力或运动、紧张或放松等刺激下随意排尿。因为尿失禁是感觉损伤的结果，针对性治疗感觉损伤将会改善膀胱自控能力。在很多种情况下应当引导患者趋向于好的结果，并非仅仅集中在如何上厕所。"意外"发生时决不能斥责患者，就像不能因为尿床而惩罚孩子一样，也不能指责他为"淘气"或不听话，患者的尿失禁既不是粗心，也不是故意的，而是因为他没有恢复感知和分析的能力，就像脑损伤后导致上肢痉挛或无力一样。

2.当患者意识恢复后，在重症监护室里的患者就应该将留置导尿管拔掉，而不能只为排空膀胱而保留尿管。持续性留置导尿多在急性期为了测定液体出入量和促使膀胱排空时应用，而很少用在脑损伤后（Schlaegel 1993）。在床上排尿时可放置尿壶和尿不湿以供随时使用和丢弃，接尿器是在不能完成上述动作而发展衍生出来的，在下肢截瘫患者中使用较多（Bromley 1976），然而仍鼓励患者定时排尿并减少使用排尿设备，但女性患者在能够自主排尿前都只能用尿不湿。

3.如果提供给患者一个尿壶或定时带其去卫生间，如每2～3小时一次，并且帮助他翻身和脱衣，则护理难度降低。有趣的是，患者在家里通常会克服这些困难，是因为家属能够及时发现他们排尿前的迹象和反应，而在医院里同一个患者仍有尿失禁，并为此做着治疗。这是因为护理人员要照顾许多需要依赖的患者，无法做到像在家里一对一的护理服务。

4.关于心理因素方面，如果患者穿着自己的衣服而不是穿着病号服坐着，那他不太可能会出现尿失禁。他所借助的方式也会明显不同，因此，尽管费时费力，所有治疗他们的人应立即以友好及鼓励的态度去帮助他们。

5.为了避免尴尬的事情发生，患者在治疗前应先上厕所或者应用尿壶。如果在治疗的过程中，患者想要小便，应当将这种情况视为一次治疗机会，而不是一次烦人的中断。在治疗室准备干净的尿布，一旦出现意外情况，即可为患者更换，不用必须回到他的病房，这样可以节省时间。如果患者容易尿湿，而其又处于多人同在的环境中，对于他来说，在轮椅上为他准备干净的裤子是明智的做法。

6.就像膀胱训练经常用于脊髓损伤的患者一样，其原理是每隔一段时间进行压迫或刺激引发反射使膀胱排空，这种方法不适用于脑部损伤的患者。与脊髓损伤患者不同，脑部损伤的患者有完整的脊髓功能，其困难在于认知的缺失，而不是源于膀胱及其括约肌协调活动的改变及外周神经的缺失。为了促进膀胱排空，患者需要放松、安静，而不是很紧张，听像流水声这样令人放松的声音比直接刺激膀胱或膀胱周围区域更有助于帮助患者排尿。

7.任何尿路感染均应接受治疗,从而减少尿路相关感染的发生。如果患者存在神经源性吞咽困难并且不能摄入足够的水量,继发性尿路感染便容易发生,强化治疗面部和口腔的感觉/运功障碍,应当在早期阶段开始让舌头有选择性地运动,直到可以很容易地吞咽流质食物(详见第5章),如果没有其他替代形式的进食,每天理想的饮水大约应当是2L,这有赖于团队中所有成员的帮助和鼓励,使其一天中多次少量饮水以保证足够的液体摄入量。不幸的是,有时会错误地认为,患者应当少喝水以减少频繁的小便,但是如此导致的潜在危害应当认真地向每一个帮助者解释,不仅仅是反复尿路感染增加,其肾脏功能最终会受到损伤。

(二)排便失禁和(或)便秘

不巧的是,对于患者及帮助者来说,胃肠活动(解大便)大多是受到排斥的。然而,如果形成每一天或两天一次胃肠排空这样的规律是很好的,并且其潜在风险也可以清除。由于患者活动量减少、饮食中缺乏纤维素及在吞咽流食上的困难,几乎所有的患者都会患上便秘,心理因素在形成便秘的过程中也起到了显著作用。因此,很多没有神经系统受损的人同样存在便秘情况,心理因素如下:

· 一个不熟悉的厕所,尤其是不能锁门。
· 起床及吃早饭时间的改变。
· 不一样的早餐,没有茶或咖啡,或者也许是没有习惯饮用的果汁。
· 另一个人的存在。
· 手术后卧位尝试使用便盆。

由于医院的管理,患者将不得不与吞咽困难及平衡障碍这些因素中的部分或全部做斗争,直到其恢复到生活基本自理。由于担心患者摔倒并伤到自己,患者不能独自在厕所里或锁上厕所门。

应当最大限度地避免便秘,不仅因为便秘会延缓自理能力的恢复,还在于便秘存在的副作用,包括如下:

· 尤其是早期阶段,也包括康复的晚期,患者可能会觉得恶心、呕吐甚至出现严重后果的障碍。
· 胃肠超负荷的压力及不适会增强痉挛。
· 对患者家属来说,在已经很敏感的情况下,便秘导致的口臭可能引起不愉快。
· 通过导尿管排尿可能会是障碍。
· 没有导尿管的患者可能需要更频繁地排尿,由于胃肠负荷大,膀胱容量减小,其可能在开始排尿上有困难。
· 由于患者担心便秘,他在治疗过程中很少能集中注意力,他可能会不断地要求上卫生间,而且长时间不能成功排便可能会使其非常沮丧。

· 表面上的腹泻可能是肠道中宿便转化为液态排泄物，导致频繁遗便的结果，通过对患者反复的清理及更换，治疗时间被浪费，如果腹泻的原因被误解，应用药物使粪便变硬会使情况变得更糟糕。

· 如果不定期地应用多种剂量的泻药来缓解严重的便秘，患者可能不得不整天待在自己的房间里，因为这样做的结果是强效的药物使其不断排稀便。另外，如果药量不足以排便，患者将不能全身心投入治疗，因为他担心在任何时候都可能排便。

［管理注意事项］

1. 预防便秘

· 当患者仍处于无意识状态时，便秘的问题即应当被预料到，并采取相应的措施。当已经注意到没有粪便排出，非药物性通便办法即应该采用，并且在12小时之后，应当进行腹部按压、辅助呼吸及躯干的被动活动用以促进胃肠蠕动。若仍没有排泄，将予以人工灌肠并且下一步可尝试增加泻药的剂量。当患者恢复意识，并且主动参与康复计划时，在晚上应用泻药，胃肠在清晨获得蠕动，从而为以后形成排便规律做准备。

· 一旦患者可以离开床坐起，在其经口进食或鼻饲进食后，每天晨起就应当将患者转移至便椅上帮助其进行排便。护士或治疗师前屈患者的躯干并且通过按压胸部帮助其深呼吸，如果患者可以参与，鼓励患者积极参与活动。

· 这些尝试如果仍不能成功，我们应当将甘油灌肠剂挤入患者肛门并且开始经常予以必要的刺激促进排便。若仍没有排泄，应使用人工排便或灌肠来排空肠道。在肠道已经排空的情况下，不应当每日增加泻药的数量。然而为了下一阶段的尝试，应当注意到增加剂量是必需的，并且经过反复尝试，这一剂量在形成软的、成形的大便是必需的，并且确定可以反复应用。

· 物理治疗师应当训练患者以尽可能简单的方式从床上转移到轮椅，并且展示给护理人员如何以同样的方式帮助他。一旦患者可以转移到厕所，尽管由于安全仍然需要有人陪同，患者将可以存在无意识的胃肠活动，当然，护理人员必须有足够的时间，所以她不应该催促患者，不应该不停地看表或者反复询问患者是否结束，所有这些对排便将会有非常明显的抑制作用。

· 在治疗期间坐位平衡的建立将帮助患者在上厕所时可以有一些隐私，尽管厕所门仍不能锁上，但是他将不再需要有人一直站在他的旁边。

· 如前所述，对颜面部及口腔的治疗是非常重要的，因为一般患者可以咀嚼并且可以使用固态食物及较容易的饮水，这样将减小发生便秘的可能性。

· 患者活动及站立越多，越少遭受由于不动导致的便秘。

· 当患者可以饮食、饮水，在支撑下可以站立、移动，并且能主动收缩从而达到排便，泻药的剂量应逐渐减少以致最后完全停用，然而，应当继续关注便秘的问题，因为患者日常生活的任何变化，例如鼻饲的终止，移动至另一间病房或者到达治疗中心，便秘的问题可能会再次出现并且不易被人察觉。

2. 治疗已经存在的便秘　患者可能在较晚的时期才进行康复治疗，并且由于缺乏足够的治疗已经形成持续便秘的问题。由于一些患者自己 / 他们的家属或者是护理人员有着错误的认识，就是一周仅解一次大便，通常会在每个星期六通过灌肠剂帮助或人工排便，患者在除此之外的时间持续处于便秘状态。一般的程序是尽快恢复正常排便从而减少有害作用。在定期进行再教育之前，定时排便动作，患者的胃肠完全排空是重要的，必要时需要采取灌肠剂或人工排便的方式。

· 通常辅助排便的晚上，患者服用植物性缓泻药的剂量取决于便秘持续的时间、粪便坚硬的程度以及曾经用过的药物。

· 在第二天清晨，如果患者仍不能吞咽，在一杯热饮或管饲饮食之后，将患者转移至厕所并确保他的安全。

· 鼓励患者做深呼吸，在需要时给予帮助，并且要求其克服困难，起初可能需要使用灌肠剂起到通便作用。

· 由于恰当的剂量不能明确，从而排便时间不能确定，患者必须提前取消当天的治疗或者必须在病房接受治疗。

· 如果患者不能成功获得胃肠蠕动，我们就需要采取人工排便或者是使用灌肠剂。泻药加量并且在第二天遵循同样的方案，直到患者可以在没有其他措施帮助下排出成形软便。

· 如果泻药的剂量太大，患者需要留在病房中并且需要护理人员处理反复的排泄。

· 腹泻的不愉快以及其后果将很大程度上使患者沮丧，并且如果患者在恰当剂量确定之前期望继续并且不放弃，他将需要帮助者很大的鼓励及认同，患者、其家属以及帮助者都应当坚信改变原来排便规律的重要性以及即将发生改变的原因。

· 患者的饮食在保持规律方面扮演着重要角色。如果吞咽存在问题并且这是形成便秘的原因之一，应当反复对其口腔进行治疗。同样，如果腹泻是一个问题，那么建议患者要素食。管饲饮食的患者可能频繁出现腹泻，如果控制这种情况下的腹泻，那么一般需要应用药物治疗。通过强化的口面部治疗，有助于其通过嘴摄入食物，因此尽快使其饮食正常化有助于腹泻的解决。

十一、避免癫痫后的负面影响

遗憾的是，一些患者必须与外伤后脑损伤或其他形式脑损伤所引发的癫痫并发症做斗争，癫痫发作最有可能在脑损伤后的 12 个月内发生，在第一个星期内频繁发生。这样的癫痫发作，被称为创伤后癫痫（post-traumatic epilepsy, PTE），患者很痛苦，导致的问题远大于那些他们已经面对的问题。为了康复的成功及以后的生活，在医院受保护的环境之外，患者的生活需要重新整合，尽可能以最好的方式处理创伤后癫痫是极其重要的。

PTE 的患者数目仍存在争议，且这部分患者发生癫痫的原因尚不清楚，一些研究表明，头部外伤进入医院的患者中，大约有 5% 的患者在伤后早期即发生癫痫，而这些病例中约 1/4 的患者持续存在癫痫发作，且癫痫似乎更可能发生于开放性颅脑损伤，而不是闭合性的损伤（Shorvon 1988），此前相似的结论被 Jennet（1979）、Armstrong 等（1990）提到，另一方面，在一项纳入了一批在"成人头部创伤单元"中进行康复治疗的钝性头部损伤患者的研究中发现，这些患者中有 37% 发展成 PTE，更高比例的患者被确定是因为"这一研究群体是由更多严重颅脑损伤的患者组成，因此，存在更多的 PTE 危险因素"。

增加 PTE 风险的确定因素已经被发现，损伤的类型以及部位似乎扮演着重要角色（Karbowski 1985）。例如，"在存活者中约 3/4 的脑脓肿患者可能导致癫痫"（Shorvon 1988）。其他危险因素包括受伤后的记忆缺失持续超过 24 小时、颅骨骨折和颅内出血，以及贯通伤和双侧损伤。

预防癫痫的药物有时会在颅脑损伤后的第一年规律使用，但是其预防价值仍不能确定。尽管应用了药物，PTE 的发病率似乎仍没有变化。

与 PTE 相关的问题

因为目前仍没有办法能够阻止 PTE 的发展，避免其相关的问题或者以有效的方式使其危害最小化则显得更为重要。除非条件控制到最佳，否则，颅脑损伤后发生功能障碍的患者将不能很好地应付癫痫相关问题：癫痫药物的问题及他人对患者的态度问题。

［癫痫］

单次发作的癫痫本身似乎并不能导致多数患者认知能力的退化。Bourgeois 等（1983）发现在患有癫痫的孩子这一大群体中没有智商（IQ）的降低，除了那些癫痫发作控制不好的孩子，并且指出癫痫发作的控制与缓解期患者的智商稳定或提高有关，然而也与癫痫发作未很好控制的患者的智商降低有关（Rodin et al. 1986），似乎频繁的癫痫发作也在记忆的错乱方面起作用，既是直接的也是间接的，"直接的是因为意识丧失的癫痫发作会扰乱精神状态，不仅在发作期间，而且在发作以后，有时会有好几天，在癫痫发作后进行测试，其得分要远低于缓解期，而当发作频繁时，将不再是远低于，而是远远低于"（Loiseau et al. 1988）。

间接来说，反复频繁的癫痫发作可能导致脑损伤，从而导致功能受损的表现，例如 Mouritzen Dam（1980）描述，海马区细胞消亡，海马结构与记忆过程密切相关。当患者逐渐恢复独立自理，癫痫发作可能也会使患者丧失信心。一次在无法预料的时刻无助地躺倒在地上的突然发作会使患者不愿意再次踏足不熟悉的环境，尤其是其在发作过程中存在失禁的情况。如果 PTE 不能充分地得到控制，患者自理的能力将会受到限制，例如不能驾车。并且，患者不能自行洗澡或者不能独自生活将会进一步限制其生活能力。

［抗癫痫药物治疗］

为避免癫痫反复发作引发的并发症，药物治疗成为必需，困难在于通常应用的处方药物已经表明存在神经行为方面的后遗症，并且对认知功能，包括记忆，具有毒副作用。Loiseau（1988）报道镇静镇痛药物也存在对记忆的有害作用，其解释说主要的抗癫痫药物实际上是镇静药。正常情况下，服用了这些处方药后，一部分健康受试者出现了反应时的延长（Iderström et al. 1972; MacPhee et al. 1986），并且认为他们自己更想睡觉且不能集中注意力。在其他的研究中，受试者自己认为他们自己更疲倦、焦虑并且沮丧，这些明显与疲倦有关（Trimble 1988 ）。

Mueller，其本人是神经学专家，头部损伤导致偏瘫后预防性应用抗痉挛药物 1 年，并且对其经历的疲倦进行了观察，他报告说，"尽管他知道可能存在副作用，直到药物停止他也没有意识到会出现疲乏，直到进行比较他才认识到实际上他有多疲乏"（F.-M. Mueller, 私人通讯），这一观察报告揭示：即使患者否认疲乏，他的反应不能充分地提供证据表明他没有遭受副作用，这些副作用可能影响其康复。

某些患者可能会联合服用几种药物，如 Trimble（1988）指出："尽管每种药物对认知功能会有不同影响，多药治疗其本身可能是一个重要变数"，Shorvon 和 Reynolds（1979）注意到，将多药治疗减少到单药治疗的慢性癫痫患者在精神状态上有好转，尤其是涉及警觉、注意力、内驱力、情绪及社交能力。如眼球震颤、共济失调及言语不清楚的症状可能是药物中毒的表现，需要减量与更换药物（Karbowski 1985）。

由于每种药物都有不同的作用，也由于每个患者对药物的反应不同，在康复的过程中药物的选择非常重要。团队中每一位的观察报告及反复的评估都将会为责任医生提供有价值的信息，经过一段时间后大约有 3/4 的患者癫痫会停止发作（Shorvon 1988），应当尝试缓慢地减少药物用量，但是早期只能在 6 个月以后才考虑减量（Schlaegel 1993）。

［其他人对 PTE 患者的态度］

某些研究已经表明，与未患 PTE 者相比，有 PTE 的患者康复成功性较低（Armstrong et al. 1990; Dikmen & Reitan 1978）。遗憾的是，这样的结果往往是由于自我暗示性的康复团队，他们通常在早期阶段对癫痫发作的患者存在不积极的态度。例如，Long 和 Moore（1979）发现，癫痫儿童的父母会减少对他们孩子学习成绩的期望，因此"智商的降低可能不是由于癫痫发作的结果，而是与此疾病的心理影响结果有关"（Ossetin 1988）。

所有照顾患者的人应当注意患者进步的潜力，而不是关注由于 PTE 发生所导致的困难，这点是最重要的。首先，应当知道关于认知功能的成套测验经常与现实生活中的实际功能活动无关。其次，统计数据不适用于个体，因此许多有 PTE 的患者可能会做得非常好，尽管 Armstrong 的研究中有一些否定的统计结果，但是作者也指出在有 PTE 和无 PTE

的两组患者表明"PT（物理疗法）、OT（作业疗法）、言语治疗、心理治疗、娱乐治疗及护理的方法都可以带来有意义的治疗效果"，并且强调"两组患者均可以参与到康复计划中，并且可以得到有意义的功能获益，从而达到更大程度的自理"（Armstrong et al. 1990）。

应当按照无 PTE 情况予以 PTE 患者同样的治疗方案，并且这样可以获得成功结果的平等机会。在癫痫发作期间及之后对患者采取的治疗方式有助于其获得经验，减少创伤，并且其后期效果不那么令人沮丧。

发作期间

应当仔细指导治疗师、护士及患者的家属，使他们知道当和患者在一起时，一旦发生癫痫发作应当怎样应对。对于有些人（如治疗师）来说，当对患者进行治疗时，如果治疗师没有足够的准备，并且恰好不知道该做什么及如何处理时，那么面对患者严重癫痫发作的情况是非常痛苦，甚至是恐惧的。她应当让患者躺到地上，否则患者可能会从椅子上摔下来伤到自己。随后有策略地放置枕头以防止其撞到附近的家具及地面，她必须叫来患者的责任医生或者叫其他人去做这件事。

如果有其他患者在附近，应当放置一个屏风遮蔽患者，以免引起其他患者的烦乱，在事件之后导致他们行为异常，其他患者的治疗师应当冷静地向患者解释，这并没有严重的事情发生，所有这一切在很短的时间内都会好转，其关注的患者仅仅是有轻微发作。

如果可能的话，治疗师仍应守在患者旁边，当他开始苏醒，以正常的语音语调平静地、自信地与他交谈，解释发生了什么，并且告诉他现在很好。

当癫痫发作平息后，如果患者没有立即恢复意识，必须将其头侧向一边以防止窒息的危险，一旦发作结束，医生应当检查患者，不要用手推车紧急将患者推回病房是明智的，患者没有受惊并且认为没有什么严重的事情发生是重要的，否则他会因为受到惊吓导致癫痫再一次发作。

发作之后

经过一次大发作后，患者将会经常觉得疲倦甚至不知所措，并且某些认知能力，如记忆及注意力，可能会在其后的一段时间内减退。治疗师应当调整患者的训练任务，恰当地安排患者使其不会对自己的表现感到失望，或者因不能完成在这之前可以成功完成的任务而感到沮丧。

十二、结论

虽然目前尚未明确是何原因，但是知觉障碍与脑损伤导致的多种多样的问题确实密切相关。实际上知觉障碍的根源可能来源于患者存在的困难，包括运动能力的丧失。尽管教会患者重新行走始终是康复的主要目标，但是不要忘记，如果患者到达他的目的地却不能表达他的愿望或者不能完成需要到达某个地方才能完成的某件事情，那么行走能力对他来说没有多大用处。当然，知觉障碍及其临床表现对照顾患者并处理或接受障碍的人是最困难的，因为对他们来说似乎患者的智力及其性格已经发生了改变。然而，此患者是具有相同生活阅历及性格特征的人，只不过他现在正拼命地试图应对一个"令人费解的世界"，并且不具备探索、适应及组织的必需过程。

因为脑功能是一个整体，而不是一个由功能完全独立部分组成的马赛克，一个区域受损可以或多或少影响其他部分流畅、高效的工作。因此，患者将不仅存在某一功能的障碍，而且会存在同样复杂的其他功能的相似障碍。同样，旨在提高任何功能的治疗也将会影响其他功能，例如，当患者坐位时经患者的手输入信息可能有利于站位平衡或者使其在说话时发音更清晰。

因此，治疗的可能性是无止境的，并且可以说任何的信息输入或者刺激均好于完全没有信息输入或刺激的情况。信息输入越多，治疗就越成功。没有其他的感觉刺激像触摸一样直接，并且其是唯一的、可以直接操作的刺激方式。治疗师不可能像视觉输入那样来移动患者的眼睛，也不可能确定患者的耳朵朝向声音的方向就是接收到了听觉的刺激。但是，如果我们引导患者的手和身体接触周围的环境及实物，我们就可以保证触觉信息的输入。

综上所述，不论患者仍然处于昏迷，或者其已经恢复到足够完成简单的日常工作，甚至是复杂的工作，在那一时刻，他仍然是一个人，不论其多么无助或者多么与众不同。在任何时候我们都应当带着友好及尊敬，对他们进行最合适的关怀，因为 Bentham（1789）曾说过："问题既不是：他们可以推理吗？也不是：他们能说话吗？而是：他们会痛苦吗？"，这句话同样适用于患有脑损伤的患者。

第2章
早期床上及轮椅上体位

对于意识不清或仍然不能主动移动的患者来说，保持正确的体位以及规律地变换体位是很关键的。正如 Bromley（1976）所描述的，在早期阶段每 2～3 小时为截瘫和四肢瘫的患者翻身一次要形成常规。这种常规要坚持到患者苏醒并且自己能够翻身为止。

一、床上翻身和体位摆放

（一）仰卧位

无论何时都要尽可能避免仰卧位，因为仰卧位对患者存在很多潜在危险。尽管患者的上肢频繁地屈曲，但随着颈部的后伸，身体的伸肌张力会趋于增高。如果患者被刻意摆放在仰卧位，那么他的颈部将可能完全僵直而不再屈曲，同时他的上肢也将发展为明显的屈曲挛缩（图 2.1）。呕吐时发生吸入性肺炎的危险更大，而且仰卧时骶尾部和足跟部极易发生压疮。持续的颈部后伸可引起严重的头痛及以后的颜面部疼痛，尤其是脑外伤患者。因为这种患者常常由于头部的暴力性损伤导致颈椎损伤（Schultz & Semmes 1950）。颈部被固定在后伸位的患者常常存在口腔闭合、吃饭、饮水、呼吸、讲话以及在轮椅上维持坐位等方面的困难（图 2.2），同样，在各种体位下保持平衡也存在困难。

由于长期卧床并且处于仰卧位，患者的胸椎变得僵硬且处于伸展位。另外也可能出现肋骨变形，形成典型的扁平胸（从前到后），从而导致呼吸功能下降。肩胛骨的后缩和上段躯干旋转障碍，在疾病后期是较难克服的，并且还会影响双手在身体前方的功能性使用（图 2.3）。

在护理和医疗过程中，如果特定的时候需要患者必须仰卧，那么应尽可能地缩短这个过程，并且一旦操作完成应立即将患者翻至侧卧位。

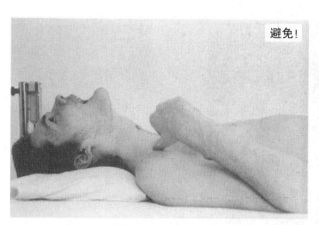

图2.1　仰卧于床上的患者，表现出明显的颈部和躯干的过伸，并伴有肘关节的屈曲挛缩。

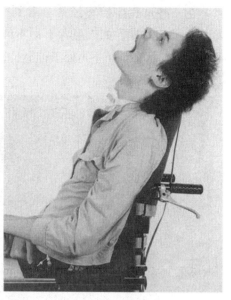

图2.2　颈部和躯干的过伸导致坐位、口腔闭合、吞咽和说话方面的问题。

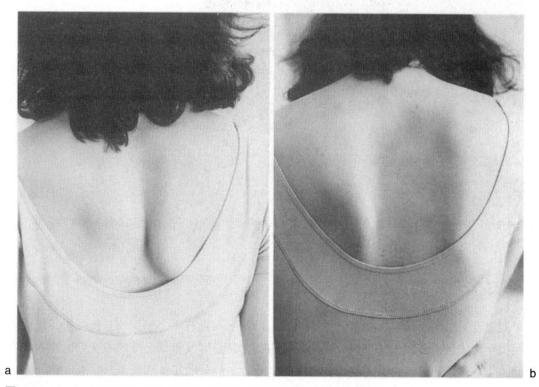

图2.3 a,b.　长时间制动于仰卧位导致肩胛骨后缩并且胸椎固定于伸展位。
a. 肩胛骨处于合理的位置；b. 脑损伤3年后仍然存在明显的肩胛骨牵伸受限的问题。

在一些重症监护室经常会看到一个小而扁的被用来垫在患者头部下方的垫子（图 2.4a）。特定时期，如果患者不得不位于仰卧位，应该用大枕头替代小的支撑垫以使头颈部处于最佳状态，而不再处于伸展位，从而避免可能会发生的问题（图 2.4b）。

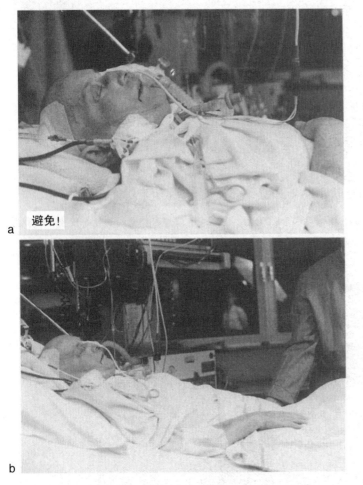

图 2.4 a. 只用一个小垫子垫在患者头部下方，患者的颈部处于过伸位；b. 用大枕头纠正患者的姿势。

（二）侧卧位

当患者采取侧卧位时，痉挛发生率减少，骶尾部不再有压力。先朝一侧侧卧，然后朝另一侧变换体位，有利于肺部内分泌物的排出，尤其是对气管切开或咳嗽无力的患者非常重要。物理治疗师应该在患者翻身到另一侧之前和之后帮助其排痰。

［转向侧卧位］

首先，当患者处于深昏迷时，需要两名照护者帮助其被动翻身，可以是两名护理人员，或者是一名治疗师和一名护士。一旦患者对刺激出现反应，无论多么轻微，治疗师都要用一些方法为患者提供主动参与的机会。循序渐进地增加患者的参与度直到患者能够自己使用正常的运动模式进行翻身。

　　反复侧身再至平卧位，对于行走或者平衡过程中不能很好地协调各种主动运动的患者来说是非常重要的。根据正常发育规律，这项行为，是婴幼儿移动去取得物品时形成的第一个独立的运动形式，也是日后行走的基础。就患者而言，反复翻身也是相当简单的运动程序。如果从一开始就正确地教他，也会帮助另外一些功能活动，如，床上翻身、从卧位坐起和行走。

［为昏迷患者翻身］

　　将患者的头部先转向将要翻过去的那侧，并用枕头支撑。令他的双膝呈屈曲状，然后一人负责将患者膝部转向一侧，同时另一人负责翻转他的肩膀和上段躯干（图2.5）。然后将患者向后移至床边，并且在合适的位置垫上枕头。

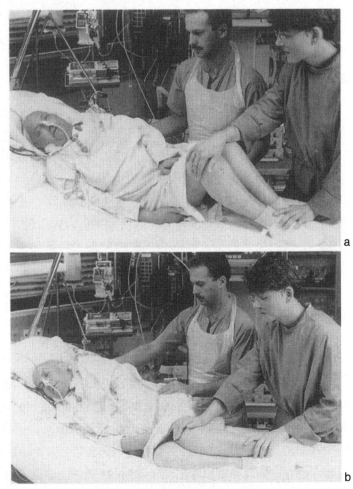

图2.5 a,b.　将一个昏迷患者翻身至侧卧。
a. 双膝屈曲，头部准备旋转；b. 需要两个助手，一个负责下肢，一个负责肩部。

如果因为头颅骨折、开放性损伤、手术切口或去骨瓣等很难托住患者头部时，可以用一块毛巾放在患者头部下面。当帮助患者翻身时，护理人员可以抓住毛巾的两端，站在患者头部的任意一侧，像使用吊带一样帮助其翻身（图2.6）。

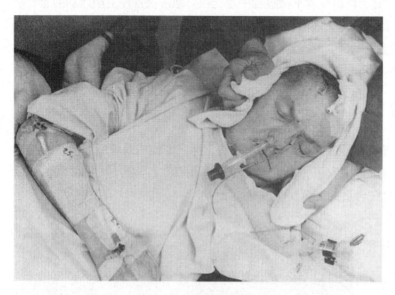

图2.6　使用一块毛巾转动患者有伤口的头部。

刺激患者早期的主动参与

一旦患者出现意识恢复的迹象，比如睁一睁眼睛或者动一动肢体，治疗师都应该在把患者翻到侧卧位时尝试刺激患者的主动运动。治疗师在抑制患者过高的肌张力后，把其肢体摆放在最适宜的位置以促进运动功能的恢复（图2.7a）。她将患者的双腿放在一个无论如何都不会影响翻身的位置，然后呼唤患者转向她，同时引导患者的上肢向前伸（图2.7b,c）。这时患者的头可能不会立即转过来，但是如果治疗师给他一些时间等待他的反应，仍是有可能的，他将主动把头转过来。

应该牢记的是，也许快速的体位变换对于护理人员来说是比较容易的，但是患者将失去主动参与到这个过程中的机会。

让患者更多地主动参与翻身

为了启动翻身过程，治疗师可以鼓励患者主动将头部和肩膀旋转向一侧。她可以将一只手臂放在患者上段躯干和头的后面来促进屈曲和旋转，随之她的另一手臂拽住他的上臂和肩向前（图2.8a）。一旦这种旋转动作容易引出时，要求患者再尝试用这种姿势将自己的头和肩膀转向一侧来翻身，同时治疗师减少给患者的帮助（图2.8b）。治疗师将患者的腿转向前方，同时要求患者主动转动他的头和肩（图2.8c）。

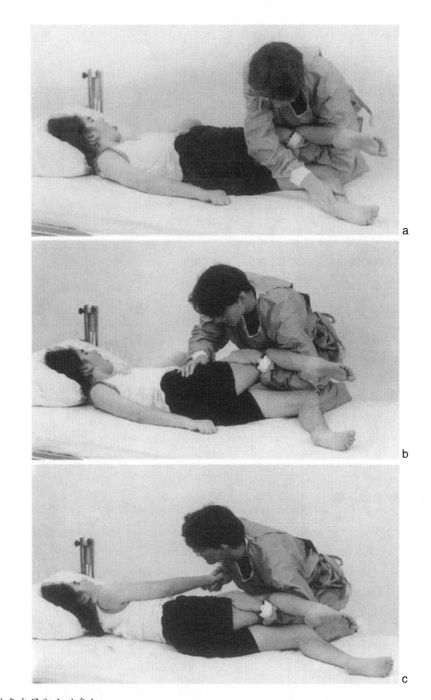

图2.7 a~c. 翻身时促进患者早期主动参与。
a.在抑制肌张力以后，将腿放置于向前迈步位；b.通过上面的这条腿的重量将骨盆向前拉；c.引导患者上肢向前，鼓励患者转动自己的头部。

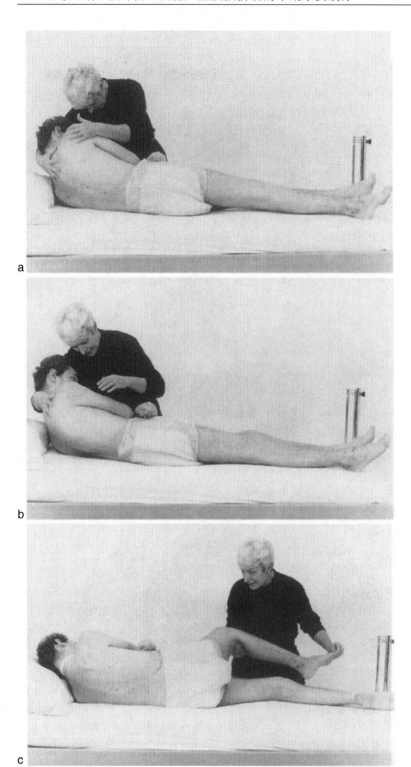

图 2.8 a~c. 翻身会刺激更多的运动。
a. 帮助患者旋转其上段躯干；b. 指导他保持在这个体位；c. 辅助其上方的那条腿向前运动。

用正常模式主动翻身

治疗师用手指轻轻地倾斜患者的头部使之朝向前方，促进患者翻身运动，同时将头部转向需要的方向。用她的另一只手帮助患者将下方的手臂放松地放置在床上，并且与躯干保持正确的角度（图 2.9a）。患者应该将他的腿抬起离开床面，而不是用脚往下蹬。在患者取髋关节和膝关节轻度屈曲的姿势将下肢向前移动的同时治疗师引导他的上肢向前，然后在控制下将手降低并于身体前侧放在床面上（图 2.9b）。当返回到仰卧位时，治疗师需要再次抬起患者的腿同时翻转其躯干向后，保持头部处于屈曲位，直到他的腿慢慢地放到床上呈伸展位，然后将头放松于枕头上（图 2.9c）。最后在没有治疗师的帮助下反复做这项运动。

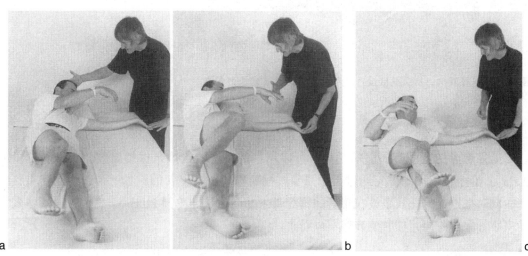

图 2.9 a–c. 促进患者以正常的模式主动翻身。
a. 引导头部运动；b. 向前拉动上方的手臂；c. 随着上肢外展返回仰卧位。

［侧卧位的体位摆放］

体位 A

对大部分患者来说，最舒适的体位是侧卧位，双膝屈曲中间垫一个大枕头（图 2.10）。由于患者双膝和双髋呈屈曲状，而且腿很少反复伸展，从而避免其因伸展躺回至仰卧位。

用大枕头支撑患者的头部，以使其头部略高于躯干。如此，患者在向侧卧的过程中，颈部两侧都得以侧屈，否则侧屈这样的动作很容易就会变得受限。

把一个枕头牢固地塞在患者背后以使他的躯干保持在正确的体位。这个体位就是侧卧的角度与床面呈 90°，身体平行于床沿，并且脊柱既不能太屈曲也不能伸太直。

把一个或两个枕头放在患者的双膝之间防止骨突部位产生压疮，同时也可以保持髋关节外展状态，从而有助于避免腿部伸肌张力的增高。

把一个枕头放在患者躯干的上面用以支撑上面的手臂，同时另一只上臂以某一舒适的角度放置于体侧。

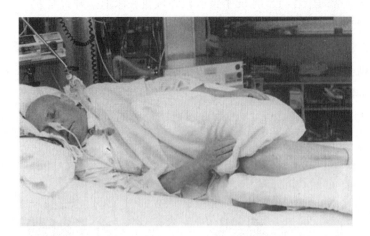

图 2.10　双膝屈曲，双上肢轻度屈曲的侧卧位。患者的头部躺在一个大枕头上。

体位 B

如果患者的上肢有屈曲的趋势，可以用这种方法的支撑来保持上肢处于伸展位（图 2.11a）。治疗师或护士首先通过用一只手缓慢稳稳地按在患者的胸骨上，来消除其屈肌痉挛，同时把她的另一只手放在患者的肩胛骨下并向前拉伸（图 2.11b）。患者自身的体重将使肩胛骨保持前伸并且肘关节将不再屈曲。

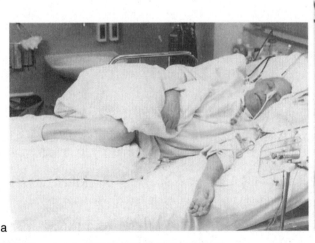
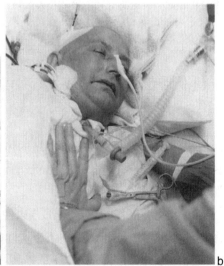

图 2.11　a,b.　一侧上肢处于伸展位的侧卧位。
a. 肩胛骨前伸，上肢以腕关节伸展位与躯干呈 90°的位置放在床的边缘；b. 按压胸骨以促进肩胛骨前伸。

　　许多医院可以用床尾挡板来支撑伸展的上肢。护士可以把挡板放在床垫下面与患者肩部保持水平（图 2.12a）。患者的上肢可以平放在上面与躯干呈 90°，同时可把一个圆枕放在板子上面来支撑伸展的上肢，以确保适当的高度（图 2.12b,c）。

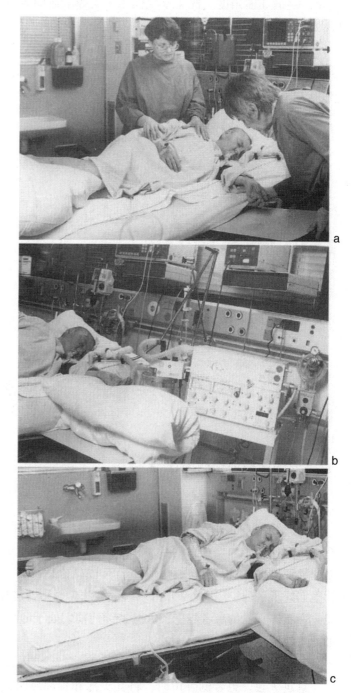

图 2.12 a~c.　为侧卧位的患者处于伸展位的上肢提供支撑。
a.把挡板的一端压在床垫下方；b.一个圆枕支撑其伸展的上肢；c.上肢摆放在适当的位置。

体位 C

如果患者一开始就处理得当，并且随后情况得到了改善，而不存在伸肌痉挛的话，那么需要把他的腿摆放在行走状的位置。也就是下面的那条腿髋部伸展，上面腿的髋和膝部处于一定的屈曲角度。枕头不仅仅用来支撑上面的肢体，而且用来避免下面的肢体屈曲（图 2.13）。

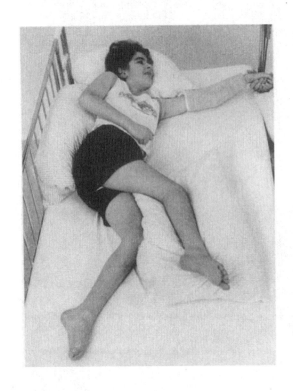

图 2.13　伸肌痉挛较少的患者把一条腿放在另一条腿前方，处于侧卧位。

［克服保持体位时的困难］

典型的伸肌痉挛状态

当护理人员和治疗师将患者翻身到一侧并且试着保持其在侧卧位时，患者的躯干肌和双下肢的伸肌张力增高，这会给护理人员和治疗师带来很多困难。患者的腿会用力地伸展，导致他总是以完全伸展位平卧于床上（图 2.14a）。对这样的患者，尤其重要的是不能让他们处于平卧位，因此必须寻求解决方法。否则，这种自我强化的状况总是会发生在伸肌痉挛状态很强的患者身上，并且持续使他们处于仰卧位，而仰卧位又会增高伸肌张力，如此恶性循环。

解决方法　患者侧卧位时，将其头部和颈部屈曲，双臂交叉在胸前，双髋和双膝屈曲，将两三个大枕头放在他的两腿之间。此程度的髋关节外展将缓解下肢伸肌的张力（图2.14b,c）。如果治疗师首先通过旋转使患者躯干和四肢屈曲来抑制痉挛的模式，那就比较容易取得完全屈曲位（见图3.7和图3.28）。有些时候，只有首先使患者翻至侧卧位，治疗师才有可能屈曲患者的颈部、躯干和四肢。

图2.14 a~c.　当伸肌痉挛严重时应使患者保持侧卧位。
a.助手无法屈曲患者躯干或肢体；b.通过将两个大枕头放在其两腿之间以增加下肢外展，同时颈部和上肢屈曲以抑制伸展；c.患者保持在正确的体位。

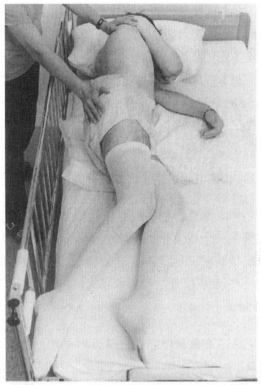

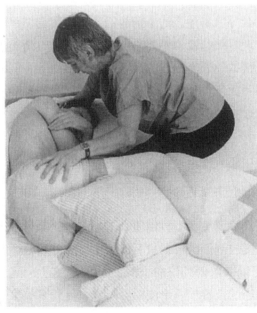

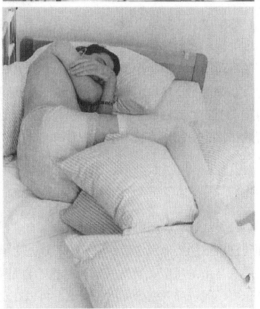

将患者翻身到侧卧位后，要正确地摆放体位，整个过程要缓慢且安静。患者处于正确体位后，护士和治疗师继续保持用手接触患者的躯干直到感受到患者再次放松后再缓慢地将手移开。

护理人员和治疗师要在为患者盖好被褥以后再将手拿开。如果突然为患者盖上，这种刺激会引起患者再一次强烈的伸肌反应。

不安和躁动

患者在床上过度移动，不断地从一侧翻到另一侧，这对帮助者来讲是很大的问题（图2.15a~c）。这些运动可以被视为是一个绝望的人想要从他的周围环境当中寻找信息。把正常受试者放在一个陌生的房间里，当灯光突然关闭或被蒙住眼睛时，他们的行为和上述脑外伤患者的表现非常相似。他们也会在各个方向翻找，用手脚触摸就近的物体以寻求信息，并建立与某些位置相关的联系。

解决方法　把一些厚实的海绵垫放在患者周围以减少床上开放的区域，让患者就像躺在一个壁龛里。大多数情况下，当患者能够直接感受到自己身体的很多部位都被直接接触时，他就会安静地躺着。在任何体位下都不要用捆绑来固定他，但是可以提供一些所处位置的信息来安慰患者，这是床垫以及床上开放的区域所做不到的（图2.15d）。

决不应该捆绑患者，因为那样只会导致患者的反抗，妨碍他的血液循环，损伤他的皮肤。

如果患者待在床上没有任何形式的活动或者分散其注意的事情的话，患者会变得焦躁不安并且不断地移动，而这一点往往在急诊护理时被忽视。不要给躺在床上活动过度的患者镇静药使他入睡，而是应该让他坐在床边，帮助他适当站立，或者用轮椅推他到不同的地方，改变一下环境。如果让我们白天黑夜都躺在床上什么事情也不做的话，我们也会变得躁动不安。我们希望看到的是患者在恰当治疗中的努力训练后，当他躺回床上，头还没有放在枕头上就马上睡着了的情形。

（三）俯卧位

每天都让患者俯卧一段时间是非常有益的。只要患者不再使用人工呼吸机，而且骨折部位已经被稳妥地固定后就应该小心地把患者摆放到俯卧位。只要恰当地摆放好垫枕，能让患者自由地呼吸，有气管插管的患者也是可以采取俯卧位的（图2.16）。事实上，这个体位可以促进呼吸道分泌物的引流，可以在适当的位置放一个浅的容器或引流管来收集这些分泌物。

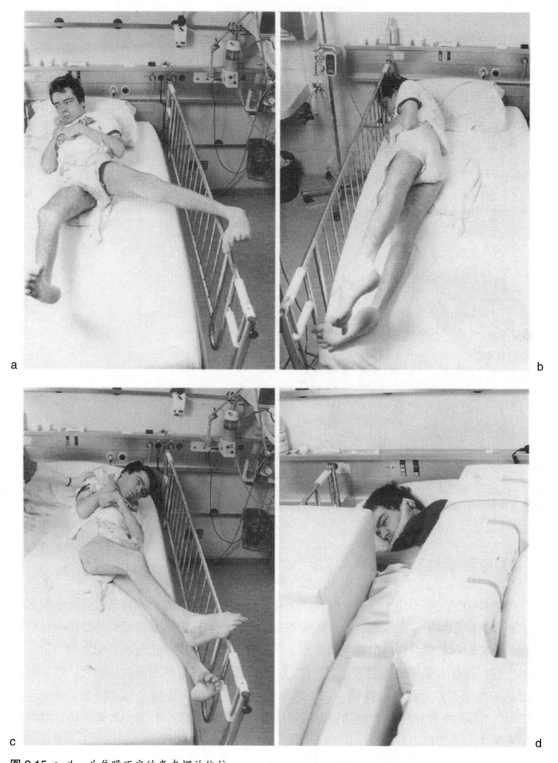

图2.15 a~d.　为焦躁不安的患者摆放体位。
a.患者的腿保持在关节极限位置；b.不停地翻身；c.脚经常放在或者跨过旁边的侧挡板；d.垫子放在患者周围，使他安静下来，可以入睡。

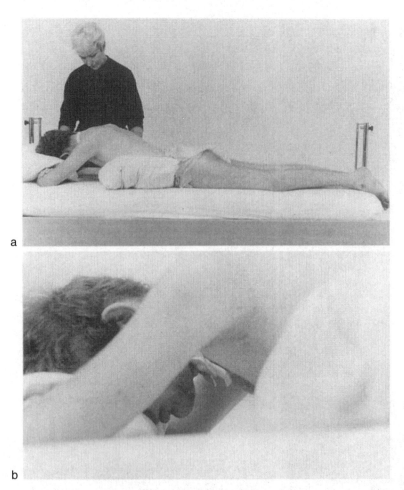

图 2.16 a,b.　气管插管的患者处于俯卧位。
a. 在其胸部和前额部放置枕头以确保通气顺畅；b. 顾及气管插管和肩部的关节活动受限。

［翻身到俯卧位］

　　当患者仍然完全不能主动移动时，需要两个助手帮助他翻身以确保他的肩膀和髋部不受到损伤。一个助手站在床头，把床头板去掉。当将患者从右侧卧位翻到俯卧位时，助手将他的头先转向右侧并将他的右上肢处于上举位置。另一位助手抬起患者的左腿，给予充分的支撑以确保大腿和膝盖朝下（图 2.17a）。当治疗师将患者的腿向前移动时，第一助手将患者的左肩部和上肢向前移动，在他翻至俯卧位的过程中将整个上肢拉至上举位（图 2.17b）。然后助手要调整患者髋部和肩膀的位置，以确保其以一种完全放松的体位舒服地俯卧在床上（图 2.17c）。

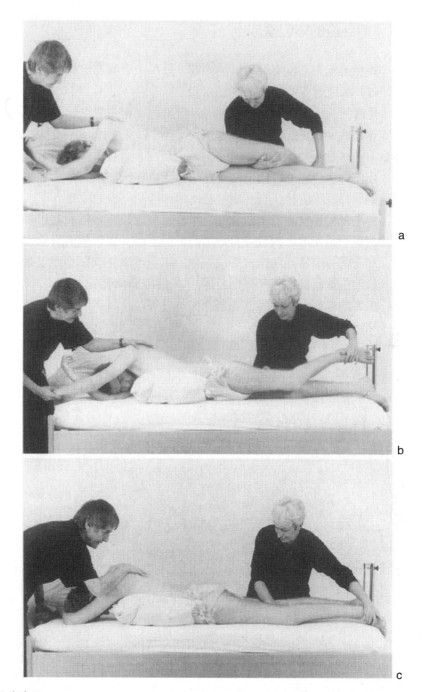

图 2.17 a~c. 将患者翻至俯卧位。
a. 站在床头，一名助手负责其肩膀；b. 另一名助手帮助其抬起一条腿，并且跨过另一条腿；c. 随着脚碰触到床面伸直其腿和胸椎。

[俯卧位的体位摆放]

理想的状态是没有继发性的问题，如果患者插有导尿管的话，用一个枕头支撑起躯干以使得其导尿管保持通畅（图 2.18）。

患者的头部可以朝左或者朝右，但是为了避免紧张性颈反射和颈椎强迫位，需要经常有规律地改变头的位置。如果患者表现为总是把头偏向一侧或颈部在某一侧会更加僵直，那么一定尽量不要把头朝向这一侧，但是在开始摆放体位的时候可以短时间放置到偏好的这一侧使得患者能够放松下来，然后再予以纠正。用一个小枕头放在患者的脸颊下，并且让他的颈部减少旋转，直到能够轻松地保持在正确的位置。

将患者的手臂和肩部摆放在上举和稍外展位而不能放在患者身体两侧，因为手臂放在身体两侧会迫使肩部内旋并且增加胸椎的后凸。如果他的肩膀很紧或者存在活动范围的受限，那么将一个甚至两个枕头放在他的躯干下以使双臂不用上举过高，从而使肩膀位于一个放松的位置直到重新获得全范围活动（图 2.16a）。

患者的腿部保持伸展并且髋部保持外展位，将床尾挡板去掉以使患者的脚以某种角度垂于床边。

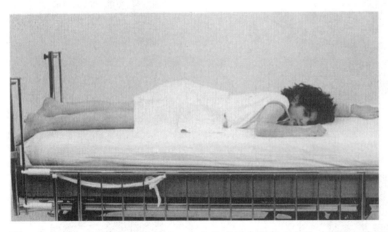

图 2.18 患者于俯卧位时，仅用一个小枕头放在腹部下方就可以保证导尿管通畅。

解决方法 即使患者的四肢达不到全范围的活动程度，俯卧位也是最重要的，尤其是当患者的髋关节和膝关节已经出现屈曲挛缩时（图 2.19）。首先用枕头或垫子去摆放体位是很有必要的（图 2.20）。根据挛缩的程度和位置，治疗师和护士要设法使患者位于俯卧位，并随着患者移动能力的增加逐步撤除支持物直到他可以完全平坦地俯卧在床上。这值得我们帮助者为之努力。因为许多存在挛缩的患者通过每天摆放在俯卧位、逐渐增加处于正确体位的时间，能够以惊人的程度改善挛缩问题。

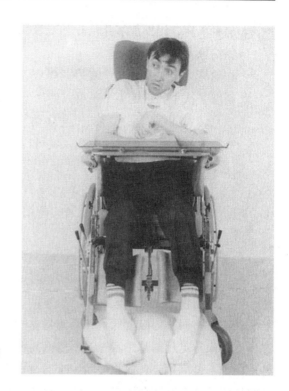

图 2.19 离床坐起和采取俯卧位对于存在严重挛缩的患者来说是非常重要的。

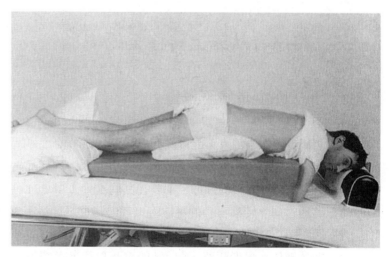

图 2.20 尽管存在严重的挛缩，同样的患者在不同支撑作用下能够处于俯卧位。

二、床边坐位

从重症监护阶段开始，患者就必须每天在床边坐直到他能够独立地移动。从一开始就直接转移到轮椅上有很多益处：

·患者离床，因而能够让治疗师或家属在各种各样的环境中引导他。场景的变化会提供给患者更多的刺激。

·在轮椅上可以实现一个良好的坐姿，因为可以做很多调节，如轮椅高度和靠背的倾斜度、扶手和踏板等；还可以使用所提供的众多装置，如合适的桌子等。

·一旦患者能够以某种形式主动移动，轮椅就能带他从一个地方到另一个地方，这通常在他能够独立行走之前很久就可以实现。

患者长期卧床给后期的康复带来很多不利的因素。即使他仍然意识不清，也必须让他离床坐到轮椅上。常常可以看到，患者于事故发生后的数周甚至数月内都只是待在床上。由于制动以及缺乏任何有意义的刺激，患者就会出现高张力、挛缩、压疮，甚至咬合反射。

若要避免以上所提到的情形，团队交流至关重要。要认真思考患者不能够离床坐起的真正原因是什么。正如其他严重损伤患者或者正在进行外科治疗的患者在很早的时期就离床一样，脑损伤的患者也应该在适当帮助下尽早离床坐起。事实上，患者坐位只有很少的禁忌证。只有肌张力极度低下和两侧骨盆骨折有关的患者坐位是要警惕的。但患者长期待在床上的最常见理由是患者意识不清或需要使用呼吸机。经过认真处理和摆放体位，这两种理由都不是问题，任何相关的困难通过很小的努力都是可以克服的。患者的整体预后也许就依赖于这个时期全体帮助者的管理和意愿。

三、将患者从床上转移至轮椅

（一）从卧位转移至坐位

当患者仍然意识不清或不能以任何方式活动时，治疗师就要被动将患者移至坐位。

将患者转到侧卧位并保持髋关节和膝关节屈曲。治疗师站在床旁，一侧上肢环绕他的膝部，另一侧上肢放在他的颈部，手放在其胸椎处（图2.21a）。

治疗师通过向外转移自己的身体将患者的腿移至床边一侧下垂，同时将患者的躯干扶正呈直立位（图2.21b,c）。

治疗师的腿压在患者膝部，并用她的肩膀顶住患者的头以防止患者向前滑下床。治疗师的手放在患者身后，保持其躯干的良好位置（图2.21d）。

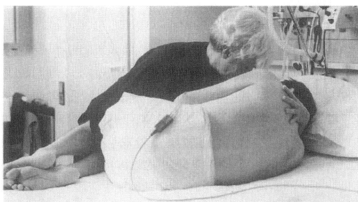

a

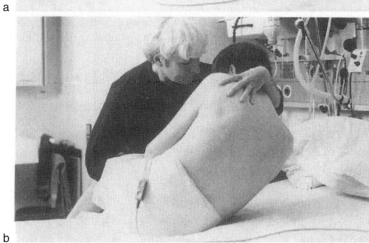

b

图 2.21 a~d. 将患者从仰卧位转移至坐位。
a. 治疗师一侧上肢环抱患者屈曲的膝关节，另一侧上肢放在颈部下方；b. 患者的下肢垂于床边；c. 将患者的躯干扶直；d. 在支撑患者的头部和躯干时，避免双膝向前滑移。

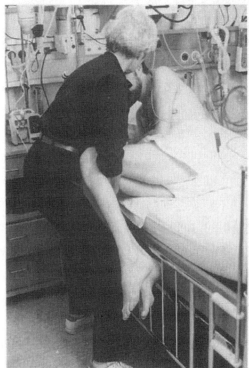

c

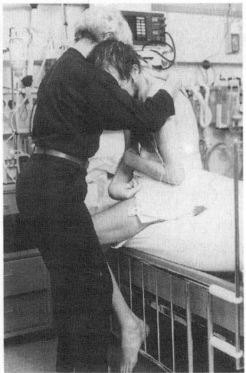

d

（二）移动至床边

在治疗师将患者转移到轮椅上之前，她首先必须把他转移到床的边缘以使得他双脚平放在地板上。她可以通过把患者的臀部交替地往前移动来实现这一动作。

治疗师站在患者面前让患者的头枕在她的一侧肩膀上，一侧手臂放在患者的肩膀上，手放在他的胸椎上。用一只手臂支撑患者的躯干，同时将另一只手臂放在他对侧的大转子上，向前拖动患者臀部（图 2.22a）。然后治疗师需要适当改变她双手的位置，用同样的方式向前移动患者的臀部，就好像他的臀部在"行走"一样（图 2.22b）。

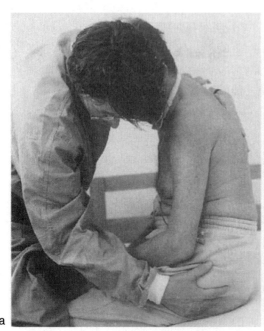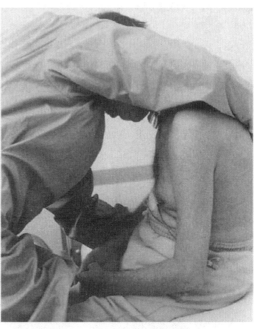

图 2.22 a,b. 把患者移到床的边缘。
a. 治疗师将患者一侧臀部向前移动；b. 治疗师的上肢扶在患者肩部以避免患者歪倒。

（三）推荐的转移方法

轮椅转移过程要缓慢、安静、轻柔地进行，不要惊吓到患者。有些助手说，他们宁愿用转移速度来减轻他们背部的压力，但是突然发生的空间的位移，对于患者来说是非常可怕的。有报道称某患者为了"用牙齿挂在皮肤上"咬了一个助手，原因很可能是突然地空中移动使他害怕摔下去。

［方法1：让患者的上肢搭在治疗师的肩上］

对于无意识或严重残疾的患者，治疗师通常可以用这种方法独自将患者从床上进行转移且没有太大的困难。无论什么原因，当治疗师不确定自己可以移动患者时，要有一位助手站在由椅子和床边共同形成的"V"里面，并且将两只手分别放在患者的坐骨结节上。

　　将轮椅靠近床那一侧的扶手去除，然后将轮椅摆放在床边，与床呈平行线并尽可能地挨近患者，把脚踏板转到外侧或去掉以防止患者或帮助者的脚踝受伤（图2.23a）。

　　治疗师用她的膝盖顶压住患者的膝盖，患者手臂搭在治疗师的肩膀上，治疗师按住患者的肩胛骨，并用她的膝盖令患者下肢伸展，直到他的臀部离开床面。患者的头搭在治疗师的肩膀上。当治疗师将患者前倾时，助手帮助抬起患者臀部，并把它朝轮椅上移动（图2.23b）。

　　治疗师转移患者时，要一直旋转到他的臀部和后背恰好安置在轮椅上为止（图2.23c）。

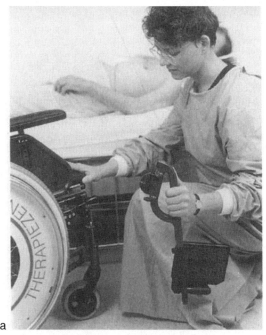

图2.23 a~c.　转移一位非常严重的患者。
a.把轮椅靠近床放置，并且去掉脚踏板；b.一名助手帮助抬起患者臀部；c.患者被转移，坐在轮椅上。

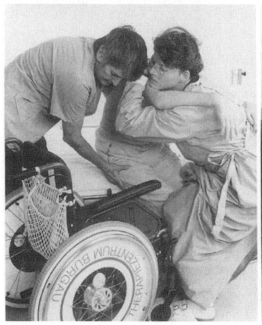

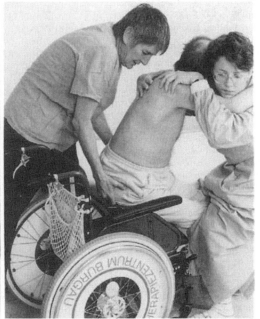

［方法 2 : 患者的手臂垂在他的胸前］

如果患者肩膀僵硬或者有明显活动受限，治疗师在转移患者时要让他的手臂垂在身体前面。像上面介绍的方法一样，治疗师先将手放在患者一侧臀部下面向前移动，然后移动另一侧，直到患者的双脚能够平放在地板上（图 2.24）。治疗师站在他的面前，用膝盖顶住患者膝盖，稍稍偏向患者的一侧。她一侧上肢环抱在患者后面以使手可以固定在其胸椎处（图 2.25a），当治疗师用膝盖来伸展患者的膝盖以使患者的腿负担其自身的体重时，另一只手向前、向下推患者肩胛骨（图 2.25b）。将患者的重心转移到轮椅上，并安置好他在轮椅上的位置（图 2.25c）。

［方法 3 : 利用患者躯干屈曲］

另一个有用且安全的转移患者的方法是，治疗师使患者身体前倾，用她的膝盖顶压住患者膝盖的同时用她的手在他的大转子处抬起他的臀部（图 2.26a,b）。在治疗师用力将患者转移到轮椅或床上时，患者的头靠在治疗师躯干一侧或者髋部（图 2.26c）。

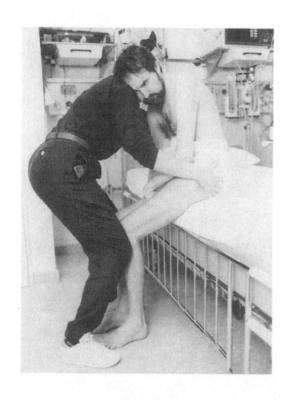

图 2.24　移动患者以使其双脚平放在地板上。

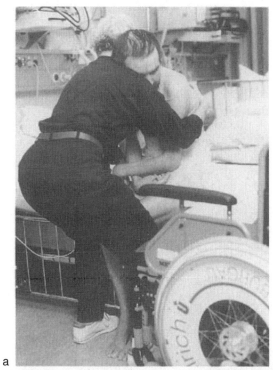

a

图 2.25 a~c. 转移双肩僵硬的昏迷患者。
a. 患者躯干前移，头部被支撑，双上肢放在身体前方；b. 治疗师通过自己的双膝伸直患者的双膝，同时手向前按压患者胸部；c. 将患者安放在轮椅上。

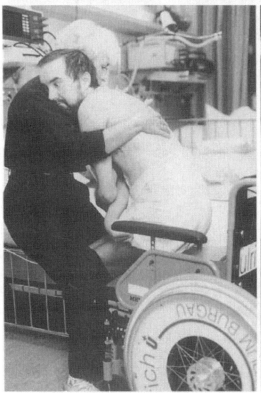

b

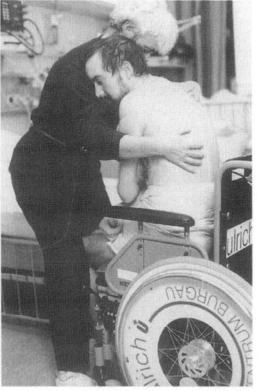

c

图 2.26 a~c.　通过使患者躯干向前屈曲转移
患者。
a. 治疗师令患者躯干屈曲，用身体的一侧抵
住患者头部；b. 治疗师将双手放在患者坐骨
结节下；c. 通过双膝抵压患者双膝，同时抬
起患者转移至床。

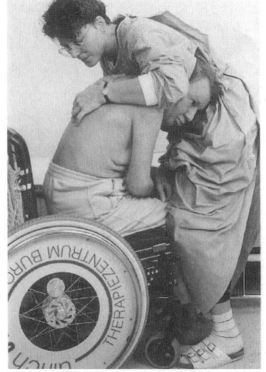

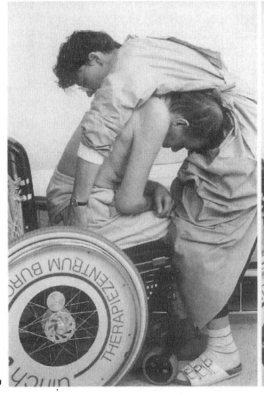

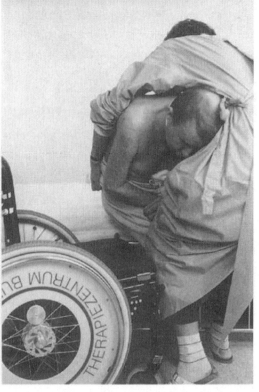

［方法4：使用转移板］

当患者超重时，治疗师和助手可以使用转移板，转移板由固体抛光木材制成，可以在转移患者时支撑患者体重。将床的高度调至与轮椅高度一致，转移板跨过床和轮椅。患者的屁股坐在转移板的一端，这样就可以滑到轮椅上（图2.27a）。治疗师站在患者前面，用一只手沿着转移板把患者滑到轮椅上，同时保持患者身体向前弯曲（图2.27b）。顶住患者的膝盖防止他的臀部向前滑落下去。必要时，助手站在患者后面帮助滑动他的臀部或者防止他的躯干突然向后仰。

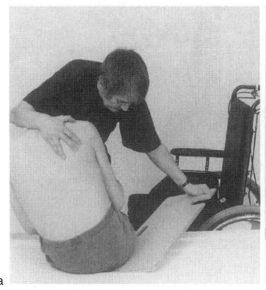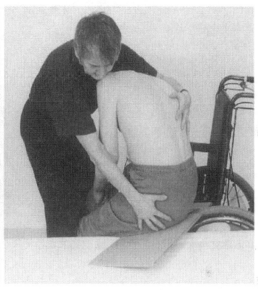

图2.27 a,b. 使用转移板。
a. 转移板的一端放在患者臀部下面；b. 沿着转移板滑动。

可以用同样的办法把患者从轮椅上转移回到床上。同样也可以把患者转移到厕所、其他椅子，甚至汽车上。

四、轮椅上的体位

患者的双臂应该放在轮椅前面的桌子上，这样就可以让患者在轮椅上保持一个很好的直立坐位。这个桌子可以给患者提供一个持续的保护，从而减少患者臀部往前滑出轮椅的可能性（图2.28a）。

当患者在轮椅上被移动时，可以使用安装在轮椅扶手上的桌子（图2.28b）。把患者的手臂支撑在桌子上可以改善他的躯干姿势。理想的状况是患者的躯干尽可能地直立，并且头可以自由地转动。轮椅桌合适的高度应该是能够使患者的上肢随意地放在上面，同时肩带不会被抬得太高，以确保他的躯干保持直立。

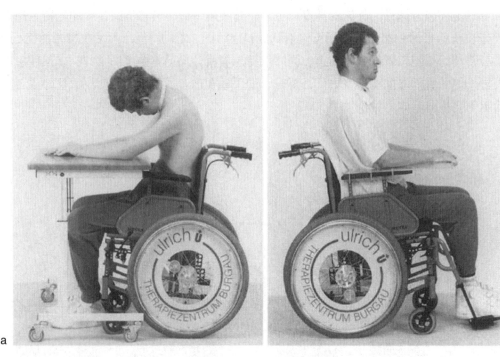

图 2.28 a,b.　在轮椅上的坐姿。
a. 在患者前面放置一张桌子；b. 桌子安装在轮椅扶手上。

患者屈髋约 90°，整个大腿都放置在轮椅座位上。双侧大腿应该平行，而不是两腿交叉，也不是以外展位靠在轮椅的两侧。调整脚踏使患者的膝关节形成 90° 左右的屈曲。患者的双脚应该很好地放置在脚踏板上，并且踝关节呈背屈状。

当患者第一次从床上被扶起来坐在轮椅上时，理想的坐姿可能难以实现。如果患者长期卧床并且发生了并发症更是如此。这就需要护士与治疗师通过观察患者坐起后的状态，进行反复实践和纠错来引导患者，用她们的激情和想象力来努力解决问题。

如果患者的姿势不好，试图给他喂食或进行口腔护理必将以失败而告终，任何以提高他的口语能力为目的的治疗方案也将最终失败（图 2.29）。如果患者长时间以异常姿势处于坐位对他是非常不利的（图 2.30）。上下肢痉挛和挛缩的发生概率将不可避免地增加。长时间坐姿不对称或驼背日后将很难纠正，也将导致脊柱畸形。持续颈部屈曲、后仰及侧屈可引起严重的颈源性头痛或剧烈的神经根痛，在临床上医务人员常常错误地认为这两种疼痛是脑损伤本身产生的症状。

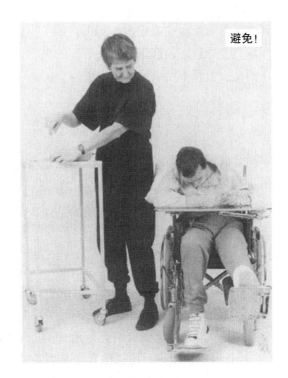

图2.29 不正确的坐姿使得不可能对患者进行喂食或者口腔护理。

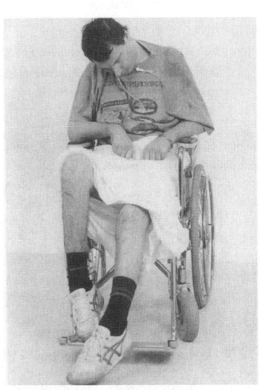

图2.30 在轮椅上异常的姿势会增高肌张力，并且导致挛缩的发生。

应该清楚地知道，即使患者有下滑到轮椅边上的倾向，也不能将其绑在某处或轮椅边上，且认其双腿之间夹一个圆枕。这样短期的处理方式只会导致患者皮肤损伤或压疮，患者将不得不面对这类痛苦。同理，如果为患者佩戴颈托以控制他的头强烈屈曲，不会解决问题只会导致下颌部压疮。头后仰的患者，在头后部用硬质的物体加以抵抗，试图阻止这一活动，也是不可取的，因为那样会进一步增加他颈部伸展。

（一）选择合适的轮椅

当准备改善患者的坐姿时，第一步要做的是为其选择正确的轮椅。有许多种类的轮椅可供选择，治疗师必须为他选择一款最适合他的。在最终确定之前尝试不同款式的轮椅，这点很重要，在这方面最有帮助的是制造商和他们的代理。

［需要考虑的问题］

· 患者的运动功能会随着时间的推移和治疗而提高，所以选择的轮椅只适合在某一时期使用，之后要重新审视，定期检查、调整或根据需要改装成另一模式。
· 大多数患者将重新学会行走，所以选择轮椅应该着眼于所处的阶段，而不需要着眼于遥远的未来。比如患者坐某款轮椅很合适，但因为考虑到家属把该轮椅抬进汽车放在底部时很麻烦，所以治疗师反对这样的选择。然而，患者至今都还没有坐在车内外出郊游的可能。再比如，一个卧床数月的患者，患有严重的上下肢挛缩和压疮。解决这些问题的同时，治疗师可以帮其选择一款特殊的轮椅，使他有时候可以离开床坐在上面（图 2.31），随着他的状况进一步改善，选择一个轻的、更方便的轮椅带他出去转转。

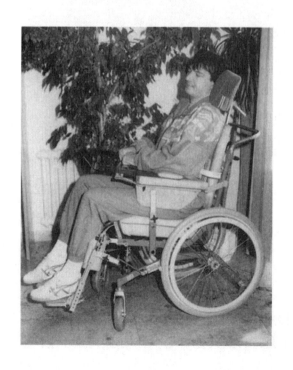

图 2.31　在更加合适的轮椅上同样的患者正确的坐姿（见图 2.30）。

· 在不影响其稳定性的前提下，要尽可能地选择重量较轻的轮椅，这样患者自己或帮助他的人都容易推动。

· 可以向后斜倚靠背的轮椅特别适合难以保持头部抬高的患者。对于身高较高的患者可升高靠背高度。

· 引导患者吃饭或洗漱时，如果轮椅靠背可以轻松地拆卸是非常有用的（见图1.5b,c）。

· 轮椅的扶手必须是可拆卸的，这样从床上或厕所转移患者时才没有困难。无论轮椅是否配备有轮椅桌，如果扶手的高度可以根据患者上肢理想支撑的需要进行调节，这将会是一个很大的优势。

· 轮椅桌本身应该坚固、稳定，并且有足够的长度，当患者身体向前倾斜时轮椅桌能够支撑患者的上肢。通过固定附属于轮椅的小桌是很重要的，它不仅要足够稳定，还要很容易地拆卸或更换。

· 轮椅的坐垫必须足够坚固，这样才不会出现中间凹陷，如不慎出现凹陷的话，凹陷处会引起患者大腿机械性损伤。必要时切割一块大小合适的薄木板，包被上泡沫橡胶安装在座位上。

· 许多轮椅的座位太短不足以支撑患者的大腿。座位支撑面积的大小应该是当患者的臀部坐在靠近椅背时，座位边缘几乎延伸到膝部。

· 脚踏板的高度和角度需要可调式的，从而让患者的腿达到一个满意的位置。如果这种可调式脚踏板可使患者的膝关节屈曲略大于90°，那么将有助于患者躯干和双足保持良好体位。对于脚不能踩在脚踏板上并且落在轮椅下面的患者，牛皮垫是非常有用的附件。不建议在他们的腿后使用带子，以避免他们撤回小腿时擦伤，这是经常出现的事件。不建议安装固定防止足跟向后移动的挡板，否则他的双脚就会倾向跖屈且滑向脚踏板的前沿。

· 轮椅的小前轮不应该是充填空气和"气球"式的，因为这会使得轮椅推起来更重，拐弯更困难，特别是在铺有地毯的路上。它们唯一的优势就是推着它沿着一条表面粗糙的路面时是顺畅的。

（二）使用辅助支撑的建议

当患者以正确姿势坐了一段时间后，治疗师通过对患者的观察，如果必要，可以使用额外的物品给予支撑。

1. 如果患者的躯干总是过分屈曲，并且向一侧倾斜（图2.32a），将一大块结实的泡沫海绵垫放在轮椅桌上及双臂下面，将促进患者躯干更多地伸展，并且帮助他控制头部（图2.32b）。当患者感觉到很疲惫时，可以将头转向一侧随意地枕在这块大的支撑物上，然后换向另一侧（图2.32c）。

图2.32 a~c.　患者坐位时躯干额外的支撑。
a.患者的躯干过度屈曲并且向一侧滑落；b.一个
海绵垫放在轮椅桌上以改善躯干的伸展；c.当患
者疲惫时，头部被支撑。

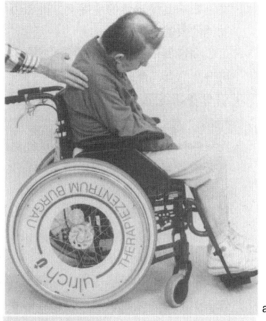

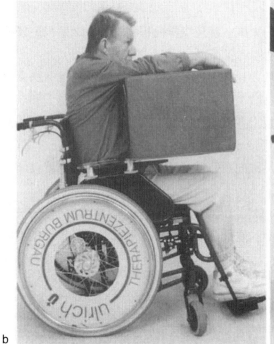

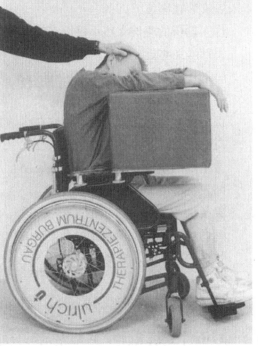

　　2.对于头和躯干处于向后伸展位的患者来说，在这一体位下，通常双脚被拉到轮椅脚踏板下面（图2.33a）。用一块大的泡沫橡胶垫在轮椅桌上、双臂下面，贴近他的胸部，这样有助于帮助他保持良好坐姿（图2.33b）。用一块包被好的板子放置在他的后背部以稳定他的躯干。

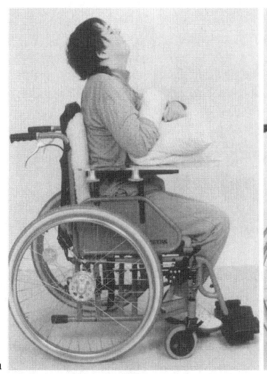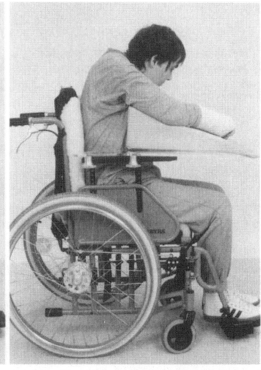

图 2.33 a.患者的颈部和躯干伸展，并且双脚被拉到了轮椅下面；b.一大块泡沫橡胶垫贴近胸部以纠正姿势。

3. 有些患者常常会在躯干移动到一侧的同时将骨盆移动到对侧，这种体位最后导致他的腿适应了一种朝向一侧扭曲的姿势（图 2.34a），腿和骨盆如此夸张的"风吹样畸形"（Goldsmith et al. 1992）将会形成一种固定的畸形，从而不利于以后的行走。除轮椅桌以外，用一个结实的包被好的物体插入到患者所倾斜的一侧躯干与轮椅扶手之间。把一个包被好的板子沿着患者一侧臀部和大腿的外侧放进去，通过轮椅扶手保持位置（图 2.34b）。另一块板子用以加固轮椅靠背，支撑其躯干呈伸展状态（图 2.34c）。如果脚踏板放置得更向前，当他的双脚完全接触脚踏板并且很好地被下面的脚踏板支撑时，患者的腿就不太会形成完全伸展模式。

4. 患者的腿总是被绑在外展位并且顶在轮椅的一侧，结果导致踝内翻（图 2.35a）。将填充垫牢固地放到轮椅扶手和患侧的大腿侧面之间，可以很满意地纠正患者的姿势（图 2.35b）。这不仅能摆放好他双腿的位置，而且骨盆和躯干也会更加对称。

治疗师以她的聪明才智将会发现更多改善患者坐姿的其他方法。而她用于解决问题的时间是很有价值的。

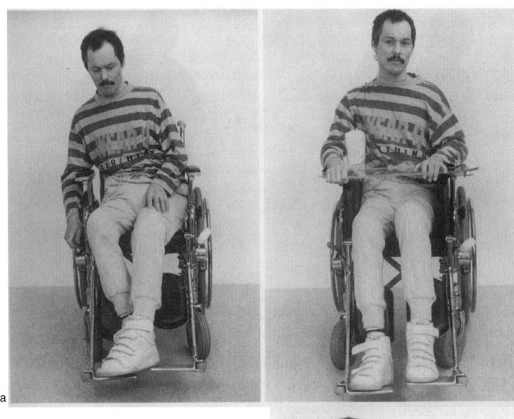

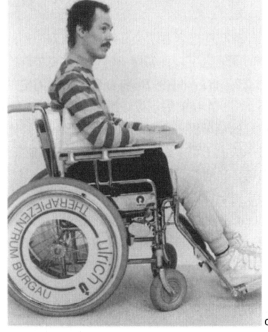

图 2.34 a. 患者存在躯干和骨盆的侧方倾斜；
b. 通过轮椅桌、垫子和板，患者的体位姿势
被纠正；c. 后部的板子和侧方的垫子用来支
撑他的躯干。

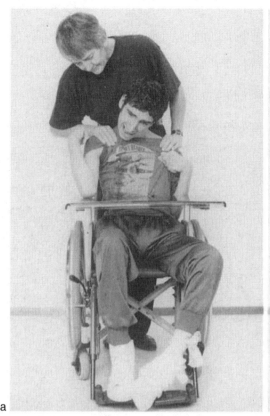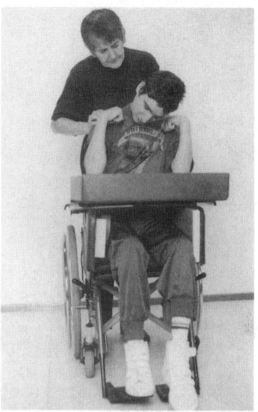

a　　　　　　　　　　　　　　　　　　　　　　　　　　　　　b

图2.35　a.患者双腿外展且足内翻；b.填充垫放在患者大腿侧方以纠正下肢姿势。

（三）调整患者在轮椅上的体位

一直要记住，无论哪个体位都不可能最终保持数小时，不管它最初看起来有多好。患者会在相当短的时间后就进行移动、转换重心或者从椅子上向下滑，需要负责这部分的帮助者积极地帮助他再次调整体位。毕竟对常人来说座位上频繁调整体位是很正常的，即使只是轻微的移动。举例来说，让帮助者在开团队会时有意识地注意自己或者他人变换体位的次数是很有帮助的，使其认识到在很长的一段时间内保持完全没有任何运动是不可能的。

如果患者经常在轮椅上前移并下滑，治疗师或护士必须立即纠正他的体位，以防他从轮椅滑落到地上（图2.36a）。

治疗师站在患者前面，用自己膝部顶住患者膝部以防止他继续向前滑出，尽可能地令患者躯干前屈，头放置在治疗师一侧上肢下方（图2.36b,c）。

把手放在患者大转子处，治疗师身体后倾，利用膝盖顶住患者的膝盖轻轻伸直，使患者从座位上站起，然后将患者的臀部向后放在轮椅座位上（图2.36d）。

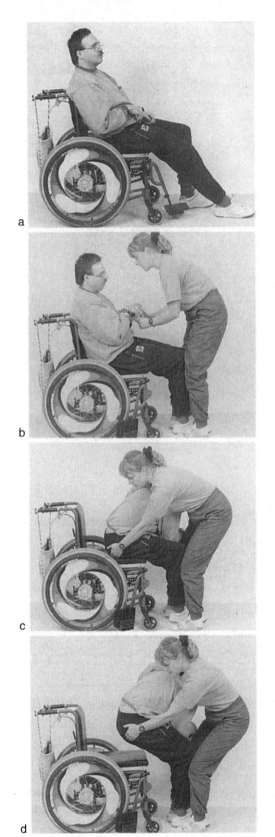

图 2.36 a~d.　将患者在轮椅上向后移。
a. 在轮椅上下滑后的体位；b. 助手通过双膝阻止其进一步下滑；c. 患者躯干屈曲前倾；d. 抬起其臀部向后放置在轮椅座位上。

（四）延长坐位时间

发病初期，很多患者仅能忍耐 1 个小时的坐位或者在被要求躺回床上之前就已经躺下了。当然更好的是让他们在两次坐位的间隙躺一会儿，而不是让他们在轮椅上以不良的姿势待上数小时。患者每天待在轮椅上的时间应该根据患者对坐位的耐受程度逐渐增加。

患者在轮椅上度过时间的长度与他离开床所获得的刺激量直接相关。对任何一个人而言，在病房里静坐 2 个小时不做任何事情似乎都是难以忍受的。

经过认真指导的患者家属因能够提供适当的刺激而起着非常重要的作用。有人会自然地找一些方法娱乐患者，并保持其注意力，但是另一些人在这方面需要帮助。跟一个不能回答和看起来根本听不懂的人聊天常常是非常困难的。第 1 章中所描述的活动，在不同的任务中引导患者手的运动是家属帮助他的一个非常有意义的方法。

如果患者在轮椅上有摔下的危险或直立时很虚弱，照顾者要寸步不离。

五、独立驱动轮椅

（一）标准轮椅

一旦患者恢复意识并且能够直立坐在为他选好的轮椅上，治疗师就可以开始教他如何自己驱动轮椅。治疗师根据每个患者的运动功能选择驱动轮椅的方法，尽量让他的肢体进行主动活动。很少有患者能够像截瘫患者那样用双手推动轮椅。事实上许多患者，尤其是共济失调的患者，他们不能用双手推动轮椅，但是可以利用他们的双脚以行走的动作完成轮椅向各个方向的活动。另外，有偏瘫体征的患者可以用较好一侧的手和腿推动和操作轮椅。实际上，即使患者的患侧肢体还没有恢复到有运动和控制能力时，使用健侧肢体管理轮椅也是完全可行的。治疗师可以尝试各种可行的方法指导患者用自己的肢体按照一定的方式在病房驱动轮椅、向不同的方向转弯，当治疗师认为患者能够完成时，就减少对他的辅助。治疗师不仅指导患者学习驱动轮椅，而且要教他在转移到床上或到厕所之前手如何放在刹车上面、如何拆卸轮椅扶手、如何抬高脚踏板。

对患者而言，当他能独立地驱动轮椅四处活动时，即使一开始他仅仅沿着医院的走廊活动，他已经跨越了一大步。应当鼓励患者独立地驱动轮椅做各种照顾自己的活动，因为在他能够到处安全地行走之前，一直需要在轮椅上独立地活动。有些患者很不愿意使用轮椅是因为他们认为如果用了轮椅就不可能再学会走路了，显然这不是真的，但是这种想法很难被发现。

（二）电动轮椅

当患者刚刚恢复意识，日常活动仍需依赖他人时，让他安全地使用电动轮椅是不可能的。对于这些不能操纵标准轮椅的患者可以考虑另一类型的动力驱动椅，不是因为他可能有知觉障碍，而是因为他有严重的上下肢挛缩，挛缩使他不可能推动轮椅。因明显的共济失调不能独自行走和推轮椅的患者，他们有很高水平的能力来执行一些复杂任务，驱动自己的电动轮椅到处移动可以从中获益。他们当然会非常享受这带给他们的自由（图 2.37a）。有很多类型的驱动设备可选，但必须根据每个患者的情况进行个体化选择（图 2.37b）。

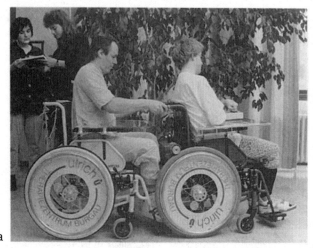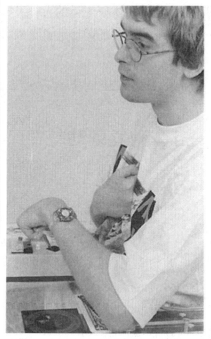

图 2.37 a,b.　电动轮椅。
a. 一位有障碍的患者喜欢推其朋友；b. 尽管有明显挛缩仍然能够操作轮椅。

（三）单手驱动轮椅

对于具有明显感知障碍的患者来说，使用一侧的手驱动轮环分别位于两侧的轮椅是非常困难的。大部分患者不能处理复杂的机械操作，但是对于特殊的患者这种轮椅是有帮助的。一侧上肢完全瘫痪的患者，由于某些继发因素他的双腿也不能操作轮椅，可以使用单手驱动的轮椅（图 2.38）。即使他不能长距离驱动轮椅或独自出行仅仅能够在房间范围内和邻近区域活动，或者前面有人带路他在后面跟随也是很有积极作用的。当护理人员需要一只手做其他事情时，患者能够临时推动一下轮椅，对于为他推轮椅的人来说也有很大的帮助。一个很好的例子是患者回家度周末时的场景，他的妻子需要在推他的同时帮他开门。

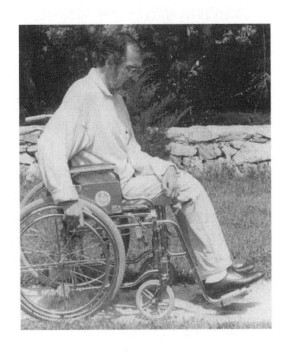

图2.38 操控用单手驱动的电动轮椅，患者左侧瘫痪，右腿截肢。

轮椅是一种有用的移动工具，它能使患者主动或很容易被动地从一个地方到另一个地方，而不至于让他总躺在床上。一旦患者的状况明显改善，轮椅能够利用所有可能的配件和前面描述的支撑物，这会更容易纠正患者的坐姿。然而，在用餐时，应该把患者转移到一个普通的椅子上，前面放一张桌子，也可以在治疗时间把患者转移到普通的椅子上。一旦患者能够不需要太多辅助下行走，帮助者或其家属应该在白天尽可能多地站在他旁边，并且陪他行走。治疗师应该指导他以促进他良好的步态，就像帮助他如何从椅子、床边、厕所站起来和再正确地坐下一样，治疗师和他一起练习正确的动作，直到他们感到很有信心。

当患者行走时，治疗师辅助他的方法将在第7章进行描述。

六、翻身及摆放体位的重要性

在大部分护理和物理治疗教科书中都提倡对意识障碍或者瘫痪的患者在白天和晚上进行定期翻身，并且还建议要认真地摆放其卧位和坐位。虽然在理论上能够认识到这个问题的重要性，然而，在实践中这么简单的程序总是不能被贯彻执行。翻身和正确地摆放体位是治疗全过程中至关重要的部分，必须要认真地贯彻执行，理由如下。

（一）预防挛缩畸形

如果我们长时间以某一种体位睡觉，醒来时发现某些关节僵硬甚至疼痛，这是大部分健康人都有的睡眠经历。如，肘关节被以屈曲位固定在身下数小时后，伸直时会感到疼痛，这个症状在轻微活动后很快缓解。

然而，患者以一种体位，如左侧卧位，数小时后不能主动活动并且伴有疼痛和僵硬，这使他固定在这一体位上。由于某些关节受损，他将拒绝任何护士或治疗师被动地移动这些关节。于是，一个恶性循环接踵而来，该关节在一个体位的时间越长，移动它时就会越痛，运动受限就会越来越明显。通过每 2 ～ 3 小时翻身一次，重新摆放肢体的位置，这种风险是可以避免的，伴随挛缩的进展而出现的相关不良后果都能预防。

固定的痉挛模式很容易引起肌肉缩短，原因是肢体强势肌群持续固定在某一体位。纠正体位通过转向不同体位有助于降低肌张力。肌肉呈弛缓性瘫痪几乎没有肌腱反射的患者将固定在某一体位，他可能会以这一体位长时间地躺在床上。谈及脊髓损伤，Hobson（1956）着重指出："维持正确的体位对于预防压疮和挛缩的发生是极其重要的，尤其是在损伤早期。"

（二）避免压疮的发生

持续长时间地压迫皮肤和皮下组织将引起局部缺血坏死，最终导致压疮形成（图2.39）。身体的任何部位都是易损的，但是仰卧位时有些缺少或没有皮下脂肪的组织更容易形成溃疡，最常见的位置是骶尾部、大转子、膝部、腓骨、踝和足跟。当患者长时间仰卧时，枕部和肘部也是易损部位；已经坐在轮椅上的患者，如果不能定时有规律地缓解压力的话，坐骨结节也会发生压疮；如果坐位时两髋过分外展，两臀之间也易发生压疮；如果太长时间在床头抬高的床上半卧位而不是坐在轮椅上的话，会在尾骨处发生开放性损伤，这个部位损伤需要相当长的时间才能愈合。有趣的是在《牛津大辞典》里的解释："卧位是一种卧床的姿势或习惯，而压疮是因为卧床导致的结果。"压疮绝不是颅脑损伤之后的必然结果，它是可以预防的。"必须强调，如果损伤后的早期阶段对患者进行定时翻身，压疮是决不应该发生的"（Hobson 1956）。

Ludwig Guttmann 在很多场合对同样从事此类研究的同行们描述了压疮的系统治疗："只要不受压，压疮就不是问题"（Guttmann 1962）。以受到影响的部位不接触床为原则，认真为患者摆放体位。若是骶尾部压疮，则让患者侧卧或俯卧位并交替翻身；已经离床采取坐位的患者，如果发生压疮的话，则不应该让患者久坐。Guttmann（1973）建议让这样的患者在这段时间内完全卧床，直到压疮痊愈。然而，对于脑损伤的患者来说，长期卧床的弊端是极大的。治疗师应该让患者短时间坐起时采用座垫或者靠背以避免任何重力压迫溃疡。如果皮肤没有溃破，缓解局部压力通常是很有效的。除此之外，很多类型的敷料都有助于加速愈合过程。对于严重感染的压疮必须使用抗生素软膏，也可以用清洁膏剂或溶液，然后用辅料包扎。重要的是开放的创面必须保持清洁并且定期换药保持湿润。最重要的是，"如果压疮上的压力不解除，任何措施都是无用的"（Bromley 1976）。

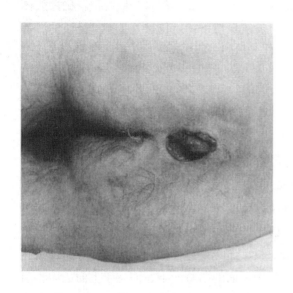

图 2.39　因为长时间仰卧位导致的压疮，通过规律翻身后正在愈合。

对于面积大、破溃深的压疮需要外科治疗。这些部位软组织损伤严重，如果保守治疗需要很长时间愈合而且瘢痕累累。这种伤疤的皮肤、皮下组织将有复发再破溃的风险。

（三）改善循环

为患者翻身通常会改善其循环系统，因为运动影响循环，而且体位的改变可预防长时间受压区域的血液淤滞。患者瘫痪肢体的主动肌肉泵活动的丧失和血管收缩的减少将不可避免地导致血液循环变差。任何支持血液循环的程序都有助于减少血栓形成、肺栓塞、压疮形成和水肿，并且能够加速开放性损伤和闭合性损伤的愈合。

（四）保持脊柱的活动性

患者平卧时脊柱是伸展的，侧卧时脊柱呈轻度屈曲、旋转，甚至侧屈，因此可以通过改变体位确保一些关节的活动。在翻身过程中，脊柱也会活动，所以没有丧失关节活动范围的危险。在损伤后早期患者离床取坐位有助于保持关节活动度和避免过伸；当患者长期仅仅被护理在仰卧位，经常会发现他的脊柱变得僵硬并固定在伸展位，这会导致脊椎旋转受限，对患者后期的康复起到深远的影响（Davies 1990）。患者的胸腰椎处于伸展位会使腹部肌肉在重新激活方面存在困难，也会明显影响帮助者被动将患者从卧位转移至坐位这一过程。当然，如果患者不能屈曲躯干，当他尝试从卧位主动坐起时将非常受限。如果患者经常被护理在半卧位，其躯干所固定的屈曲位将对日后获得直立的坐位和站立位造成困难。

分布于颈椎旁的位置感受器在保持平衡方面起到了主要作用，以至于由于疼痛佩戴颈托的骨科患者在跌倒和腕部着地时骨折的风险都有所增加。如果患者于侧卧位正确摆放体位，颈椎保持活动，那么当他开始抗重力活动时就能保持平衡。仅被照护于仰卧位的患者常常发生严重的颈部僵直，跟戴颈托的患者一样，开始抗重力活动时，在保持平衡方面存在困难。

（五）改善呼吸功能

与体位固定结伴而行的是胸腔体积的缩小。胸壁将在胸椎伸展及腹部肌肉的张力和活动丧失后固定于肋骨向前抬高的吸气位。常见的另一种典型的胸部畸形是胸廓前后径缩小，胸廓呈扁平状，并且从侧面看呈桶状，在胸骨角的位置有凹陷。在吸气过程中，凹陷加深，并且下部肋骨外翻。为了获得理想的呼吸功能和与呼吸相关的肌肉有效的活动，尤其是膈肌和肋间肌以及肋骨，都需要胸椎在直立位，而不是过伸位的自由活动。通过两侧都进行的侧卧位摆放，凭借重力向下的作用，位于下面的肋骨向下，而位于上面的肋骨向内，这样，可以获得肋骨本身所固有的弹性。胸肋关节、肋椎关节和肋横突关节通过规律的体位变换能够更灵活。与仰卧位相关的脊柱过伸可以被俯卧位、侧卧位抑制，如此胸腔才能保持正常的轮廓并且不出现畸形。

在患者重新学习说话之前充分的呼吸功能是至关重要的，这是一项对患者及其家属都很重要的能力。翻身和侧卧位的摆放因能够促进肺部分泌物的排出使患者受益，尤其是气管切开术后或咳嗽无力的患者。在患者翻身前后，物理治疗师常规地辅助患者咳嗽或者予以吸痰，一旦脑水肿不再是问题，可以抬高床尾，体位排痰更有效，如患者能俯卧位，也将有助于体位排痰。

（六）预防颈源性疼痛

如果患者长时间以颈部伸展位平躺，那么他将存在发生颈神经分布区严重疼痛的风险。如患者需要额外向一侧旋转时，这种风险更大，常见的这种姿势是吸氧。紧张性头痛、面部痛或疼痛向上臂和手放射的现象常常被曲解为是由脑损伤直接导致的结果。事实上，也同样常见于非脑损伤患者，但是他们通常存在颈椎的骨科问题（Maitland 1986；Magarey 1986）。考虑到最初的创伤机制，就很容易理解在创伤发生时，因为"甩鞭样"效应，一个足以造成脑部损伤的创伤很有可能同时造成颈椎的损伤（Bower 1986;Jull 1986）。因脑功能障碍或者非外伤性病变正在经历着漫长的脑手术的患者，颈椎可能已经处于诱发疼痛的体位，在手术过程中他们的颈椎一直处于颈部后伸位并旋转到一侧。

通过纠正患者在床上的体位，有助于预防可能发生的并发症，即在仰卧时用一个枕头支撑头部使其处于一定的屈曲位或在侧卧位时给头部提供足够的支撑。当患者苏醒后抱怨某些位置疼痛时一定要认真检查和评估，并且正确处理症状和体征（Mait land 1986）。

在移动患者的颈部之前应该考虑颈部骨折或者脱位的可能性。

（七）降低过高的肌张力

Magnus（1926）描述的由紧张性颈反射引起的反射活动，被认为在肌痉挛发展中起到了极其重要的作用。当患者处于颈部后伸的仰卧位时这种影响会更加严重。俯卧位时迷路反射降低了全身伸肌张力，侧卧位时颈椎不太会有过伸或旋转的倾向，颈部紧张性反射和迷路反射的影响也会相对降低。存在知觉障碍，尤其是累及触觉/运动觉时，对肌张力影响更大。患者持续处于"我在哪儿？"的状态，没有或只有很少通过内部感受器所提供的模糊的信息。在这种不知所措的情况下，患者拼命地用各种方法获取更多的信息，这种状态如第1章所述。具体讲就是通过增高肌肉本身的张力，通过将关节牵拉至关节活动末端感受到完全的阻力，通过不停地用力移动身体的各个部位或者通过使劲靠压附近的物体或者平面。当患者仰卧位或坐在前面没有轮椅桌的轮椅上时，他会通过向后挤压床面或者轮椅靠背，这些他唯一能够接触到的地方以寻求更多与周围有关的信息，因此导致伸肌张力增高。

通过定时规律地为患者翻身、将患者摆放在侧卧位或俯卧位，患者身体不同部位与周围环境密切接触以获取更多的信息，能够避免某一方向的肌张力显著增高。当患者翻身时，身体的运动也提供了一些其他信息。

有防压疮垫的床相对于硬床面来说，给患者提供的触觉信息相对较少，所以患者只有增高肌肉的张力，并且使其肢体或者躯干拉到或推到活动末端，直到能够感觉到活动末端的阻力。只有当某个关节完全屈曲、完全伸展或者身体的一部分完全接近一部分时，才能产生这样的阻力。例如，患者的双腿（或双上肢）会在一个伸展协同作用下完全伸展，他也因此被分类为存在明显的"伸肌痉挛模式"。在相关的躯干部分也可以观察到相同的现象，包括颈椎、胸椎和腰椎各关节。

如果肢体最大范围屈曲也可以感觉到很大的阻力，患者手臂和手屈曲成典型姿势，我们称为屈曲痉挛模式。当一个患者被认为存在屈肌痉挛时，他的手臂和手呈现这典型的姿势。在屈肌协同作用下，肩关节不是处于内收位末端，而是整个上臂都紧紧贴近躯干的一侧以寻求很大的阻力。盂肱关节本身出现更多的内旋是可能的，但是患者的手紧紧地压在胸壁上阻碍了这个方向上更多的运动。这样的屈肌痉挛如果不经过适当的治疗则容易导致肩抬举、外展、外旋，肘伸展，腕和手指的伸展障碍。当患者的下肢持续拉向屈曲位时，如果不采取有效的干预措施，其中包括俯卧位，就会导致最常见的髋关节和膝关节的屈曲挛缩。由于正确的体位下伸肌和屈肌的对抗作用可以中和，所以如果患者被定时规律地翻身，他的身体就不会固定于某个体位。

患者不断地在床上移动就可以获取源于运动觉的额外信息，并且通常不会表现伸肌张力增高。因此，他也不会发生挛缩。

（八）预防周围神经损伤

发病早期每 2 ~ 3 小时定时翻身，可以排除因长时间压迫所导致的周围神经损伤的风险。如果患者平卧，下肢处于外旋位时腓总神经很容易受损，因为腓总神经穿越腓骨头；由于尺神经横跨肘部，如果患者上臂弯曲并内旋，那么尺神经就处于受压的状态；一旦患者坐在轮椅上，此时患者刚离床尚不能耐受长时间坐轮椅，可能患桡神经麻痹，原因是患者上肢不经意地垂在轮椅的一侧，轮椅扶手受到挤压所致；在一些病例中，尺神经损伤是由于患者躯干呈屈曲位导致额外的重量通过其屈曲的肘部压在轮椅桌坚硬的边缘上所引起的。

很遗憾，已经恢复意识和肢体功能的患者必须去面对由于周围神经损伤所带来的其他问题，而这些问题原本只需要很少的时间就可以避免。

（九）使患者习惯移动

事故发生后通过早期翻身、摆放体位及床边坐起，患者在随后康复阶段就很少再害怕移动或者主动转移。卧床数月的患者，在支撑下完全固定于某一体位，随后经常会害怕移动，或者处于被动坐位或站立位。这种恐惧对患者而言极其痛苦，克服此障碍也极其困难。结果他的康复可能需要更长的时间。

在严重脑损伤后，我们通常会考虑患者在重症治疗期需要多长时间、付出多少努力、花多少钱，但是忽略了体位摆放、翻身、床边坐起这些相对简单的工作，那是极不理智的举措，正是这些简单的工作对患者具有重要意义，它们是预防严重继发性问题的重要措施。

七、典型案例

T.B. 在 18 岁期末考试前不久上学的路上，遇到了一场交通事故，导致严重的脑外伤。对所有认识他的人来说这都是十分震惊的，他是一个那么帅气、聪明、勤奋、友善的年轻人，并正处于很好的职业开端。在医院，T.B. 的意识状态逐渐改善，但是令人费解的是他的身体状况恶化到了令人恐怖的程度。在骶尾和双髂部发生了大面积压疮；他的髋及双膝部逐渐地挛缩在屈曲位；他的双肩、双肘及双手表现出明显的屈曲畸形（图 2.40a,b）。另外，由于持续压迫，他的外侧胫神经损伤，更不幸的是这种损伤被证明是永久性损伤。他同时伴有二便失禁，在卧床数月期间每当他被移动时，都会发出痛苦的哭喊，并且央求治疗师离开。他绝望的父母尽最大努力做了他们能做的一切，他们申请让他们的儿子转到康复中心，在事故发生的 9 个月后终于成功了。在康复中心有经验丰富和热情的团队，T.B. 取得了快速的进步。他在床边坐了起来，他的挛缩经过系列石膏矫正和积极的康复治疗后完全克服（图2.40c）。唯一的外科介入仅仅针对他的压疮治疗，因为压疮虽然得到了极大地改善但不能治愈，而且影响到他的康复。后来，T.B.因前臂骨折导致肌腱粘连，所以进行了肌腱松解术。他在能够完全独立的情况下出院，能够挂拐杖行走相当一段距离，并且能够使用公共交通工具（图6.63c）。遗憾的是他不能继续他以前选择的职业生涯，但是接受了另一种职业培训。

　　T.B.在医院漫长的数月里经历了疼痛、颓废以及放弃，如果通过早期常规的翻身和体位摆放，并且结合离床坐起和站立，这些问题都是可以避免的。因为需要采取很多措施来克服本可以避免的继发性问题，这使他的康复持续了更长的时间，并且经历了更艰难的过程。

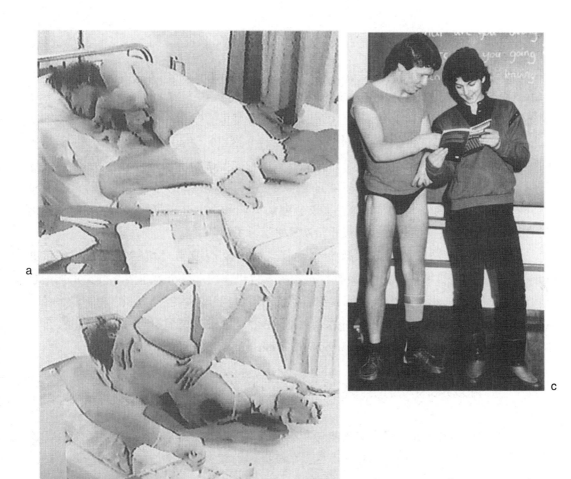

图2.40 a. T.B脑外损伤9个月后挛缩的肢体；b. 大面积的压疮；c.跟一位很好的老师学习英语。（来自视频里的图片档案）

第3章
卧位与坐位下活动及被动活动

"活动是人类所必需的，无论是小到耳语一个音节还是大到伐倒一片树林，人类所有活动的执行者都是肌肉"（Sherrington 1947）。实际上，在所有醒着的时间内，我们都在移动身体的某一部分或某些部分，甚至睡眠时呼吸肌及其他有重要功能的肌肉也继续着节奏性的收缩以维持生命。如果长时间保持不动，我们会感到僵硬和不适，因此，当一觉醒来或长时间沉浸于一个有趣的电视剧节目之后，我们首先要做的事情是起来活动一下，伸伸懒腰。无意识或者不能自己活动的患者需要他人帮助其被动活动，否则他的躯干和四肢将会僵硬于一个固定的位置，因此患者不仅会感到不舒服，也会在肢体被动活动时感到疼痛。如果患者完全不能活动，那么在开始恢复时学习主动活动将更加困难。

只有当肌肉收缩时才可能实现一个动作、一个反应或与环境的相互作用。正如Kesselring（1992）所解释的，"中枢神经系统将来自机体内部或外部世界不同渠道的信息流转化为动作信息，有一个效应器或者输出系统，即肌肉和它的控制组织中枢神经系统"。这就好像运动系统是神经系统的"仆人"，他们是否有反应取决于不同感觉系统的整合以及系统作为一个整体的综合反应（Tuchmann-Duplessis et al. 1975）。

（一）有效肌肉动作的必要条件

为了有效地完成任务，肌肉必须能够在所有活动范围内以最小的阻力缩短和延长。这样调整肌肉收缩既经济又精确，除了由神经系统提供的准确反馈和前馈环路外，还依赖以下几个方面。

1. 肌肉本身的弹性和完全的伸展性　任何肌张力的降低或增高都会干扰正常运动所需的主动肌和拮抗肌之间微妙的相互作用。

2. 无痛的关节全范围运动　如果关节活动受限和疼痛，运动模式将会改变，疼痛抑制可以导致肌肉活动丧失或肌肉力量下降。一个很好的例子是伴随着前锯肌活动丧失所致的"翼状肩胛"，这与骨科的"冻结肩"或者半月板切除术后无法活动的股四头肌等问题相似。

3. 神经系统的活动性和可延伸性　神经系统适应性延长或缩短对于身体某一部分的不受限或无阻力地活动是必不可少的。迄今为止，大多数治疗概念集中在使肌张力正常和预防肌肉和关节的挛缩上，然而，Buffer、Gifford（1989）和 Butler（1991a,b）的观点值得治疗师们关注，即当身体的某一部分活动时，神经也随之活动，因此，治疗中结合神经系统松动是同样重要的。神经系统松动的必要性是显而易见且合乎逻辑的，因为各种外周神经通路与其邻近的某些肌肉牵拉的力线有关。例如，当肘关节屈曲时尺神经必须伸长，正中神经和桡神经则必须适应性缩短，反之亦然。通过计算得知，伸肘、伸腕时正中神经比屈肘、屈腕时延长 20%（Millesi 1986）。

直腿抬高试验（SLR），即患者仰卧，下肢伸展，检查者举起患者下肢以确定髋关节屈曲疼痛时或受到阻力时的角度，该试验一直被用于检查和诊断腰背部的问题。直腿抬高试验实际上是活动和牵拉了从足底部沿着神经束至大脑的神经系统（Breig 1978）。研究也显示直腿抬高试验的踝背屈位置可以牵拉包括小脑在内的神经系统。过去曾经错误地认为，直腿抬高试验受限是因为腘绳肌紧张，因为检查者只考虑到肌肉问题。然而，足背屈产生的活动范围的巨大差异不能用肌肉的缩短解释，因为没有肌肉从足趾延伸至骨盆。在这种情况下承受更多张力的唯一结构是神经及其周围的结缔组织。"关于张力试验，身体运动时不仅会增高神经张力，而且也活动神经周围的组织"（Butler & Gifford 1989）。

不仅外周神经需要适应长度变化，脊髓也是如此。"椎管在运动过程中经历实质性的长度变化"，正如 Breig（1978）和 Louis（1981）所言，当脊柱由伸展位变为屈曲位时，脊柱长度延长 5 ~ 9 厘米。脊柱侧弯时椎管长度变化增加基本长度的 15%。已有研究证实被动屈颈可以牵拉脊髓，并且增加脑脊膜远至坐骨神经束的张力（Breig 1978）。

神经系统的主要功能是传导，因此，对于中枢和周围神经的适应性延长以适应日常活动中多变的不同程度的运动和姿势而不阻碍神经传导是至关重要的。

（二）神经延长的可能机制

运动的适应机制是复杂的，但可通过下列方式推测神经系统适应性延长（Butler 1991 b）：

·轴突的波纹展开、神经束的伸直及解开。

·神经相对周围组织或神经本身的运动，神经组织结构相对结缔组织的运动。例如，周围神经和神经根，神经束可相对另一神经束滑动，脊髓相对硬脊膜的滑动。

·神经、硬脑膜鞘，或者实际上在整个神经系统，神经系统也可能随着张力的增高或压力的增加适应性延长。

一、松动神经系统的重要性

（一）维持或恢复神经系统的适应性长度

神经系统受损后，正常的适应机制经常被干扰或中断，这一事实可以解释或增加一些通常观察到的问题的严重程度，如：

· 肌肉缩短或挛缩。

· 肌张力异常，包括痉挛和阵挛。

· 关节活动受限。

· 感觉丧失或障碍，包括感觉异常或缺失。

· 外周神经受损所致的肌肉活动减少。

· 疼痛，包括头痛和面部神经痛。

· 循环障碍和其他自主神经系统症状，如多汗。

因此，必须从一开始就将保持神经系统的活动性纳入治疗当中，如果已出现类似症状，那么必须小心地进行，并且最终重新获得神经系统的活动性。

（二）神经张力测试

虽然 Butler（1991b）所推荐的这些测试提示神经的张力，但这些不只是测试，同样也可用作治疗，经验表明，下列检查对于区别和缓解脑损伤后的相关症状非常有用。

为表达清楚，下列神经张力测试的描述只给出了最大张力的最终位置。在每个试验能够达到全范围活动之前，以逐步晋级的方式，缓慢而仔细地添加或排除各种组成成分是必不可少的。Butler（1991b）清楚地描述了上肢和下肢神经张力试验的步骤及伴随不同成分的一系列操作。建议治疗师在用于治疗之前，应认真学习并首先在正常人身上操作。

上肢神经张力试验 1（ULTT 1）　肩胛带下压、上肢外展伴外旋、肘伸展、腕背屈、手指伸展、拇指外展和伸展。

上肢神经张力试验 2（ULTT 2）——正中神经偏置　肩胛带下压、肩外展外旋、肘伸展、前臂旋后、腕背屈、拇指及其余手指伸展、外展。

上肢神经张力试验 2（ULTT 2）——桡神经偏置　肩胛带下压、肩外展内旋、肘伸展、前臂旋前、腕关节掌屈尺偏、拇指和其余手指屈曲。

上肢神经张力试验 3（ULTT 3）　肩胛带下压、肩外展外旋、肘屈曲、前臂旋后、腕关节背屈、拇指及其余手指伸展。前臂旋前比旋后时的张力增加显著时，可以作为此类患者有意义的评价和治疗。

在上肢神经张力试验中（ULTT），肩胛带下压，从结构上讲，肩关节全范围的外展是不可能的。

附加颈部向对侧侧屈，将进一步增加上肢神经的张力。

下肢神经张力试验 1（LLTT 1） 仰卧，髋关节屈曲、膝关节伸展、足背屈。为了测试和治疗，各种附加动作和变化都非常有用，如附加髋关节内收或外展，足跖屈内翻，同时，附加 ULTT 1。

坍塌试验 坐位，座位的深度可以支撑到大腿、双膝并拢。颈部、躯干屈曲，膝关节伸展，足背屈。附加髋关节外展，可以作为有用的治疗。

俯卧屈膝（PKB） 俯卧，头转向治疗师。膝关节屈曲。可以附加髋关节伸展。

警告：只有意识清醒，并且引出疼痛时，能够用语言表达的患者，才可进行俯卧屈膝试验。

股直肌延展性在正常情况下也有很大的变化，另外，小腿屈曲产生的强大杠杆作用，可能有导致软组织损伤和异位骨化的风险（见第 6 章）。患者俯卧时，治疗师很难发现患者疼痛时的表情，而且在该体位下随意肌也无法阻止测试运动。所以，该操作应该非常小心地进行，它对治疗伸肌张力以及促进行走时的摆动相是非常有帮助的。

（三）神经系统是统一体

Butler（1991 b）提议"周围神经和中枢神经系统需要被作为一个整体去考虑，因为他们形成了一个连续的组织体系。"他把这个系统描述为一个整体，其中一个原因是结缔组织是连续的，因此神经系统的部分病变将会影响整个系统就变得更容易理解。因为神经系统结构通过网络连接，有水平方向（如从身体一侧到另一侧）和垂直方向（如从头到脚），如果一侧上肢位于神经结构紧张的位置，那么另一侧张力常常增加，甚至对侧下肢也有反应。同样在直腿抬高位置的足背屈时，张力可以传至脑干，或当下肢伸展位再抬高时，可以阻止外展的上肢完成全范围的肘关节伸展（图 3.1）。

因此，治疗师不能孤立地治疗患者身体的某一个部分，而是必须确保在治疗过程中身体各部位作为整体考虑。例如对下肢受累比上肢轻的患者，治疗过程中，一般对下肢的关注少，但是通过检查会发现，他直腿抬高时，张力可能是明显减低的，该不利的神经张力将影响手功能的恢复。

在 Bobath 理念中，活动肢体近端，可以降低远端痉挛，这一事实得到了认可并被强调，虽然这其中的机制目前仍然解释不清。但是，它的作用是显而易见的。Bobath 用她生命中 50 余年的时间，致力于解开痉挛之谜并寻找更好的治疗方法，最后，Bertie Bobath 仍然坦白地说："我仍然不知道为什么旋转躯干可以抑制肢体痉挛，我只知道那样确实有效"（与 B. Bobath 的个人交流）。比较合理的解释，很可能是躯干旋转和其他被发现抑制痉挛的很多方法实际上是松动了神经系统不利的张力。对她所教授的有效的抑制模式进行分析，无疑验证了该假设。在 Bobath 理念中，实际上已经有许多松动神经系统的运动，如果增加特定的运动成分或姿势调整，这些活动甚至可能更加有效。

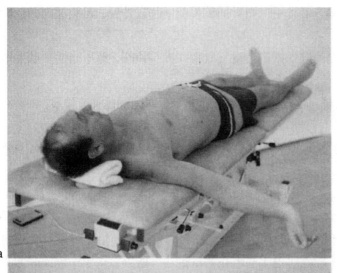

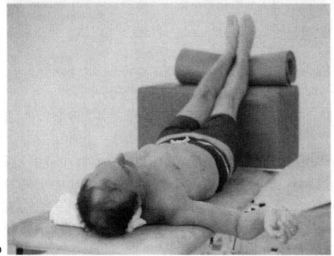

图 3.1 a,b.　右侧偏瘫的患者。
a. 上肢外展，处于放松的伸展位；b. 伴随下肢抬高，上肢屈肌紧张程度增加。

（四）引起疼痛不是目的

对于神经张力显著增高的患者，在神经系统张力较大的位置进行被动松动会出现疼痛，尤其在运用"牵伸"技术时。正如 Butler 明确指出的那样，"要知道，伤害患者不是治疗的目的！"实际上，引起疼痛会适得其反，因为这将反应性增高阻碍这些运动的肌张力，如果患者处于那样的位置，他一定会抵抗。治疗师应该尽可能避免疼痛，松动性活动的程度应该在无痛的范围内逐渐增加，而不是在全范围的末端再加以牵伸位。治疗师在操作时，头脑中应该有神经延长机制的画面，并尽量促进神经束的展开和伸展。治疗的目标应该是，通过轻柔反复的运动重建神经和周围组织或神经束，以及它们周围的结缔组织之间的轻松滑动机制。患者提供的关于他所承受的疼痛程度的信息将指导治疗师在何时、何种程度上增加被动活动的范围。如果患者示意感到疼痛，治疗师可以通过减少活动范围或松开其中的一个成分加以缓解。例如，当使患者的上肢伸展、腕关节背屈、手指伸展时，他可能说肩关节疼痛。松开腕关节背屈这一远端成分，可能使肩关节完成全范围、无痛的运动。

警告：为不能言语或不能交流的患者治疗时，应当特别小心，如无意识的、上呼吸机的、昏睡的或严重瘫痪的患者。如果没有疼痛反射的保护，关节周围敏感的结缔组织和脆弱结构很可能受到伤害而引起严重的后果。

治疗师活动肢体时所感到的任何明显的阻力都应该得到重视，而不要试图用强力征服。身体的某一部分突然反射性回撤可能也是疼痛的反应，也应该按牵伸过度对待。对于其他警告信号，如心率或呼吸的变化及出汗等，需要认真观察和相应的调整治疗。

每个个体的肌肉和关节活动范围会与另一个个体有所不同，治疗师只是根据从教材那里学到的关节活动度的概念进行治疗是不够的。

（五）不明诊断的持续性疼痛

神经系统的不正常张力，可引起奇怪分布的疼痛，这似乎不符合任何已知的诊断。患者主诉持续疼痛，但查体又不能发现关节僵硬或神经根症状，这类患者常常被不公正地被认为对疼痛耐受性差，或者是大惊小怪。另一方面，他可能被诊断为"丘脑痛"，这个名词常常被轻易地用于团队不理解或没有发现明确原因的疼痛情况。实际上，"中枢神经系统的病损极少引起之前未曾疼痛的结构出现疼痛"（Fields 1987），几乎一半大脑损伤诊断为丘脑痛的患者均没有涉及丘脑的病灶（Boivie & Leijon 1991）。正如 Wall（1991）描述的在寻找这种神经痛的合理解释时的困难。此外，我们面临同样一个类似挑战性的事实，即慢性疼痛决不会出现在有 100% 明确疼痛病理归因的病例中。在一个 27 例间断或持续疼痛的脑卒中患者的研究中，只有 3 个患者有明确影响丘脑的出血病灶。因为结果显示只有少数患者有丘脑损伤，作者认为丘脑痛这个词在许多情况下是不恰当的。CT 显示在许多非丘脑损伤的病灶（Agnew et al. 1983；Bowsher et al. 1984），无论梗死或出血，还是手术治疗蛛网膜下腔出血、肿瘤切除，甚至颅脑外伤，它不仅仅依照经典的"中风"发病，而且会出现中枢性疼痛（CPSP）（Bowsher 1991）。

术语"交感神经介导的痛"似乎最贴切（McMahon 1991）。当然，"皮质不是疼痛中心，丘脑也不是。对疼痛的感受和反应涉及大脑的区域是非常广泛的"（Melzack 1991）。

在最近的文献中，有很好病历记录的证据显示位于任何神经纵轴的病变都可导致中枢性疼痛（Boivie & Leijon 1991）。

感觉障碍一定与持续的交感神经介导的疼痛发展密切相关，因为除了痛觉和温度觉，它通常会不伴随其他神经系统的症状独立发生。患者"通常将神经性疼痛报告为从未有过的或陌生的感觉"（Fields 1987），疼痛总是出现在感觉缺失的区域。所有患者在一天中疼痛强度波动较大，它可以被不同的因素诱发或加重，如运动、行走、触摸，甚至一些情绪因素（如突然害怕、高兴）和较大的噪声。

也许很难理解的是脑损伤首次出现疼痛的时间有所不同。"脑卒中从发作到出现疼痛的时间从发病即刻到病后 34 个月"（Boivie & Leijon 1991），发作时伴随感觉异常敏感。这两种结果可能表明由于患者更加关注躯干和四肢，使这些异常的感觉加剧，也因为它们太不舒服导致患者将其理解为疼痛。Basmajian（1980）确实曾经将疼痛定义为"基于个人经历的非常不舒服的感觉"。

不管什么原因，疼痛的不愉快感是令患者非常不安的，并且将延缓患者在各个方面康复的进程。应尽可能避免疼痛的发展，因为它由反复异常感觉和异常传入引起，可以导致疼痛的自持性（McMahon 1991）。"伤害性传入的多少，是否达到诱发中枢性致敏的状态，对疼痛管理有重要影响。如果可能的话，设法预防中枢性致敏状态的启动是最有效的。对疼痛最佳的治疗时间是在疼痛之前"（Woolf 1991）。

通过最初正确地活动患者、确保比较正常的输入和避免痛性僵硬或过度牵伸，持续神经疼痛综合征的发生常常是可以完全避免的。以同样的方式，如果疼痛已经存在，则应该开展分层次的运动和活动计划。"废用和功能丧失是临床上最大的问题，保持活动促进最佳恢复是必不可少的"（Charlton 1991）。

当松动术与主动及被动治疗项目配合使用时，先前诊断为"丘脑痛""丘脑综合征"或"CPSP"（Bowsher 1991）的患者实际上对松动神经系统的反应非常好，可以使症状完全消失。还应该考虑到，"恐惧、焦虑和压力增加了疼痛经历，减少引起该经历的任何操作都应构成综合管理计划的一部分"（Goldman & Lloyd-Thomas 1991）。

二、重要的活动序列

当治疗卧床和刚开始坐位的患者时，为了维持肌肉的完全弹性和延展性、关节活动范围、神经系统适应性延长特性和改善循环和呼吸，常常引入下列程序。这些活动有助于患者保持良好的状态直到患者重获意识和自己能够再次主动活动。因神经系统形成遍及全身各种复杂的网络，如果全范围活动得以维持或重新获得，并且需要特定活动和一些姿势改变，许多活动将在一定程度上有助于松动神经系统。

除了下列描述的活动，任何在治疗过程中发现的其他有益于患者的活动或运动组合当然也包括在内，只要它们能够维持正常关节活动度、使肌张力正常化、促进正常活动，又不引起疼痛或伤害的可能。所有的张力测试可作为在后期康复阶段克服特定残留问题的附加治疗技术。

（一）活动头部

通过颈部感受器提供的信息在维持平衡中起着关键作用，并且紧张性颈反射影响了整个身体的肌肉张力。"总之，颈部似乎是许多粗触觉和精细触觉功能依赖的关键点"（Moore 1980）。因此，从一开始纠正体位和被动运动以保持颈部的完全活动度是最重要的。病变本身直接产生或者源于继发性损伤或不动而造成的不利张力的作用，在早期阶段常常可以被观察到。头部经常被拉到一侧，肩胛带被抬高，伴随肩峰和颈部之间距离显著缩短（图 3.2）。紧张的部位很可能是双侧的，并且肌肉和上肢关节有僵硬感。

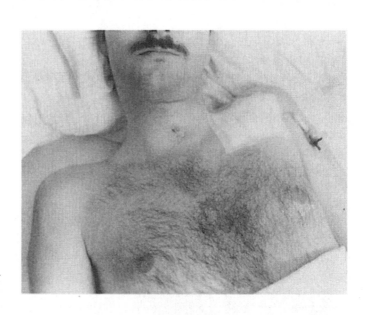

图 3.2　脑损伤后神经系统的不利张力引起的头和肩胛带所处的位置。

头部向各个方向轻轻活动，尤其重要的是颈部的侧屈。治疗师一手下压患者肩胛带，用另一手向对侧活动患者的头部，然后转到床的另一侧重复上述操作（图 3.3）。

如果能移除床头板，治疗师站立在床头端，支撑患者的头部，此时，活动颈部就比较容易（图 3.4a）。实际上，床头是完全没必要的。从一开始移去床头也有利于其他操作。

在床头的位置，治疗师能够很好地使患者颈部侧屈，同时防止其肩胛带抬高（图 3.4b）。或者，治疗师的手在同样位置，治疗师保持患者头部不动，通过下压肩胛带、运用轻柔的、有节律的运动调动张力。

如果颅骨骨折、开放性伤口或手术切口使得治疗师在急性期难以在手中固定患者的头部，那么她可以抬高支撑头部的枕头，使颈部被动屈曲、旋转或者侧屈（图 3.5）。

必须小心活动以确保上位颈椎保持自由的屈曲，而下位颈椎不发生运动。

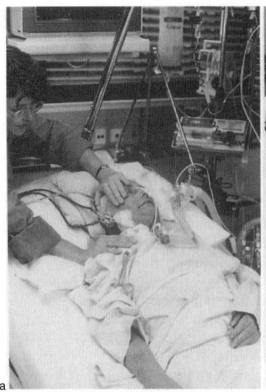 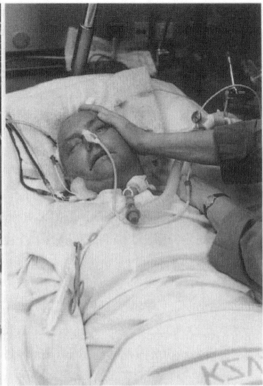

图 3.3 a,b. 调动无意识患者颈部的肌张力。
a. 下压肩胛带；b. 按住肩部移动头。

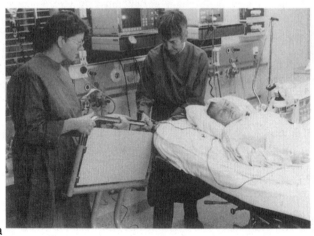 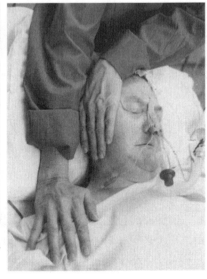

图 3.4 a. 去掉床头便于治疗性活动；b. 颈部侧屈伴随肩胛带
下降。

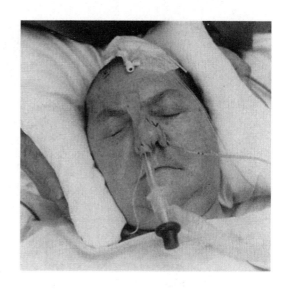

图 3.5 拖住枕头活动患者头部。

（二）活动胸廓

肋骨有许多关节和肌肉的附着点，如果胸壁不能被动活动，肋骨很容易在一个固定的位置变僵硬。不仅关节活动范围丧失，肋骨本身内在的灵活性也会降低。通常胸廓活动的范围是由呼吸运动和日常活动中胸椎屈伸、旋转等诸多活动所维持的。使用呼吸机的患者或某些卧床的患者，自主呼吸表浅，在此基础上，坐位或站位时躯干很少或没有活动，因此治疗师保持其肋骨的活动就势在必行。胸腔固定的姿势会减低呼吸功能，并导致以后腹肌的选择性活动出现困难（Davies 1990）。

患者仰卧位，治疗师双手相叠放在患者胸锁关节下方的胸骨顶部。治疗师重心前移，沿着肚脐的方向用力下压胸肋结合处，与患者呼气同步（图 3.6a）。治疗师在下一次下压之前允许胸壁抬高以促进下一次吸气。

为了保持胸壁的侧向运动以尽可能协助呼气，当患者平躺时，治疗师向下、向正中用力压肋骨。治疗师站在患者身后，在其肩水平用双手按压胸廓侧面，按所需要的方向活动肋骨，例如通过治疗师重心前移向肚脐运动（图 3.6b）。同前，治疗师一只手放在另一只手上，肘关节伸展以保持转移重心轻松顺畅地完成。如果治疗师是靠肘关节伸屈以活动肋骨和胸骨，运动就不会流畅，会突然启动和终止，结果像抽搐一样。充分的呼气运动往往促进胸腔内的分泌物有效地排出或引起咳嗽反射，而治疗师可立即改变她手的位置使咳嗽更有效，以便分泌物顺利排出或更容易吸出。当患者开始咳嗽时，为了帮助其咳嗽，治疗师把手放在患者胸下部两侧，模仿正常咳嗽期间腹肌的活动向相对方向挤压（图 3.6c）。胸侧壁运动和辅助呼吸对于保持肺部清洁很有意义，并且应在患者翻身侧卧之前及之后常规做上述活动。

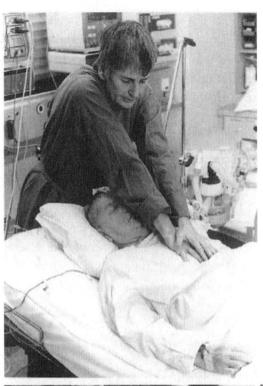

图 3.6 a~c. 活动胸廓。
a. 向下、向肚脐方向压胸骨；b. 向正中、向下活动肋骨；c. 通过挤压胸廓辅助咳嗽。

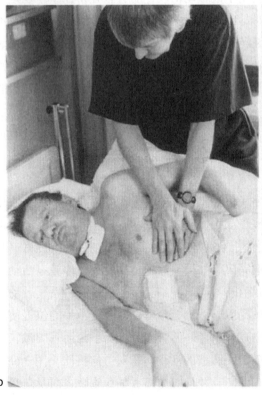

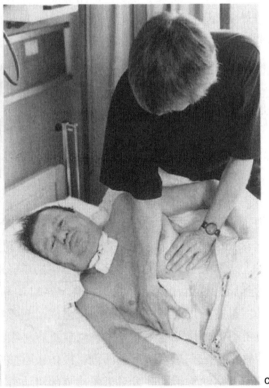

（三）旋转上段躯干

为了预防胸椎的活动性丧失，治疗师屈曲和旋转患者上段躯干，这一动作在以后患者需将双手放在中线两侧的活动和正常的步态等方面都是必要的。屈曲、旋转可预防胸椎变得僵硬，当患者大部分时间安静地躺在床上或用背部支撑坐在轮椅上不动时，通常会出现躯干僵硬的倾向。

患者仰卧，治疗师站在一侧，将手绕过患者放在其肩胛骨后面。向患者脚的方向转移重心，把患者肩膀向前拉，从而使患者上半身转向治疗师（图3.7）。

患者头置于枕头上，但当他躯干旋转时开始面向治疗师。如果患者背部保持僵硬伸展，治疗师一手从患者肩胛骨撤回，通过这只手向胸骨下端施压以促进屈曲。

治疗师重复这个动作直到感受不到阻力。如果患者能够主动参与，告诉他保持姿势，治疗师逐渐减少手对患者肩胛骨的支撑。当患者主动保持躯干的旋转位置时，头抬离枕头，腹部肌肉被激活。

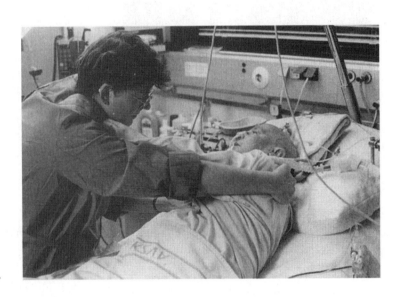

图3.7 上段躯干屈曲、旋转。

三、保持上肢无痛性的全范围关节活动

治疗师必须以这种方式使患者活动以预防关节活动受限，直到患者的手臂和手能够用于日常活动。由于疼痛造成的挛缩可以延缓或阻止功能性活动的恢复和导致患者遭受不必要的痛苦。正常的上肢活动复杂多变，而且灵活性很大，如果没有给予充分关注，这些关节很容易丧失活动范围。

即使在急性期，患者的上肢每天都要有一两次活动，包括周末和节假日。那些在周末或节日前因事故入院的患者，这种治疗会推迟 3 ~ 4 天才开始，那么，通常他们会面临疼痛及活动受限的风险。颈部和躯干的松动应该先于肢体的被动活动，因为近端会先于远端组织出现张力过高。

（一）通过屈曲抬高肩关节

站在床头，治疗师把患者屈曲的上臂举过其头顶，用一只手支撑肩关节以维持其正常排列，如图所示（图 3.8）。治疗师进而逐渐移动上臂直到肩关节得以抬起。

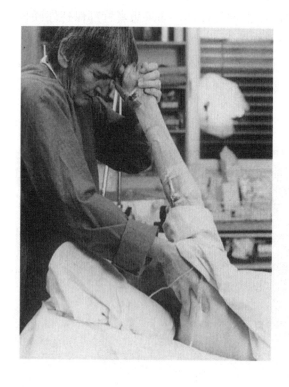

图 3.8　支撑肩关节，上臂抬起。

［解决方法］

1. 静脉输液　静脉输液不应该妨碍治疗师对患者肢体的治疗。随着现代导管的出现，只要适当小心，可以自由活动其上肢而不必担心影响滴速。推荐通过锁骨静脉的静脉营养疗法，不但有利于治疗方案，而且避免了因为液体漏出进入周围组织或在肘关节区域而引起远端水肿的常见问题，有的甚至造成严重的后果。

2. 肩胛带的上抬　由于肌肉张力活动的不平衡和（或）神经系统的有害张力，患者的肩胛带可能处于太高的位置，从耳到肩峰的距离明显缩短（图 3.9a）。因为该关节不符合生物力学排列，除非上肢在被抬起之前关节位置得到纠正，否则屈曲肩关节将会引起患者疼痛。在不正确的位置，疼痛源于肱骨头与肩峰的撞击，进而影响两骨面之间的敏感结构。治疗师用手指紧紧包绕固定肱骨头，使之向远离关节盂轮廓和肩峰渐渐放松。肩胛骨向后、向下旋转，肱骨头也必须向侧方旋转以重新定位，并且在关节窝中自由活动（图3.9b）。

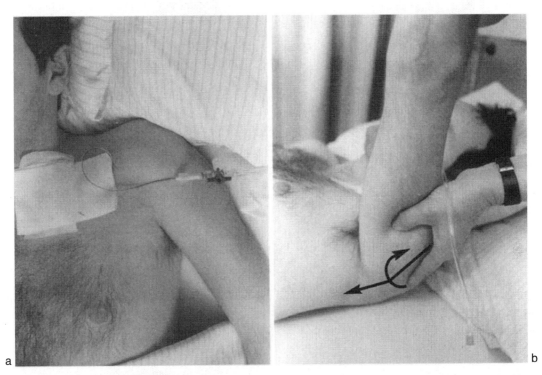

图3.9 a,b.　通过被动活动纠正肩关节排列。
a.抬起肩胛骨，肱骨头位于前方；b.活动肩胛骨和肱骨头至正常位置。

3. 肩胛骨下垂伴肩关节半脱位　特别是在损伤早期的几个月中，随着 Basmajian（1979，1981）所描述的肩关节被动锁肩机制的丧失，肩胛骨可能下降和旋转以致关节窝向下倾斜。肩关节的完整性几乎全部依赖于肩袖肌肉，这些肌肉通常是低张力的，当变为直立体位时患者肱骨头会向下脱位（图3.10）。肩关节半脱位本身并不疼痛，但是没有正常肌肉保护的肩关节非常脆弱，如果治疗师没有首先纠正关节排列就移动其上肢，那么很容易损伤患者肩关节。

当治疗师一只手抬起患者的上肢时，另一只手调整肱骨头在关节窝的位置以纠正肩关节的排列。治疗师用手指把肱骨头从远离关节窝后缘向前方松动，也可以预防它和肩峰突起有任何直接的接触（图3.11a）。肱骨头的轻轻抬起牵引下降的肩胛骨向上抬和旋前，从而允许肩关节自由活动，治疗师通过侧方旋转肱骨以确保肱骨大结节不撞击喙突。一旦患者感觉可以无阻力地运动其上肢，那么促进上肢肌肉的主动控制，特别是肩周肌肉对于治疗师来说是很重要的。例如，治疗师支撑患者上肢超过他的头顶治疗师可以要求患者抬手触摸她的下颌（图3.11b）。

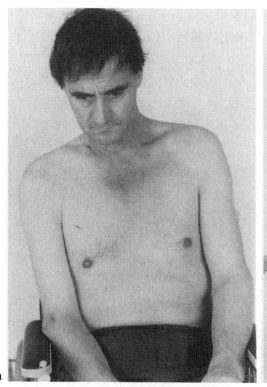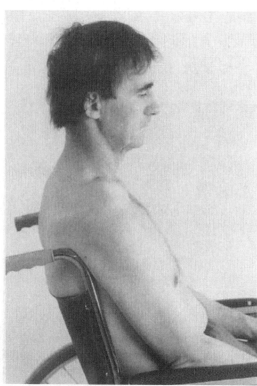

图 3.10 a,b. 肩关节半脱位。
a. 被动锁定机制的丧失；b. 肩袖肌肉低张力。

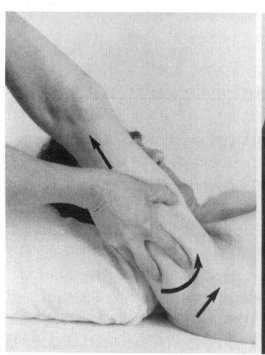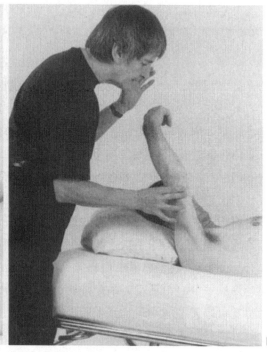

图 3.11 a,b. 纠正肩关节排列。
a. 重新调整肱骨头在关节窝的位置；b. 刺激肌肉活动。

（二）上肢外展包括 ULTT 1

治疗师站在患者身边，活动患者屈曲的上肢，从肩屈曲 90° 位置逐渐至肩关节水平外展及外旋、前臂旋后、腕关节背屈和手指伸展、拇指伸展并外展（图 3.12a）。让患者充分暴露很重要，否则致痛体位发生时治疗师很可能看不到，例如当肩胛带抬起时，治疗师会错误地认为患者取得了全范围的活动范围。

当腕关节背屈和手指伸展时，如果将肩胛带用力下压，肘关节伸展的阻力显著增加（图 3.12b）。治疗师必须意识到，在不利的神经张力存在的情况下，肩胛带的下降可导致活动变得突然非常疼痛，疼痛不仅出现在肘关节，也出现在从上肢至颈部全程的任何位置。

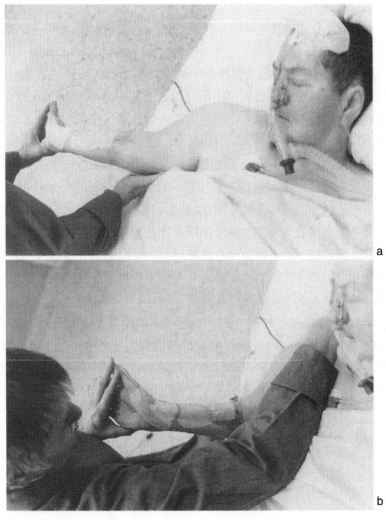

图 3.12 a,b. ULTT 1 在重症监护室中的应用。
a. 肩关节外展伴随肘关节、腕关节自由伸展；b. 肩带下压，肘、腕关节被拉紧。

［解决方法］

1. **当一个活动成分的附加动作引起疼痛时** 正如前文"松动神经系统的重要性"所解释的，治疗师必须立即对患者身体部位任何疼痛表达做出反应，无论是语言的还是非语言的。

在降低异常张力的治疗中，首先处理疼痛问题是重要的。通过运用 Butler（1991a,b）所描述的"成分思维"，也就是说，以上肢为例，治疗师不是将整个肢体作为一个长杠杆直接活动到关节末端，而是考虑将不同的成分以最好的方式达到同样的目的。从远离最僵硬或诱发疼痛的远端部位开始可能更容易成功，或者从松动远端部分开始，如腕关节，不一定总是按寻常所做的那样从近端开始。在开始活动上肢之前可能先活动颈部，则可减低上肢的肌张力。通过上提和下压肩胛带可能在多数情况下都有用，使得达到理想终点位置的后续过程更容易，痛苦更少。

同理，在活动其他肢体、颈部、躯干时也是如此。应该将活动，而不是牵伸，作为金科玉律。

2. **对于肩胛带的上抬和横向短缩** 当上肢活动至与躯干成外展 90°，活动通常显得充分而无痛，但是肩已被拉向前并接近患者头部（图 3.13a）。患者从耳朵至肩部最高处的距离显著缩短。由于没有任何肌肉缩短会造成这种现象，合乎逻辑的解释可能为神经束的张力或延展性的丧失。

治疗师一侧肘关节处于屈曲体位，然后握拳压向床或座位的表面，使其前臂将患者的肩胛带牢牢地向下固定在合适位置，以防止任何抬高。治疗师通过另一只手维持患者腕、手指的伸展和拇指的外展（图 3.13b）。然后治疗师来回地移动患者的上肢逐渐增加其肘关节的屈曲角度直到再次获得全范围（图 3.13c）。另一种可能是在缓慢增加腕和手指伸展之前，治疗师松弛患者手的位置并松动其肘关节的部分。如果不是病程数周的患者，通过分级治疗取得完全的活动可能需要几天。不能指望在神经系统数周或数月的制动后产生的张力通过一到两次快速的治疗就消失。

3. **患者头部被拉向一侧** 当患者一侧上肢充分外展时，他的颈部可能侧屈向那一侧以降低部分张力，当对侧上肢也外展时张力会特别明显（图 3.14a,b）。继续稳定肩胛带，但治疗师转换上肢以便可以同时用她的前臂防止患者的头被拉向侧方（图 3.14c）。治疗师将需要再次释放其他组分的一些张力以弥补短暂颈部侧屈的缺失。

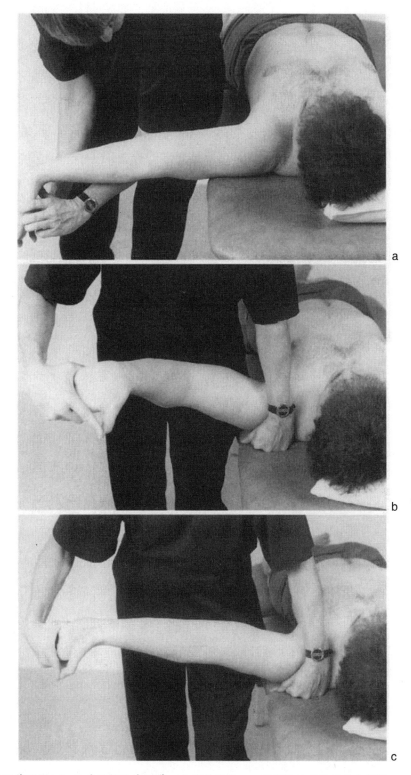

图 3.13 a. 从肩至颈的距离显著缩短；b. 治疗师握住肩胛带，允许肘弯曲；c. 逐渐松动至活动的全范围。

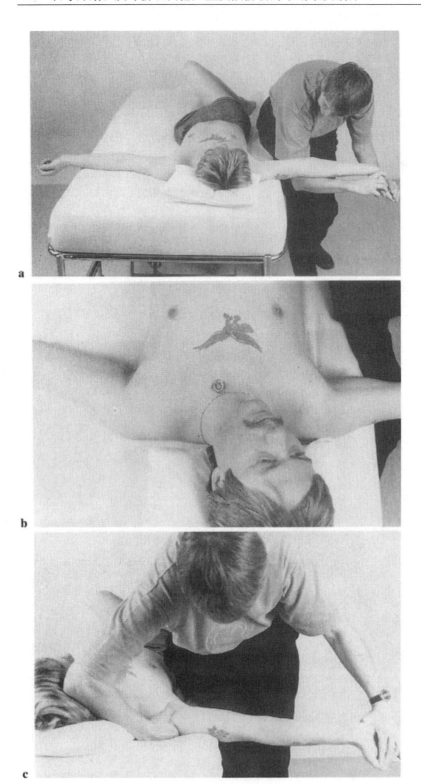

图 3.14 a. ULTT 1 伴随双臂外展；b. 颈部拉向侧屈；c. 防止颈部侧屈和肩胛带抬起。

（三）在其他活动中整合 ULTT1 的松动

神经系统松动结合其他治疗活动可能更有效，尤其是在患者不能耐受一些痛苦且枯燥的治疗过程时。通过活动近端以抑制远端的张力也可能有用。

[旋转躯干上部]

患者侧卧，治疗师握住患者位于下方的手，尽可能保持患者肘关节自然伸展位。另一只手放在患者对侧肩部，缓慢地前后活动躯干侧面，逐渐增加活动范围（图 3.15a,b）。一旦治疗师感觉阻力下降，可以加大向后移动其躯干的范围，当近乎仰卧时，可以下压肋骨及活动胸壁（图 3.15c）。一旦患者上肢完全放松，治疗师握住患者的手使之腕关节处于背屈位，保持肩胛带下压，令患者躺平，伸展双下肢，但不要屈曲其上肢（图 3.15d）。当患者躺回至仰卧时，治疗师鼓励患者将头部尽可能地向仰卧位转动。

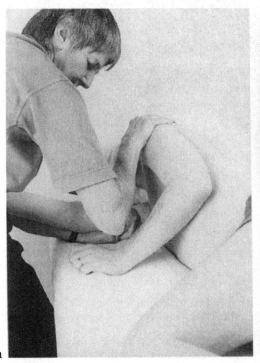
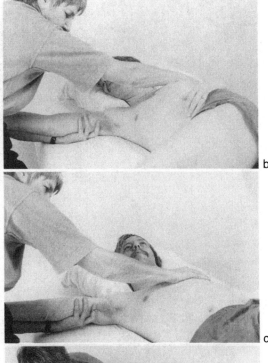

图 3.15 a~d. 躯干活动以松动上肢外展。
a. 侧卧位，下面的肩胛骨向前；b. 躯干向后旋转、上面的上肢支持；c. 用对侧上肢将胸廓向后压；d. 获得 ULTT1 的全范围。

［以正常模式翻身至侧卧］

学会在床上以正常的方式翻身包含很多有用的主动活动。头居中、躯干旋转、腹肌激活、上方的下肢抬起和向前移动的肌肉被激活，如同行走所需的肌肉活动。一旦患者能在床上自由翻身，夜间则不再需要护理人员帮助其改变体位。

早期促进向一侧翻身的方法已经在第 2 章中描述，患者已经学会不用一只脚蹬床或者一只手拉的情况下以正常的模式翻身。一旦能够不费力地完成这些活动患者应集中精力让自己下面的上肢放松地放在床上，翻身至平卧，再到侧卧。另一侧上肢也伸展并外展。只有在必要时，治疗师才给予帮助（图 3.16a~c）。

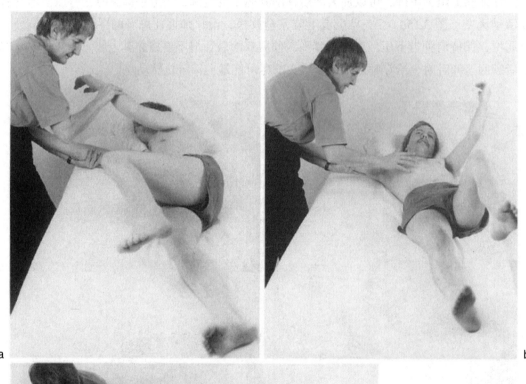

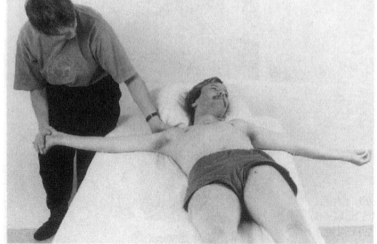

图 3.16 a~c. 翻身以松动上肢张力。
a. 翻向患侧；b. 患者翻向仰卧位时保持上肢外展；c. 反复翻身后双侧上肢完全外展。

[坐位时上肢侧方支撑以旋转躯干]

患者坐在床或治疗台的边上，一侧上肢伸展放于体侧，手平放在侧面的支撑面上。当促进躯干在两个方向旋转时，治疗师站在患者旁边帮助他维持平衡、保持肘关节伸展（图3.17）。患者首先用健侧手朝向支撑在床面上的手，然后再向对侧运动，在运动过程中，始终保持肩关节外展90°。通过反复运动抑制张力，患者能够每次向后面进一步运动，从而松动位于上肢的神经纤维。事实上，患者通过松动 ULTT 1 的神经结构，抑制了上肢屈肌的痉挛，同时练习了肢体持重。

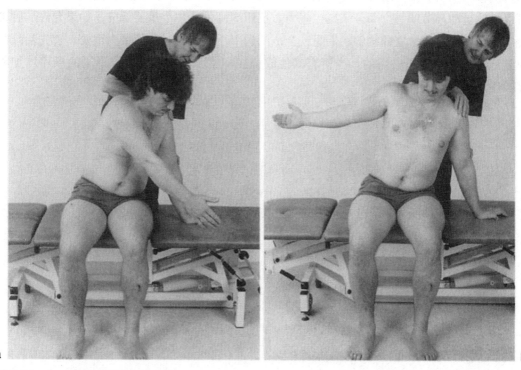

图 3.17 a,b.　坐位时抑制上肢痉挛。
a. 上肢在体侧支撑，躯干向前旋转；b. 对侧上肢外展，躯干向后旋转。

[坐位下松动上肢外展]

当患者坐位、双下肢垂于床边能够充分地保持平衡时，治疗师则可以有效地活动他的肢体至外展、外旋位。痉挛得到抑制，ULTT 1 所有成分都包括在活动中，并且很容易控制。

治疗师站在或跪在患者的身后，用靠近患者的大腿支撑患者外展的上肢。治疗师的下肢确保患者肩关节保持正常的排列，并保护其免于在活动中任何方式的损伤。治疗师使患者的肘关节伸展、前臂旋后、手指充分伸展（图 3.18a）。患者可以做脊椎屈伸的活动，或从一侧向另一侧移动重心。或者，当患者可以稳定躯干时，治疗师一手放在患者肩峰处，轻柔地、有节律地向下活动。患者头部会被拉向侧方，治疗师通过前臂向患者头部侧方施压以预防患者颈部侧屈。当结构充分松动，治疗师使患者头屈向对侧以增加活动范围，前臂施压以促进侧屈（图 3.18b）。更进一步的活动是患者的另一侧上肢也保持在外展外旋位，同时手、腕伸展。由于神经系统内的水平结构，张力程度或适应性延长量将会增加（图 3.19a），当治疗师为防止患者肩胛带代偿性升高，告诉患者将头先屈向一侧，然后再转向另一侧时，甚至会增加更多（图 3.19b）。在肌肉和神经的张力充分伸展的状态下，必须关注患者的躯干或肢体不能被拉至不理想的姿势，这是患者身体在自动适应性逃离或缓解张力（图 3.19c）。例如，患者躯干侧移，治疗师以自己的膝部抵住患者的肋部以预防或纠正侧移。当所有偏离姿势被反复阻止时，患者可能主诉疼痛并试图脱离该姿势。治疗师可以释放运动环节的一个部分来减少张力。下压肩胛带是一个重要部分，如果允许肩胛带轻度抬起，疼痛常常立即缓解。但是，全范围的下压被认为对功能最为重要。首先治疗师单纯地松动它可能是必需的，当所有其他成分在不紧张的位置，再以不同的顺序增加程度，逐渐地包括所有成分。

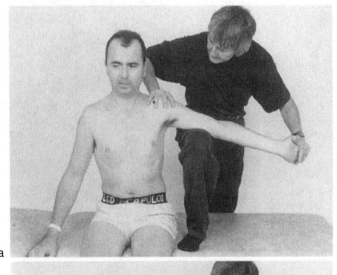

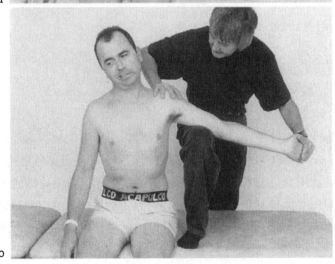

图 3.18 a,b. 坐位下 ULTT 1。a. 治疗师以膝关节支撑患者外展的上肢；b. 头偏向对侧。

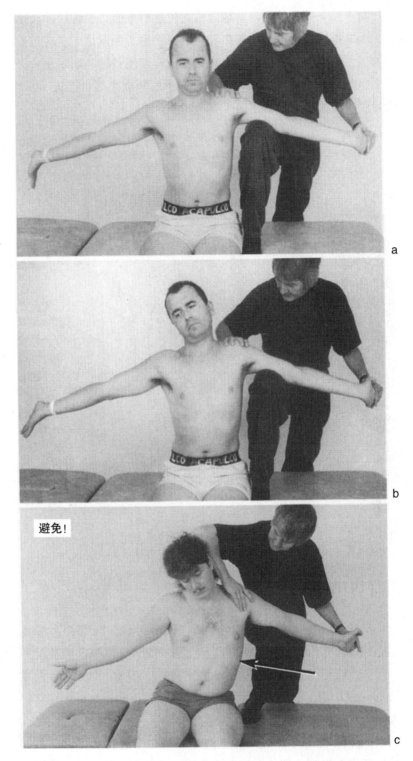

图 3.19 a~c. ULTT 1 伴双上肢外展。
a. 对侧上肢主动保持位置；b. 主动侧屈颈部；c. 胸部侧移以缓解张力。

　　对于独立行走的患者，结合站立位进行上肢外展位松动。患者站立，一侧上肢伸向侧方，手掌撑墙。治疗师站在患者背后，把患者手固定于合适位置，同时帮助患者保持肘关节伸展，当另一只手接触墙，然后躯干旋转使其远离墙。患者保持上肢外展、外旋，在肩水平从远离墙到外展侧移动上肢。躯干旋转远离墙也能进一步增加效果。在活动过程中，治疗师确保避免肩胛带上抬（图3.20）。

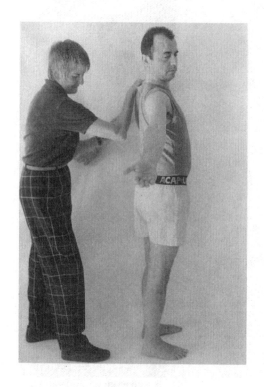

图 3.20　站立位减轻上肢张力。治疗师保持患者的上肢在合适位置，他的手和手指保持平贴墙壁。

（四）治疗中包括 ULTT2 和 ULTT3

［ULTT2］

　　虽然 ULTT2 不像中枢神经系统损伤后的 ULTT1 那样常常受到异常张力限制，但应该小心检查以便发现问题。即使很轻微的张力松动，对某些患者而言，都可能带来明显的改变。

　　ULTT2 可通过两种不同方式完成，一种是正中神经偏置，另一种是桡神经偏置（Butler l991b）。建议治疗师认真研究两者的不同，然后运用它们。进行治疗前要先在正常人身上准确练习。

　　ULTT2 伴正中神经偏置　治疗师站在患者背后用自己的下肢抵住患者肩的外侧端。治疗师靠近患者一侧的手从内侧握住患者肘部，另一只手从上方握住患者腕部。治疗师用自己的腿下压患者的肩胛带，然后伸直其肘关节。上肢外旋，治疗师滑动下方的手以伸展患者腕关节、手指和外展拇指（图3.21a）。虽然治疗师可能感觉不到阻力，但随着外展张力的增加，患者可能会感觉到疼痛，因此外展要在小范围内非常缓慢地进行。在下压肩胛带的情况下，外展达到 40° ~ 50° 即可。

ULTT2 伴桡神经偏置 治疗师如 ULTT2 伴正中神经偏置那样开始治疗，但是患者肘关节一旦伸展，就使患者上肢向内侧旋转，前臂转向下。然后患者腕关节和手指屈曲（图 3.21b）。当腕关节尺偏，增加拇指屈曲将进一步提高敏感性。

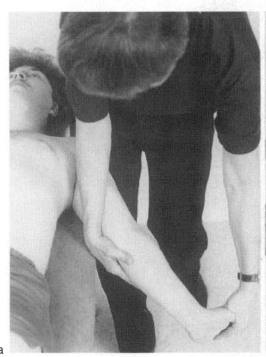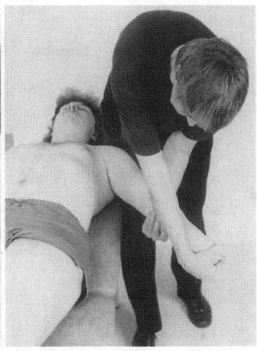

a   b

图 3.21 a,b. ULTT2 松动。
a. 正中神经偏置；b. 桡神经偏置。

[ULTT3]

ULTT3 松动对于肘关节抵抗被动或主动屈曲的患者和腕关节伸展时手指伸直困难的患者尤其有用。对于患者来说，松动后即刻主动伸直手指更容易。

伴（前臂）旋后 治疗师站在患者一侧，以大腿的上面支撑患者屈曲的肘关节，使腕和手指伸展、前臂旋后（图 3.22a）。保持其他部分位置不变，治疗师充分屈曲患者肘关节，握拳压向床以保持肩胛带下降，使肩关节外旋把上肢转向外展（图 3.22b）。

治疗师仍以膝部支撑患者肘关节，继续活动患者上肢，治疗师向床头的方向移动自己的重心至患者手在其耳朵上方放平（图 3.22c,d）。当通过把枕头移向对侧使患者颈部侧屈时，松动效果明显（图 3.22d）。确保下位颈椎侧屈尤其重要。治疗师一只手固定患者的手在合适的位置，腾出另一只手移动枕头把患者头撑向对侧（图 3.23a,b）。患者颈部保持侧屈位置，治疗师再次下压肩胛带（图 3.23c）。

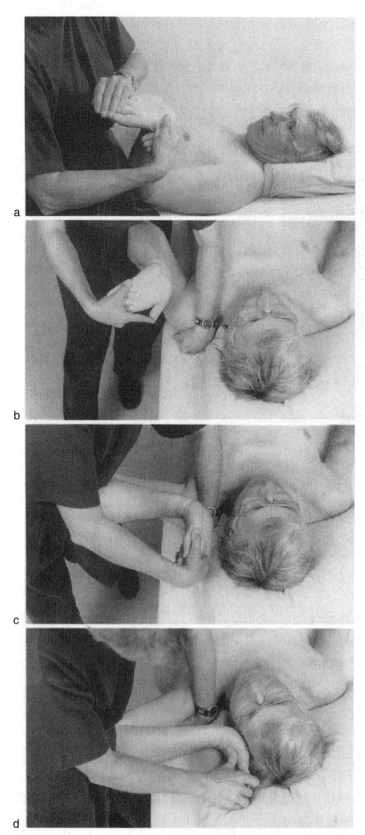

图 3.22 a~d.   ULTT3 伴前臂旋后。a. 腕、手背屈；b. 前臂旋后、肩胛带下降；c. 治疗师以大腿支持患者肘部，使上肢外展；d. 伸展的手放在耳朵上。

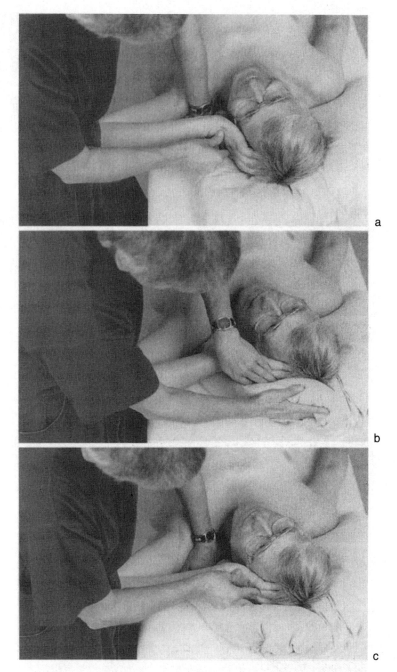

图 3.23 a~c.　增加颈椎活动。

a. 保持手的位置；b. 枕头移动到侧方；c. 下压肩胛带。

伴（前臂）旋前　活动以同样的程序进行，但治疗师从肘关节屈曲支撑开始前臂旋前（图 3.24a,b）。在最终位置，患者的手再次平放在耳部，患者手指指向他的下颌（图 3.24c）。当这个位置能容易完成，治疗师通过移动患者的枕头移向对侧以增加下位颈椎侧屈，从而进一步松解张力（图 3.24d）。

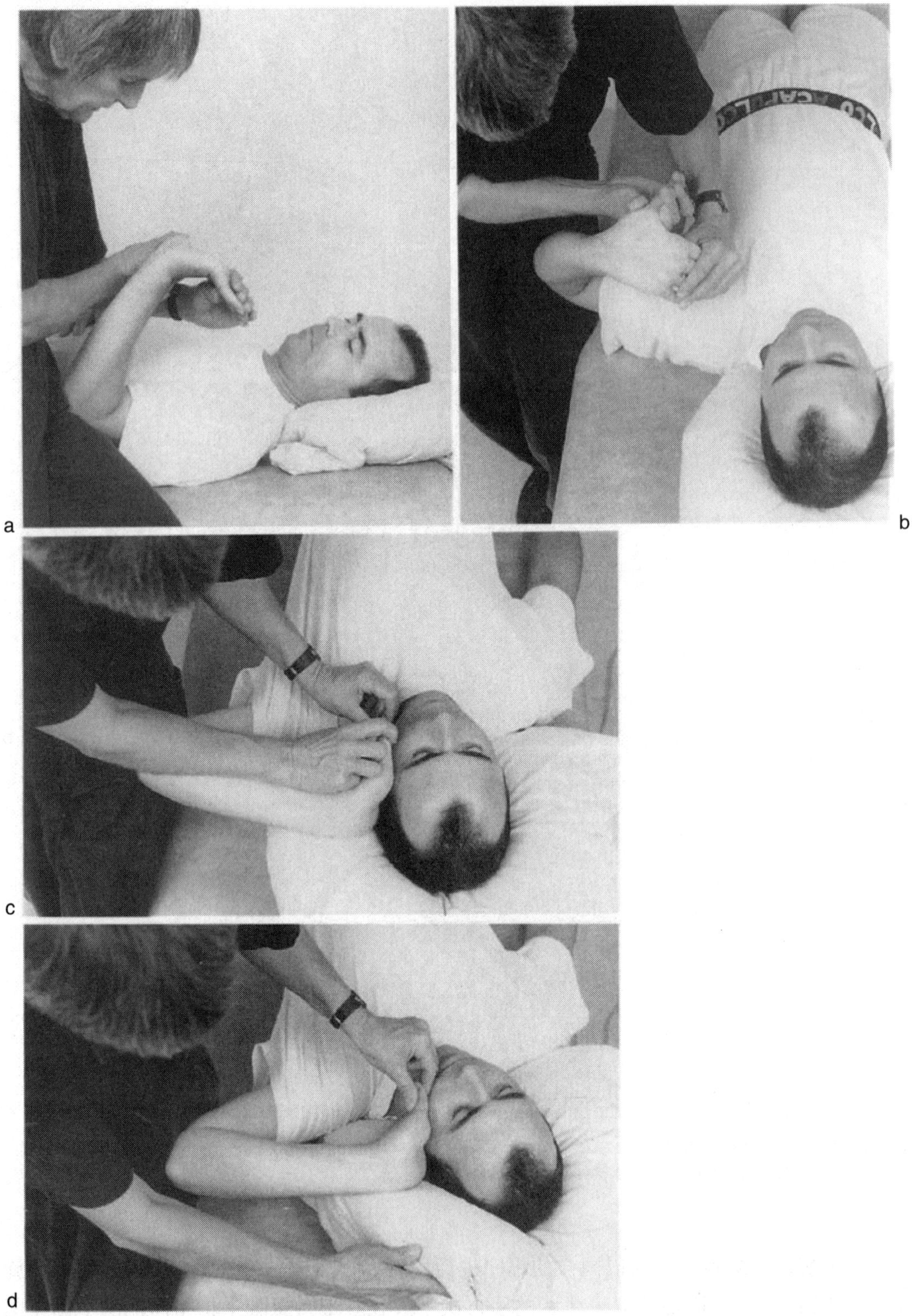

图 3.24　a~d.　ULTT3 伴前臂旋前。
a. 腕关节、手指伸展；b. 肘关节支撑、前臂旋前；c. 手放在患者头部；d. 增加颈部侧屈。

四、重获上肢的主动控制

随着患者开始恢复意识，在松动躯干和运用上肢神经松动术作为治疗手段后，应该让患者尝试上肢的主动活动。

· 患者用手触摸头顶，并试图把手保持在手掌和手指接触头发的位置。治疗师促进小的动作，就像患者在搓头（图 3.25a）。治疗师也可以引导患者的手触摸脸或停留在口周。

· 一种有用的促进患者肘关节屈曲的活动是治疗师帮助患者把手放在对侧，通过肘关节的屈伸以轻轻地按摩上肢的外侧（图 3.25b）。可通过同样的方式按摩胸部或腹部。

· 当治疗师保持患者的腕和手指伸展，并且患者的上肢从肩关节的垂直方向逐渐侧向活动时，能力较好的患者可选择性地主动伸展、放松肘关节（图 3.26a,b）。当上肢越来越外展、外旋时，继续活动其肘关节（图 3.26c）。

· 患者坐在轮椅上，上肢放在前面的桌子上，在治疗师的帮助下患者双手可以摸到脸，或者患者可以将下颌放在双手上休息（图 3.27）。

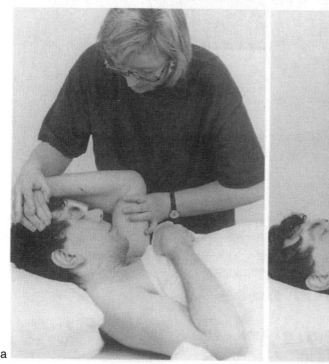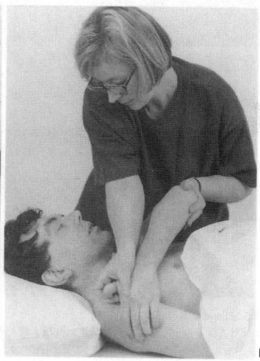

图 3.25 a,b.　引发上肢主动活动。
a. 患者的手放在头部；b. 患者揉对侧肩部。

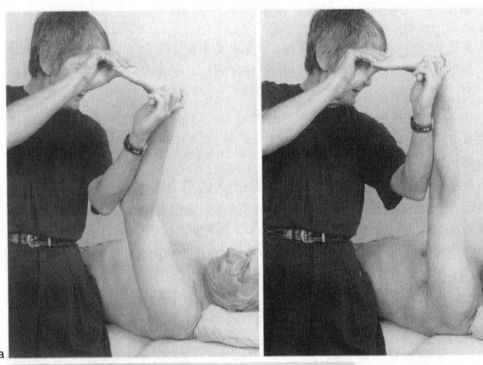

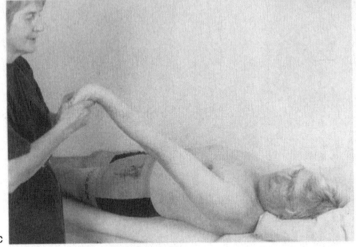

图 3.26 a~c. 选择性伸展肘关节。
a.使肘关节屈曲；b.辅助主动伸展；c.伴随上肢外展，肘关节伸展。

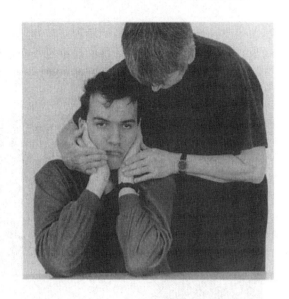

图 3.27　选择性屈肘。

如第 1 章所解释的，如果这些运动结合到真实的生活中，如洗脸、抹胡须膏和喝水，将会更容易进行，且对运动模式的学习有更大的作用。

五、松动躯干和下肢

不是被动从远端活动下肢，而是把松动术和躯干活动结合起来。这将更加安全和有意义，尤其是对髋关节及其周围肌肉。

（一）活动下段躯干

在急性期，患者的腰椎可能变得非常僵硬，如果患者长时间于仰卧位接受护理性的活动，僵硬的情况会进一步加重。伴随腰椎区域的僵硬，可以进一步延伸至骨盆，使骨盆的活动度减低并且下肢伸肌张力会显著增加。从一开始，无论是预防性的或克服已存在的僵硬，治疗师在每天活动患者下肢之前，都应该使患者的下段躯干有屈曲和旋转的活动。

患者仰卧位，治疗师屈曲他的双下肢使之离开床面，并且旋转他的躯干，直到他的膝盖和小腿都靠在治疗师身前，双髋屈曲不要超过 90°（图 3.28a）。随后保持患者的下肢在这个位置，治疗师稍微弯曲自己的膝盖以提高患者腰椎旋转的角度，调整姿势直到感觉到患者的下肢被自己的身体所支撑。过程中必须注意避免代偿，由于下段躯干本身旋转的角度并不大，如果患者的下肢向一侧的角度太多会引起不必要的胸段旋转。

治疗师把手放在患者的骶骨上，手指指向脊柱，并且用她的上肢把患者的下肢抵住她的身体。另一只手的手指展开放在胸骨角的位置，让患者的胸廓放松，让骨盆向之靠拢。

治疗师向床头转移重心，稍微向前倾斜患者的骨盆，从他双下肢之间的骶骨处发力，向前牵伸，将患者骨盆向前面倾斜，让屈曲只发生在腰椎（图 3.28b）。随后治疗师向后移动重心到她的另一侧下肢，目的是重复下一个运动序列之前让患者骨盆先回到初始位置。

屈曲并旋转腰椎的时候不用加大髋关节屈曲的角度，只需维持在原来 90° 的位置即可。

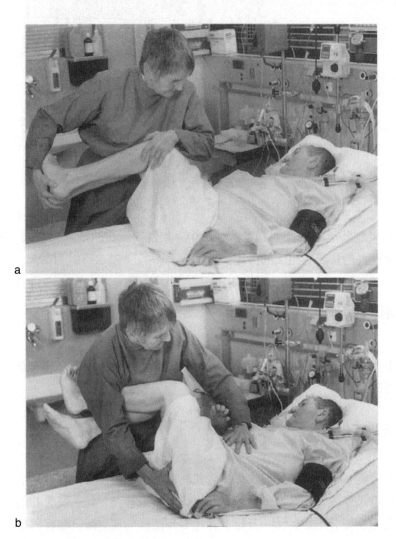

图 3.28 a,b. *下段躯干的屈曲 / 旋转。*
a. 治疗师辅助患者充分屈曲双下肢；b. 使患者骨盆前倾。

（二）躯干屈曲和下肢的松动

在旋转并屈曲患者的腰椎之后，治疗师加大患者双髋屈曲的角度并且屈曲他的整个脊柱（图 3.29a）。治疗师搂住患者的颈部使其屈曲，这个动作可以降低伸肌的张力，并且把他扶起至屈曲坐位，让他的上肢搂住他的膝盖（图 3.29b,c）。等到患者放松，再试着放松他的头，使之向前挨住他的膝盖。对于让整个脊柱的屈曲能够从头到尾平均分配和克服髋关节伸肌的高张力这两方面来说，屈曲坐位是最好的姿势。

　　一旦患者这个姿势感觉舒适，治疗师可以向后移动患者至仰卧，在允许的范围内向前、向后轻轻摇晃，每次活动保持患者的上肢搂住他的膝盖，避免头、躯干或者下肢的伸展（图 3.30）。最终患者可以在不减少屈曲角度的前提下再次完全回到初始位置，同样从被动地活动过渡到主动地进行。

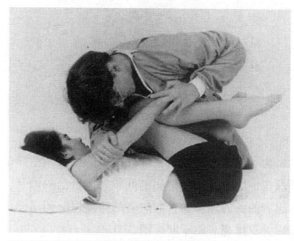

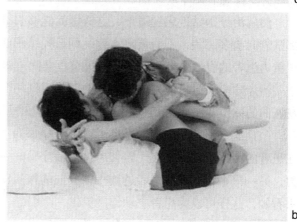

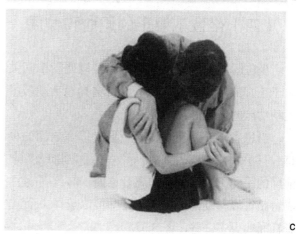

图 3.29 a~c.　抑制伸肌张力。
a. 双下肢屈曲；b. 颈和躯干联合屈曲；
c. 患者被置于屈曲坐位。

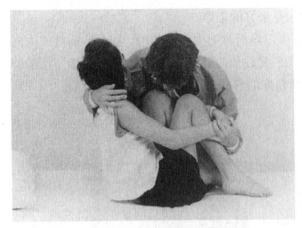

图3.30　在不引起伸肌痉挛的状态下轻轻晃动。

（三）坐位下躯干屈曲

为了预防患者躯干在伸展位变得僵硬，治疗师可以在早期介入，让患者坐在床边，双脚踩在地面上并帮助他向前倾斜触摸自己的脚趾。当患者还不能够主动地活动时，治疗师在患者的前方用膝盖控制患者的膝盖以防他向前滑下床，尤其是当治疗师在引导患者躯干前屈并支撑患者躯干时（图3.31a）。

然后治疗师贴近患者跪下，这样她就能够引导患者用手去触摸他自己的脚，每次活动都试着向前多一些，不断重复直到达到目标（图3.31b）。当以这样的方法向前倾斜时，由于重力患者的脊柱更容易屈曲，髋关节也会随之被动地屈曲。

治疗师应该尽可能多的让患者的躯干回到一个伸展的位置，而不是让患者长时间保持在屈曲的体位（图3.31c）。患者进行这项活动时足底必须保持与地面接触。

一旦这个活动不需要通过患者或者治疗师的过多努力就可以完成时，治疗师就可以站在患者的旁边帮助他的躯干至伸展位。治疗师的一只手放在患者的胸骨上给他一个向后的力，另一只手帮助伸展患者的胸椎，并向前按压（图3.31d）。同时，家属可以让患者抬起头看她，这样可以为患者主动伸展提供一个引导。

（四）坐位下躯干的屈曲和伸展

坐位时屈曲和伸展躯干不仅可以调动椎间关节和腰骶关节，还可以改善患者的坐姿。对于正常的行走模式来说能够有选择地活动腰椎是很重要的。一旦患者开始离开床坐起，运动功能的恢复过程很快就开始了。

当患者坐在轮椅里，其上肢支撑在前面的桌面上时，治疗师站在他的一侧或者后面，将一只手放在患者的胸前，另一只手顶住患者的上段胸椎，屈曲他的躯干。治疗师在患者前面的手向下拉他的下肋离开桌面，与此同时另一只手放松患者的肩膀向前。如果轮椅的靠背是可以移动的，那么治疗师可以选择一个适当的位置让身体更加贴近患者，让患者的脊柱屈曲更多一些（图3.32a）。

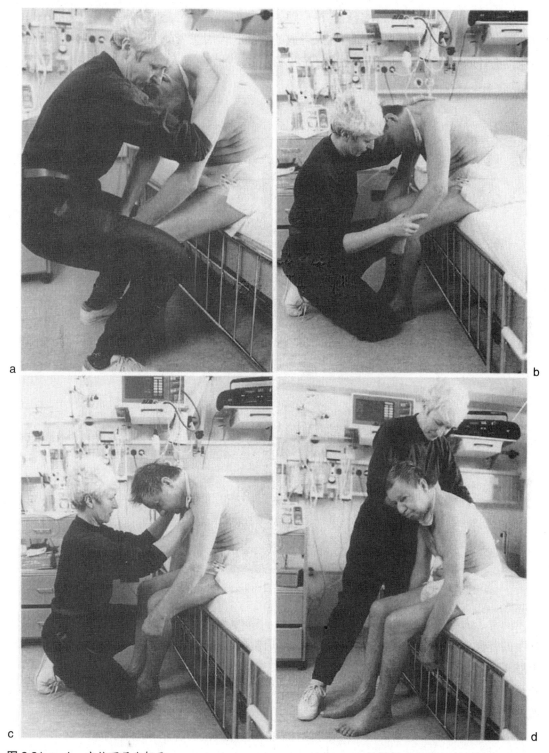

图 3.31 a~d. 坐位下屈曲躯干。
a. 治疗师控制患者的膝关节向前倾斜；b. 患者把手放下去摸脚；c. 协助患者回到垂直坐位；d. 辅助患者伸展胸椎。

　　患者在屈曲体位下放松一会后，治疗师的手帮助患者尽可能地伸展躯干，其中一只手放在患者的胸骨上，上肢从前面顶住患者肩的前缘，伸展患者的上段躯干，同时另一只手向前推患者的胸椎，使他的下肋靠近桌子（图 3.32b）。

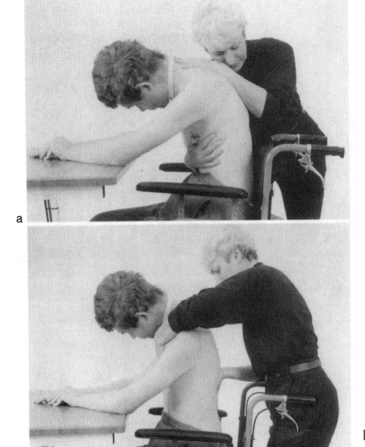

图 3.32 a,b.　被动屈曲和伸展躯干。
a. 屈曲；b. 伸展。

　　随着患者坐位平衡的提高，一般情况下，不需要躺下休息便可以让患者坐在一个没有扶手的普通椅子上，但是在一些特殊情况下同样功能的患者仍然需要一张桌子来支撑他的上肢。比如说，吃饭的时间或者在作业治疗中先做其他项目的时候。治疗师鼓励患者尽可能地主动伸展和屈曲他的整个脊柱，并用她的双手从两个方向给予患者帮助以增加其活动范围（图 3.33a,b）。

　　一旦患者在整个运动模式下可以自由地屈曲和伸展他的躯干，患者则应开始学习稳定胸椎并有选择性地运动下段躯干。治疗师的一侧上肢放在患者的前面保证他坐直，并给予一定的压力以帮助患者稳定胸椎。当患者屈曲和伸展他的腰椎时，治疗师的另一只手提示需要运动的部分并且教患者只在某一个范围内活动（图 3.33c,d）。

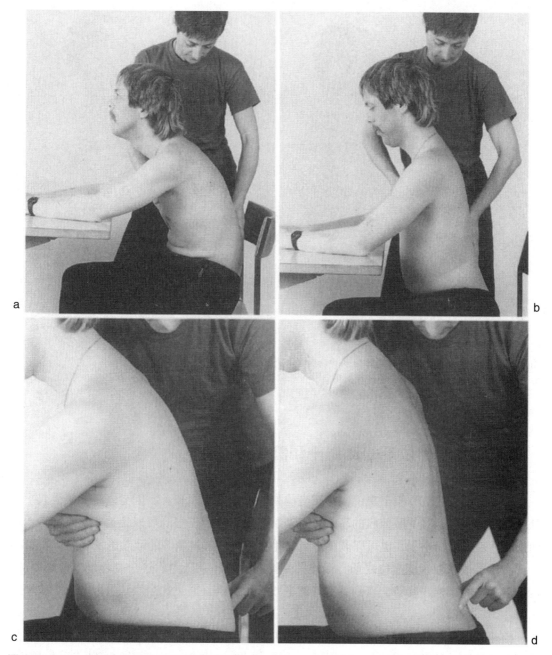

图 3.33 a~d. 上肢有支撑时主动屈曲和伸展躯干。
a. 辅助下完全屈曲；b. 鼓励主动伸展；c. 促进有选择性地屈曲腰椎；d. 固定胸椎，有选择性地伸展。

随着患者能力的提高，练习有选择性地屈曲和伸展他的腰椎，让患者的双手放松，可以放在他身体的两侧，也可以放在他的膝盖上休息（图 3.34），在前面没有桌子的帮助时，因为有上肢的重量和不稳定的肩胛带影响，患者依旧得保持自己的胸椎在垂直的位置，所以这个活动会困难得多。治疗师为促进正确的局部运动，需将她的一只手作为一个参照点放在他相对固定的胸前，另一只手帮助他有节律地来回倾斜骨盆。

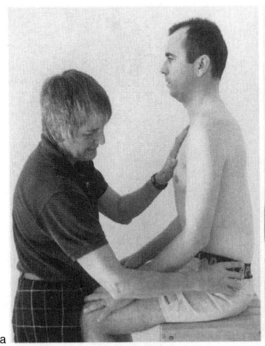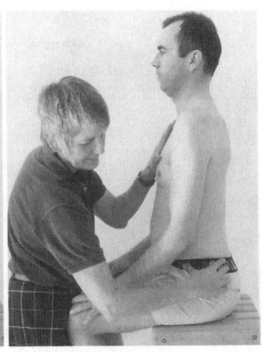

图 3.34 a,b.　上肢无支撑时有选择地屈曲和伸展躯干。
a. 屈曲腰椎时固定胸椎；b. 主动伸展腰椎。

（五）盘腿坐位下松动躯干和髋关节

对于活动髋关节和躯干来说，盘腿坐位是一个很有用的姿势，因为该姿势使得双下肢处于屈曲模式，这对下肢伸肌的高张力有抑制作用。这个姿势既可以让治疗师更容易地屈曲患者的髋关节和躯干，也可以调整患者的骨盆位置。通过躯干的运动诱发髋关节外旋。

在试着让患者盘腿坐位之前，治疗师先抑制伸肌的高张力，这个过程是非常必要的。帮助患者屈曲腰椎并旋转，直到感觉他的下肢开始放松，通过这个做法可以缓解下肢伸肌张力（图 3.35a）。

治疗师使患者的双脚交叉，逐渐外展他的髋关节，用一只手按住他的膝关节，另一只手固定他的脚在原位不动，维持躯干和双下肢屈曲（图 3.35b）。患者的双膝充分外展后，治疗师转移位置，跪在患者的后面，把一侧上肢放在他肩膀的后面让他坐直。

治疗师保持身体贴住患者的整个后背可以缓和患者躯干的前倾，患者逐渐向前伸他的上肢（图 3.35c）。治疗师用自己的头辅助患者把头放在合适的位置上。如果患者的上肢伴随着很强的屈曲，治疗师把患者的双手放在他的身后撑在床上，保持肘关节伸直手指，指向后面，以对抗他的张力（图 3.36）。在这个体位下，治疗师保持患者上肢位置不变，向各个方向移动患者的躯干，以此活动近端抑制远端的张力。

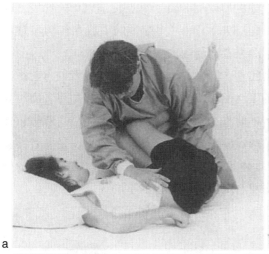
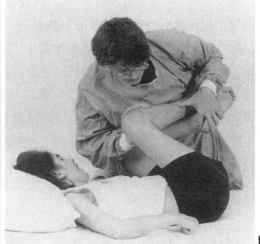
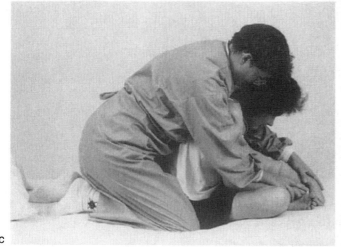

图 3.35　a~c.　转换至交叉盘腿坐位。
a. 抑制伸肌痉挛状态；b. 固定下肢在屈曲位；c. 分开双膝加大屈髋。

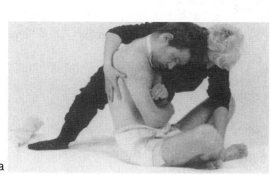
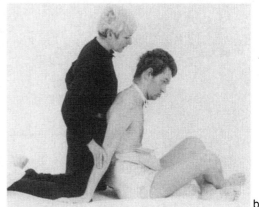

图 3.36　a,b.　盘腿坐位上肢伸展。
a. 上肢屈曲；b. 治疗师在患者身后支撑其上肢伸展并外旋。

治疗师把手放在患者的肩上，并且向后拉他的肩使肩胛骨回缩，促进躯干的伸展，与此同时用前臂和肘辅助患者保持上肢伸直（图 3.37a）。然后治疗师的手放在相同位置不动，向前运动患者的肩胛骨使其前伸，并且帮助患者向前屈曲躯干（图 3.37b）。

为了逐渐屈曲患者的髋关节同时伸展患者的整个脊柱，治疗师需站在患者的身后举起并外旋他的上肢到他的头顶，并且在其上肢的下面给予支撑，治疗师双手控制患者肩胛骨下缘以便能够控制患者躯干的重心，伸展患者的脊柱，但注意不要提拉他的肩。双膝顶住患者胸椎的下段使之放松并伸展（图 3.37c）。通过向前移动患者的整个躯干，使患者髋关节屈曲角度增加，治疗师告诉患者放松躯干屈曲然后再次伸展整个脊柱，维持伸展的坐位。与此同时治疗师同样可以使用她的膝盖向左右两边转移患者的重心。

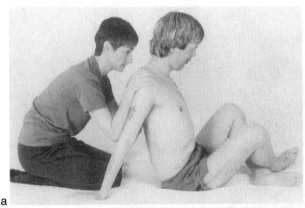

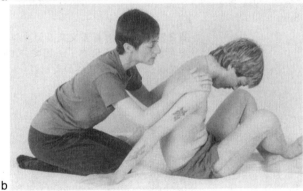

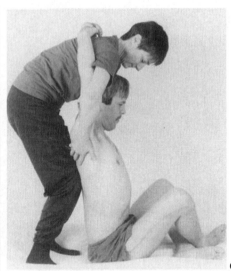

图 3.37 a~c. 盘腿坐位时躯干的屈曲和伸展。a. 双上肢支撑躯干伸展；b. 肩胛骨前伸躯干屈曲；c. 躯干伸展伴髋关节屈曲增加。

（六）长坐位下的松动

有中枢系统损伤的患者通常很难做到双下肢伸直坐，并用手去摸脚（图 3.38a）。在这个活动中会感到相当大的抵抗力，患者往往感到膝盖和腘窝处非常疼痛。值得关注的是背屈双侧踝关节有时甚至是一只脚都非常困难，并且经常引起患者颈部伸展以缓解张力（图 3.38b）。这个问题可以解释为腘绳肌的短缩，但是很明显踝背屈并不能改变腘绳肌本身的长度，并且颈部屈曲程度的减少并没有相应地减轻疼痛的程度。更合理的解释是这个体位增加了神经的张力，并且这个异常的现象提高了肌肉张力，阻止了关节的全范围活动。事实上从脚到头神经张力增高的这种情况和 Butler 在下肢长坐位下坍塌试验中描述的一样。此时预防关节活动度的降低和治疗已经出现的问题是非常重要的。因为逐渐增高的神经张力将会引起其他问题——功能受限。一些由于神经张力而功能受限的例子，如从床上坐起、在浴缸里坐着，还有行走。在摆动相末期脚迈向前方时，由于张力的影响患者必须让膝关节屈曲才能使足跟着地，不能迈出正常的距离。膝关节屈曲则步幅减小，如果膝关节伸展，踝关节就会跖屈，前脚掌就会先着地。

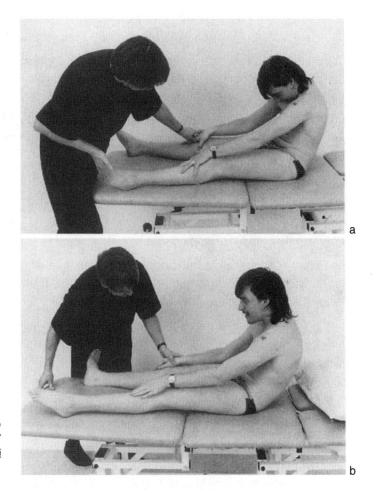

图 3.38 a,b.　长坐位的困难体验。a. 患者不能用手摸脚；b. 右踝背屈时，为缓解张力，躯干向后倾斜，颈部屈曲。

异常的张力引起踝足跖屈和足趾屈曲，当膝关节伸展时增加的张力会阻止踝主动背屈，踝阵挛可能会加重并且会影响从坐位站起以及行走时患侧下肢的持重。当半卧位或坐位时髋关节屈曲，膝关节屈肌张力会非常高。坐轮椅时，患者的脚会被拉离踏板或者拉到座位的下面。跟腱挛缩和髋膝关节的屈肌挛缩很容易进一步加重。

［松动的运动顺序］

治疗师使患者像前面描述的那样取盘腿坐位，等到患者在这个体位放松下来（图3.39a）。治疗师跪在患者的身后，慢慢地把他的一侧下肢伸出来，另一侧保持微曲和外旋（图3.39b）。然后再慢慢伸展患者的双膝，用手纠正患者外旋的下肢到中立位。治疗师身体紧贴患者，把患者的手放在其双下肢之间并向前倾斜（图3.39c）。在急性期，治疗师将会需要一个助手保持患者的脚在背屈状态，通过向前、向后移动绷紧的身体来放松组织结构，并慢慢增大活动范围（图3.39d）。

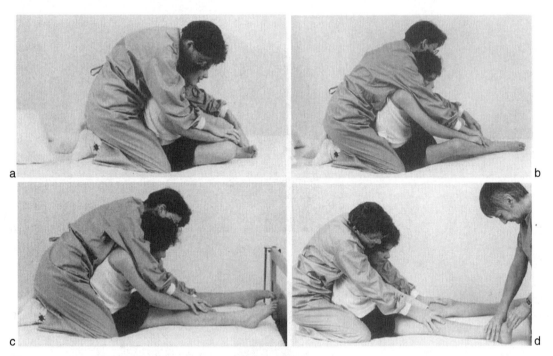

图 3.39 a~d. 早期长坐位下的松动。
a. 交叉盘腿坐位减少下肢伸肌痉挛；b. 逐渐地伸展一侧下肢；c. 双下肢伸展；d. 增加踝背屈。

［解决方法］

如果异常张力十分明显，比如患者在坐位时治疗师很难伸直他的下肢，尽管他的膝关节并没有真正的挛缩，这种情况下需要找到一个解决方法（图3.40a）。在仰卧位下用石膏绷带包扎固定，让患者的下肢保持在伸展状态。治疗师的膝盖顶住患者的后面，使他的躯干随着治疗师的膝关节在相对较小的范围反复屈伸做向上和向下的活动，每次活动都让他的躯干比前一次再多向前一些。这里的关键词是"活动"，治疗师移动时不要试着克服阻力（图3.40b,c）。一个助手使患者的脚尖向上、向下活动直到足背屈，当她用手向足背屈的方向推患者脚时，用大腿顶住患者的另一只脚（图3.40d）。

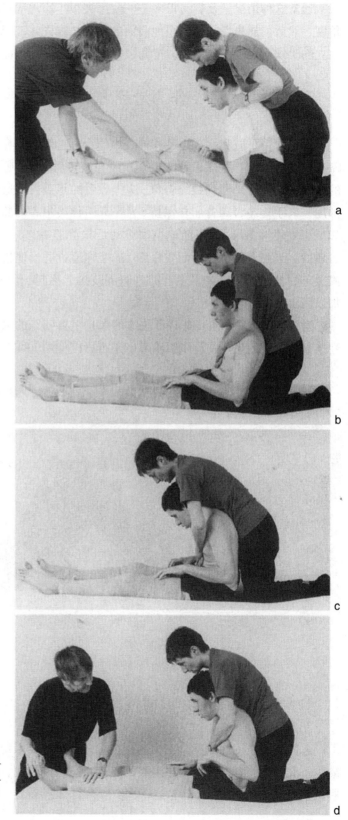

图 3.40 a. 在长坐位时患者不能伸展下肢；b. 用石膏夹板固定下肢在伸直位；c. 逐渐向前移动躯干；d. 助手帮助踝背屈，增加远端的成分。

通常这种情况下要容易得多——使用夹板牢牢地固定患者膝关节，使之伸直至适当的角度，然后前屈患者的躯干至他前面的桌子（如图 4.22. 显示相同的患者在活动）。当患者站立的时候可以维持踝背屈，把绷带卷放在他的足趾下面可以调节背屈的角度。

（七）用 LLTT 1 作为治疗方法

为了保持下肢和腰部神经和神经组织合适的延长，治疗师可以使用 LLTT1 给予松动以恢复关节活动度。在让患者的腰椎屈曲和旋转后，治疗师跪在床尾，将患者的小腿放在她的肩膀上，然后坐回到她的脚踝，这样患者的膝盖可以避免不适，放松地完全伸展。治疗师用一只手使患者踝背屈并保持，另一只手伸展患者的膝盖到轻微的屈曲状态（图 3.41）。如果患者能够参与，尽可能地主动活动是非常必要的。患者可以主动地伸展膝关节，然后再屈曲。当患者的下肢渐渐放松后，治疗师通过适当地抬高自己的肩膀从而逐渐增加患者髋关节屈曲的角度。如果患者的对侧下肢向上抬起，治疗师应该用她的另一侧下肢下压，加以固定。

对于一些患者，尤其是对于肢体疼痛是主要问题的患者，或跟腱已经被延长，脚习惯性地过度背屈的患者，应该慎重考虑是否可以使用 LLTT 1，以及是否添加踝跖屈和内翻。

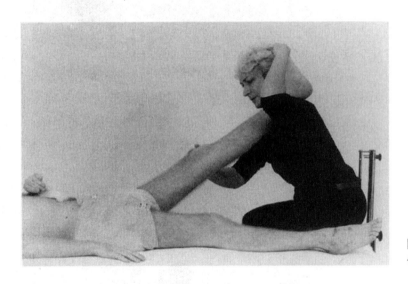

图 3.41　直腿抬高时屈曲和伸展膝关节。

（八）用坍塌试验松动神经系统

总体来说使用坍塌试验作为治疗技术是促进神经系统非常有效的方式。它不仅有助于减少下肢的紧张，并且对提高上肢的兴奋有积极的作用，同时会使躯干变得更加灵活，肩胛回缩也会受到抑制。

　　患者取坐位，双下肢垂在床边，坐得足够靠后以确保大腿能得到很好的支撑。当抬起患者的一只脚并伸直其膝关节时，为防止其向后倒治疗师的一只手需放在他的胸椎上。治疗师的另一只手保持患者足背屈，用她的膝盖把患者的下肢压在床上（图3.42a）。向前移动患者的躯干并超过他的膝盖，再向后到垂直的位置，患者的手可以放松地垂在身体两边。然后治疗师试着再让患者向前多倾斜一点，并且每次给他的后背和肩施加一个温和而有力的压力，在患者可以轻松承受的范围内屈曲脊柱（图3.42b）。一开始治疗师可以伸展患者的颈部，随着活动度改善也可以向前倾斜他的头。

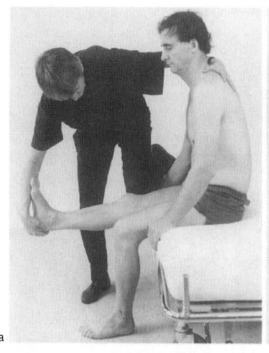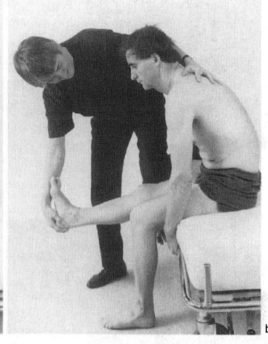

图3.42 a,b.　把坍塌试验作为治疗技术。
a. 保持膝关节伸展，踝关节背屈；b. 躯干前倾。

　　可以选择以下肢代替躯干作为杠杆来完成运动，让患者脚踩在地面，治疗师首先把她的上肢绕到患者的后面屈曲他的躯干和颈部，把她的手放在患者另一侧肩膀上，让患者双肩对称并且保持他的头低下来（图3.43a）。继续维持患者躯干的姿势，然后用另一只手把患者的脚背屈并抬起，在不引起患者不适的前提下尽可能远地伸展他的膝关节。治疗师重复放下和抬起患者的脚，当阻力减小的时候试着增加膝关节伸展的范围（图3.43b）。有时先不干预患者的脚，先活动患者的下肢，也同样可以，当膝关节很容易活动时，再增加足背屈。

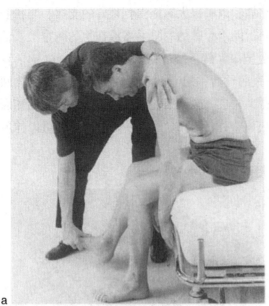

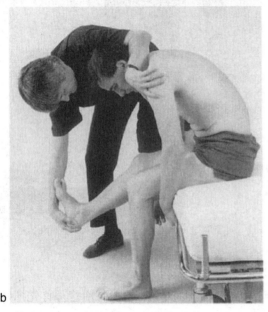

图 3.43 a,b.　用坍塌试验松动神经系统。
a.患者的躯干和颈部屈曲；b.抬起患者的脚伸展膝关节。

　　脊柱屈曲过程中，僵硬的表现不一定是在各个部位均匀分布的，某一部分可能比其他的部分要更硬一些。通过密切观察，治疗师注意到，充分活动脊柱的一部分会让另外一个本应该是平滑的脊柱曲线的部分变直。平直的脊柱区域也许只是局部的一小节段，也可能跨越整个腰椎或者胸椎。为了不在活动性较好的区域增加过多的压力，治疗师可以放置一个硬质的滚桶来支撑患者躯干前侧，当患者向前屈曲时可以从下面直接支撑脊柱僵化的部分。枕头可以用来调整滚桶到合适的高度。患者的脚仍然放在地板上，尽可能地向前弯曲，治疗师活动患者的脊柱、肋骨和肩胛骨，滚桶从下方向上提供稳定的支撑（图

3.44a）。治疗师引导患者伸展一侧膝关节然后足背屈，他的头于自然位（图 3.44b）。当治疗师感觉对运动的抵抗减少时，调整她绕到患者后面的那侧上肢的位置，用前臂顶住患者头的后面帮助他向前屈曲颈部（图 3.44c）。把滚桶的位置放置正确，再让患者完成一次躯干的屈曲，然后再抬起、放下他的脚，活动远端的部分比活动近端可能会更好。

图 3.44 a~c. 屈曲局部脊柱。
a. 用滚桶支撑患者僵硬的部分；b. 患者伸展下肢、抬起头；c. 颈部屈曲。

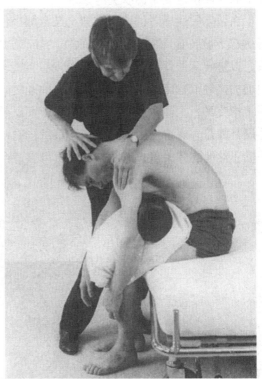

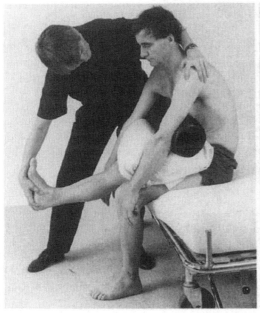

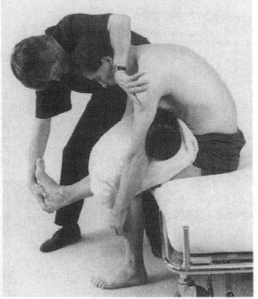

（九）坍塌试验伴随下肢外展

由于内收肌的张力过强而造成活动受限的患者适合使用于外展位坍塌试验的治疗。不管怎样患者必须适应坐位，这是因为当一侧下肢被动外展的时候，患者无法自主抵抗另一侧下肢而被拉过去（内收）。

在做完屈曲患者的双下肢取交叉盘腿坐位和抑制不良姿势这些工作后，治疗师分开患者的双下肢，让两侧下肢分别垂在治疗床的两边，膝关节屈曲，每侧大腿下面放一个枕头，以防硬床边让患者感觉不舒服。患者骑坐在治疗床上，屈曲他的躯干并且让他的前额向前去接触治疗床的表面。如果他在活动的时候没有办法让手保持在治疗床上，他可以双手十指交叉，把额头放在交叉的拇指上面。随着患者躯干屈曲，治疗师背屈他的踝关节并伸展其膝盖。保持患者的膝关节伸展的同时向前、向后活动躯干，或者保持他的头和躯干不动屈伸他的膝关节，这两种活动都可以进行松动术（图3.45）。

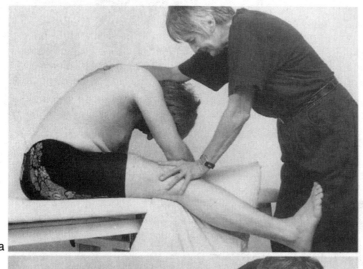

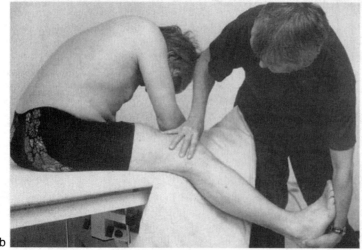

图3.45 a,b. 下肢外展体位下坍塌试验。
a. 在躯干反复屈曲时，治疗师保持患者膝盖伸直和踝关节背屈；b. 当下肢反复活动时患者保持躯干屈曲。

六、结论

长期制动时患者活动或被动活动越多，他可能出现继发性的问题越少。如果患者主动地进行活动，治疗师会得到活动的质量、肌肉的张力情况以及适当的辅助程度等信息，根据所得信息为患者选择有一定难度的活动。如果活动存在异常的模式，治疗师必须对其进行细致的分析，调整她的治疗，并且采取相应的易化措施。任何需要太多努力却依旧异常的运动模式或者增加张力的活动，在不做调整的情况下都不应该重复，因为这样会使患者重复体验错误的输入，而不断重复会导致患者储存错误的运动记忆。

神经松动术对于预防那些由于神经系统不恰当的机械牵伸造成的紧张性疼痛和肢体挛缩有着非常大的价值，主动的功能活动之前应先进行被动的神经松动术，这些松动术会让活动更加容易，同时改善感觉功能。甚至在损伤的几年以后，通过有计划的神经系统松动术，也能提高患者的运动功能。

七、典型案例

R.B. 11 岁时，他在骑自行车上学的路上被一辆汽车撞倒，导致严重颅脑损伤。他持续昏迷了 3 周多的时间，幸运的是康复一开始就介入进来，因此他维持了全范围的关节活动度，在主动康复训练前没有明显的挛缩发生。然而，他依然无法使用他的右臂进行任何功能，行走时需要一个肢具维持踝背屈。任何需要活动他手臂和手的运动都会导致他的躯干侧弯，整个上肢屈肌张力都会增加，尤其是腕关节和手（图 3.46a）。

通过随后 2 年密集的门诊治疗，R.B. 在日常生活的活动中可以完全独立，进入正常学校读书，并能以恰当地速度相对安全地行走。然而 14 岁的 R.B. 依然还不能够使用他的手，仍然不能像以前一样散步，在拼写和语法方面有困难，尽管他有着高水平的智力。

他和他的家人决定在一个专业中心度过他的假期，他将进行强化治疗。尽管保险公司不愿意支付后 5 年的进一步治疗，但 R.B. 继续在家里与他的治疗师会面，在强化治疗期间的这个暑假，每个周末他都会打工挣钱来支付额外的费用。

有创意的治疗使他丢弃了支具，尽管手的恢复还不尽如人意（图 3.46b），除此之外，他的学习成绩也有了改善。治疗包括在家中的锻炼，特别是在特定的球类活动中进行选择性躯干活动，改善了他的运动功能（Davies 1990）。治疗师根据本书第 1 章介绍的内容，在 R.B. 18 岁时帮助其解决认知问题，并以出色的成绩完成了学业。然而，尽管治疗地很努力，R.B. 的手依然没有活动，行走姿势也不是很漂亮，步幅相对于他 1.96 米的身高来说也较小。

让每个人吃惊的是，神经系统松动术最终让他的手开始主动活动。在继续使用坍塌试验的治疗技术之后，特别是对他的左下肢进行神经松动术后，R.B. 7 年来第一次能伸展他的手指。治疗师告诉他如何在家自我进行神经松动术，在 20 岁的时候他可以走得像其他人一样快，并且还实现了他的一个梦想——学会帆板冲浪。

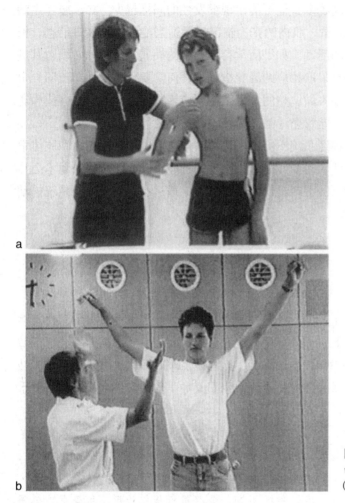

图 3.46 a. R.B. 12 岁时试图主动移动他的上肢；b.R.B.17 岁时主动举起双臂。（档案照片为视频截图）

第4章
早期站立

对于每一位由于严重脑部损伤导致瘫痪的患者，即使他仍然不清醒或者完全不能主动活动，让其在帮助下完全直立站立也是非常必要的。无论病因是什么，都应该在脑部损伤后的早期开始进行辅助下站立。早期站立几乎没有禁忌，治疗团队应充分地讨论并且避免妨碍患者直立站位的并发症。对于帮助者来说，要有创造性。例如，如何能够让一位脑部外伤合并胫骨骨折的年轻患者实现站立，可将一个平台放在患者的非骨折侧脚下面，这样就可以让患者在患腿不持重的情形下完成站立。

从患者的身体状况允许站立开始，就应该完成站立体位。辅助下站立位应当在日常基础训练中持续进行，直到他能够站起并且独自行走。双足直立姿势是人类遗传的一部分，并且能够提供给人类健康和身体、能量和警觉的感觉。也许是疾病的原因，在长期卧床和持续的屈曲坐位后，每个人都有强烈的直立站立、伸展被束缚的肢体和重新活动的愿望。同样，通过直立站位和重获脚踏实地的感觉，脑损伤患者的身心状况也会有所改善。

（一）站立的重要性

脑外伤患者直立非常重要，具体原因如下。

· 可以避免极易出现的下肢挛缩，免除了后期外科手术或保守矫形之苦，可以免于无尽的痛苦和折磨，最终使康复结果最佳化。当患者存在明显的跖屈肌痉挛时，使患者直立站立常常是治疗师维持其踝关节背屈和预防跟腱短缩的唯一方法。如果过分的高张力已成为一个问题，那么单纯通过被动活动来维持下肢的活动度是不可能的。

· 即使是脊髓损伤患者，站立也可以明显降低下肢痉挛。

· 当患者站立时，可以做松动整个神经系统异常张力的动作，并且防止已经发生的异常张力进一步恶化。

- 减少骨质疏松伴随着下肢和脊柱自发性骨折的发生，甚至可以完全避免。
- 临床观察显示，一旦患者开始站立，不仅他们的运动表现得到提高，而且完成其他任务的能力也得到改善。临床实践中，当昏迷患者站立时，其意识障碍程度变浅，很有可能缩短昏迷时间。
- 对于在早期就开始站立训练的患者，当其意识状态改善后进行站立和行走练习时，将很少产生恐惧。由于昏迷而长期卧床的患者，后期直立站立时常常会很恐惧。
- 站立可以改善血液循环，缓解易损区域的压力，有助于预防压疮和加速已发生的压疮愈合。
- 一旦患者开始规律地站立，膀胱功能将得到改善，尤其是膀胱排空功能。

脑外伤患儿或其他严重脑部病变的患儿必须每天都要站立，包括周末和节假日，从而确保通过持重的方式促进下肢骨骼的正常发育。

如果孩子到后期功能得到了足够的改善，足以使他能享受一些正常的生活方式，但是，如果因他的下肢出现明显的短缩而困扰，那将是一件很遗憾的事。幸运的是辅助儿童站立远比辅助成年患者容易得多！

（二）使患者站立前需要思考的问题

治疗师将患者从床上或治疗床上辅助站起时需要帮助。如果一开始就鼓励并且认真地培训患者家属，那么他们将能够在这方面提供非常重要的帮助。在进行康复训练时，不应让家属离开治疗室，而应该让他们成为康复团队中不可或缺的一部分。如果他们知道要做什么，他们会很乐意做任何他们能够做的事情。

物理治疗师和护理人员之间的团队协作是必不可少的。理想的状态是，在重症监护期间或者之后，护理人员可以帮助治疗师将患者从床上转移到直立站位，然后她可以做一些其他事情，比如，在治疗师辅助患者站立时，她可以去整理患者的床铺。

对昏迷或严重瘫痪的患者，有很多方法可以帮助他离床，并在支持下保持站立位。所有这些都需要帮助者付出相当多的时间和精力。这对患者的远期预后是非常有益的，并且这些时间的花费是非常值得的。

无论使用哪种方法，在患者重新恢复完全的大小便自控能力之前，建议让其穿戴一次性纸尿裤，以此来避免令人沮丧且耗时的意外。一次性纸尿裤用起来很方便，能够在患者第一次离开病床时额外地为他们提供些体面。一旦患者离开重症监护室，能够从床上坐起并保持较长时间时，无论如何都要让他穿自己的衣服。

一、使患者站直

患者站立时，可以用不同的方法来辅助他。

1. 使用伸膝支具。
2. 使用站立架。
3. 使用起立床。

（一）使用伸膝支具

这种使患者站立的方法，是通过在患者膝部后方用绷带固定硬质的支具来保持膝关节处于伸展位。治疗师站在患者身后，这样可以很容易地向各个方向移动患者。她可以控制患者躯干的姿势，移动患者的躯干，使他的重心左右或前后移动。在治疗师帮助患者站立时，可以鼓励其主动参与。特别是当患者还在重症监护室时，受到空间限制，那么使用伸膝支具的另一个优势就是不再需要其他器械。

这种从坐骨结节以下 8 厘米到踝部以上 4 厘米长的支具，是一种用熟石膏或者其他硬质材料制成的坚固后壳（图 4.1）。另外一种辅助器具是所谓的梯形支具，它是用帆布包裹在纵向的金属条上。用该材料环状包裹患侧下肢，然后将其牢牢地固定在特定位置。不推荐充气支具是由于它们的属性，那种支具不能为患者提供稳定的触觉刺激，同时减少了患者通过接触周围环境而获得的感觉输入。如治疗师不能通过拍打患者的膝关节伸肌来刺激动作出现，也不能通过她的手指来定位膝关节的正确位置。

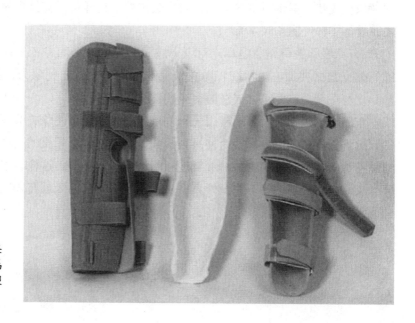

图 4.1 伸膝支具的种类（从左至右）：帆布包绕金属条式、熟石膏半管式、硬塑料半管式。

半管式石膏支具是由治疗师或者骨科护士为患者量身定做的，以确保在给偏瘫或者四肢瘫患者使用时完全适合他们（Bromley 1976）。关于如何在患者还在重症监护室时，简单、快捷地制作这类支具的内容会在第 6 章详述。其他支具可以从整形外科器械供应商或者整形外科技师处订货，通常有 3 个型号，小、中、大号，这样设计是为了能适合不同体型的患者。

［使用绷带固定支具］

不管使用哪种类型的伸膝支具，都需要用两条 10 厘米宽的绷带缠绕在特定位置，以给予足够的支撑并且保证患者的腿在最佳的位置。所用绷带应当只有轻度的弹力，否则，即使后面有支具，患者的膝部也会有向下屈曲的趋势。甚至一些定制的且有配套皮带及紧扣装置的辅助器具也需要用绷带固定，以便更加牢固。

患者仰卧位，治疗师用绷带固定支具，以便能够矫正肢体的内旋或者外旋。

1. 矫正外旋（图 4.2a）　如果患者的腿处于外旋位，治疗师从膝盖处开始缠绕，将绷带从外侧用力向内侧拉（图 4.2b）。为了防止支具也跟着旋转，治疗师用一只手向下按压支具的外侧缘，同时，她的另一只手在患者腿的上面向内侧拉绷带（图 4.2c）。需要使用两条绷带才能覆盖整个支具。这样使用支具通常可以同时矫正非对称性旋转（图 4.2d）。

2. 矫正内旋　患者的膝关节通常会有向内旋转的趋势（图 4.3a），而且，即使在用支具固定并用附加的皮带扣紧的情况下（图 4.3b），也会如此。为了矫正这种旋转，与上述相反，治疗师从内侧向外侧拉绷带，同时向下按压内侧缘固定支具。在绷带与膝盖之间放置一块橡皮垫以提供更多的支点，效果会更好。这样可以在持重站立之前完全纠正膝关节不正确的姿势（图 4.3c~e）。

3. 克服膝关节屈曲痉挛　对于下肢屈曲痉挛的卧床患者来说，想要避免挛缩，每天进行站立是必要的。通常在将膝关节完全伸展时会感觉到阻力，而且如果患者感觉到疼痛，他会主动抵抗任何尝试去被动伸直其膝关节的活动。

在无痛情况下，治疗师需用另外一条或两条绷带来使膝关节完全伸直。她首先将患者的腿放入支具中，但是不会为伸直其膝关节而向下压。相反的，在她用绷带将支具固定到合适位置的过程中，随着膝部缠绕逐渐增加绷带的压力。这样，患者的腿被慢慢地向下伸直至支具中。当他的膝部完全伸直后，治疗师继续将尚未被覆盖的支具用绷带固定到合适位置。

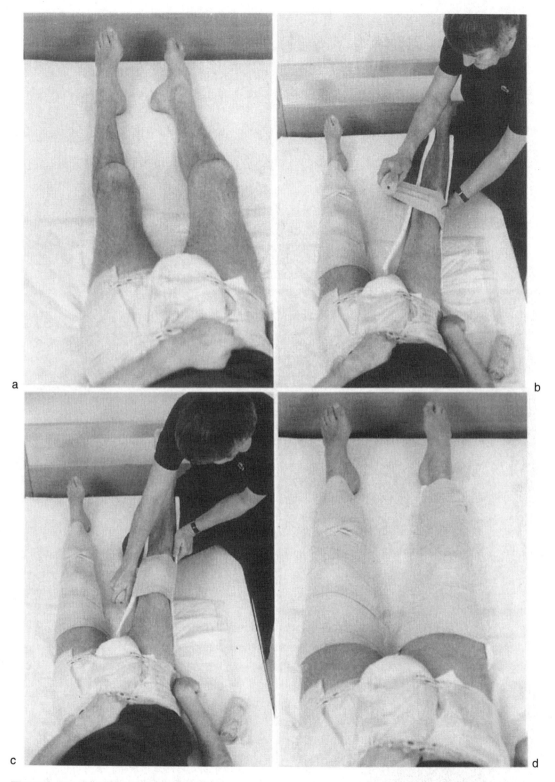

图 4.2 a~d.　用绷带固定来纠正外旋。
a. 下肢外旋；b. 从外侧向内侧方向绑绷带；c. 向下压支具的外侧缘；d. 外旋得到纠正。

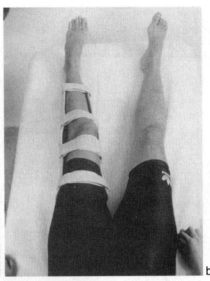

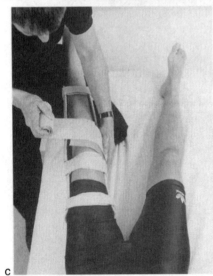

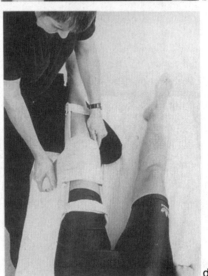

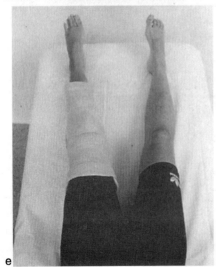

图4.3 a~e.　用绷带固定以纠正内旋。
a. 下肢内旋；b. 即使用带子固定了，膝盖仍然会向内旋转；
c. 在膝盖上放置一块橡皮垫，从内侧向外侧拉绷带；d. 在支
具内侧缘向下施加压力；e. 内旋得到纠正。（与 a 图相比）

［将患者从卧位转移到站位］

当支具被牢固地固定后，治疗师和一名助手将患者下肢垂在床边，脚踩地板呈半坐位。由于当患者的膝关节伸直固定在支具中时，其双脚很容易向前滑，所以需要密切关注患者的脚，确保其不向前滑。要么治疗师用自己的膝盖抵住患者的膝盖以阻止他向前滑落床下，要么助手在下方固定好他的脚防止前滑（图4.4a）。这名助手可以是护士、患者家属，也可以是学生，只要在开始转移患者前，确切地告知其需要做什么即可。

治疗师将手放在患者的背部，利用她身体的重量向前拉患者，使患者的臀部离开床面（图4.4b）。她的一只手向下移到患者的臀部后方，向前拉他的骨盆，直到患者的重心完全垂直地落在他的双脚上。

一旦患者的重心完全转移到双脚上，他就不再有向前滑的危险，助手就可以不再固定患者的脚，而以其他的方式协助治疗师（图4.5a）。治疗师始终要将一只手放在患者的胸前，防止其向前跌倒，为了能够从后面支撑患者，治疗师需从患者的一侧绕到其后方（图4.5b）。治疗师站在患者正后方，用她的身体带动患者的臀部前移来调整姿势，使其髋部完全伸展，重心落在双脚上（图4.5c）。治疗师的一只手始终保持在患者的胸前，这样她可以继续纠正他的姿势，直到他踝关节背屈，并且她的手不再感觉到有来自前方或者后方臀部的压力。

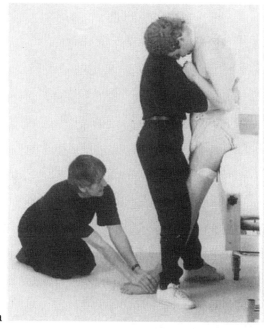
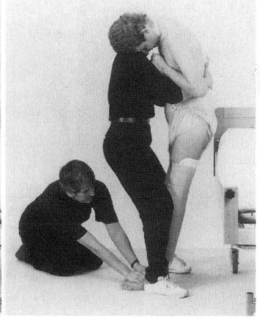

图4.4 a,b. 使昏迷患者站立的起始体位。
a. 牢固地固定患者脚，以防向前滑动；b. 臀部被从床上拉起。

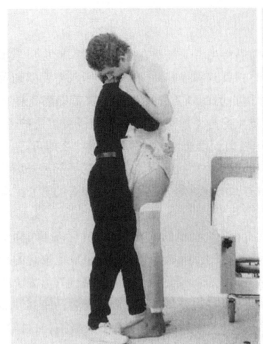

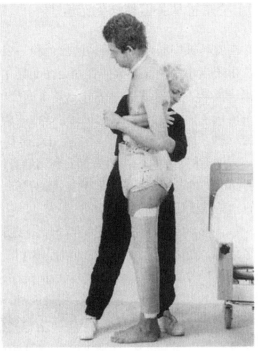

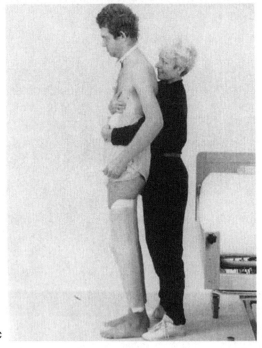

图 4.5 a~c.　辅助患者站立。
a. 患者的重心被向前移动至脚上；b. 治疗师围绕患者移动至他的后方；c. 髋部和躯干被伸展。

在患者前面放一张很重的桌子或另一张病床，这样会为他提供更多关于空间的信息（图 4.6）。患者的大腿或身体其他部位应与桌子密切接触。

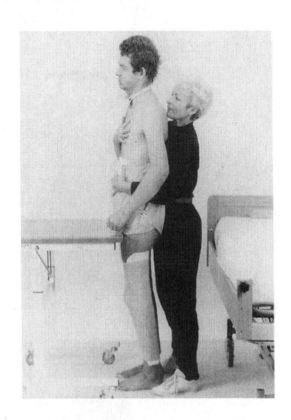

图 4.6　患者前方的桌子提供了一个参照点。

[将患者转移回床上]

在患者已经站立了一段时间后，为了把患者转移到卧位，治疗师需围绕患者移动，并再次站在他的前方（图 4.7a）。

助手要在治疗师慢慢地让患者的臀部坐在后方的床上的过程中，再一次安全牢固地固定患者的双脚（图 4.7b）。

一旦患者安全地坐到床上，助手立即站起来移动到合适的位置，以便从后面抓住患者的肩膀；与此同时，治疗师托起患者的双脚，然后她们一起将他放到床上（图 4.7c）。

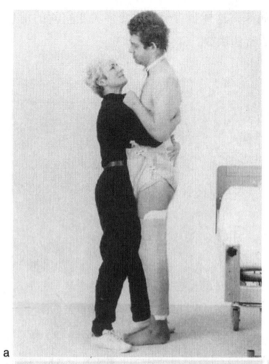

图 4.7 a~c. 将患者转移回床上。
a. 治疗师移动至患者前方；b. 在固定患者脚的情况下向下移动患者的臀部至床上；c. 在托起患者腿时支撑其躯干。

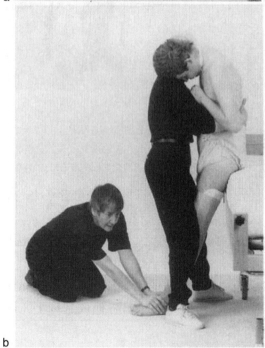

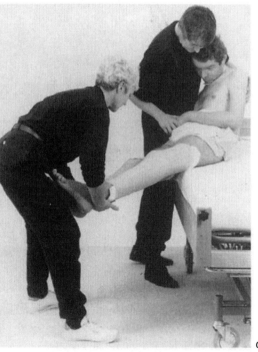

（二）使用站立架

通过使用一个结实的架子，可以辅助患者直立站位。这个架子在患者膝部前方有一个被衬垫包绕的板用于保持膝关节伸展，在患者臀部后方有一条宽的带子用来防止髋关节屈曲。当患者已经恢复意识并且能够主动伸展躯干时，使用站立架可能是有益的。因为这样患者可以在家属的帮助下站立更长时间，甚至可以在这个体位做一些事情的同时独自站立。一旦患者过了急性期，周末和节假日不再有治疗项目，即使治疗师不在场也可以通过站立架使患者在一位家属或护士的帮助下站立。然而，站立架辅助下的站立决不能取代在治疗师辅助下的这种能促进主动运动、调动积极性的站立，但应当被视为一个能够使患者更经常站立、更长时间站立的机会，并且是一种可行的帮助。

在使用站立架之前，治疗师应当认真考虑以下几点。

· 站立架笨重，不容易从一个地方搬到另一个地方，对于在重症监护室的患者或不能被转移到物理治疗部门的患者来说，太浪费时间。这些时间用于患者的转移更好些。

· 力学因素会使这变得异常艰难，使一个意识不清或完全瘫痪的患者在站立架中站立是不可能的。固执地这样做容易使患者或者治疗师在某种程度上受挫。

· 由于固定的特性，站立架上的站立是非常静止的，因此几乎不可能有进展。因为患者被带子牢牢地固定在站立架中，所以这个姿势是相对被动的，不易在可能的运动范围内调整和适应张力的缓解变化。如，被固定的膝关节与足之间的关系是固定不变的，所以踝关节背屈角度不能增加；患者需要重新回到坐位时，去除膝部支撑，他的脚才能进一步向前移动，然后再站起来，如此反复；当患者的重心全部压在双脚上时，必须用力向后拉他的脚才可以调整。

· 由于患者被站立架支撑，所以不会跌倒，在治疗师非常繁忙时可以离开患者让他独自站立片刻，抓紧做一下其他工作。他们自然想着 1 ~ 2 分钟后返回，但是他们很容易在路上被一些不可预料的事情耽搁，比如一个医生询问关于另一个患者的进展或者是同事需要帮助。被固定在站立架上无事可做的患者沮丧地趴到面前的桌子上（图 4.8），或者感到无聊和焦躁不安，开始反复地寻求帮助，这会干扰到附近的帮助者或其他患者。经历几次后，他开始不喜欢在站立架中不舒服地站立，并且本能地抵抗，这很容易使他变得不受欢迎，被不公平地贴上不合作、不积极的标签。

如果患者不习惯站立或有血管舒缩问题，当他在站立架上站立时会有严重的昏厥风险，如果没有被及时发现并迅速放回卧位，后果将不堪设想。

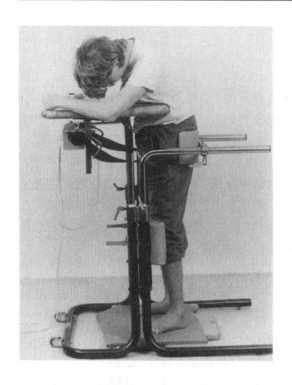

图 4.8　在使用站立架时，不要留患者独自一人，应当给他一些适当的活动刺激。

（三）使用起立床

近年来，使用起立床帮助严重功能障碍的患者直立站立变得很普遍。它轻便的结构装置使它很容易被推到患者床旁，在护理人员的帮助下，能轻松地将患者滑至邻近的床面上。患者被牢固地固定在合适位置后，治疗师就可以通过简单、机械地倾斜床面将患者升至几乎垂直的位置。虽然可以说，对患者而言任何方式的站立都比不站好，但是使用起立床辅助患者站立也存在一定的弊端。因此，只有在因为某些原因使用伸膝支具辅助的治疗性站立不可行时，才使用起立床。比如在发生以下情况时，一个没有经验的治疗师周末值班，没有足够的信心借助伸膝支具这种方法使患者站立，或者护理人员按照日常程序在一天内的其他时间使患者站立。

与使用起立床相关的弊端如下所述。

· 患者从卧位直接被带到站立位，但没有髋、膝关节屈曲的体验是一种奇怪且令人担忧的体验，任何一个曾经自己尝试过的治疗师都有所体会。它会引发一种感觉，那就是起立床会过度倾斜，并且翻转过去，而此时尚未达到垂直角度。在这种情况下，患者的脚用力跖屈，推着足跟离开支撑面，并且足趾屈曲（图 4.9）。由于踮着脚尖向下压着脚踏板，跖屈肌肉的过度活跃会持续进一步增加（图 4.9 b），所谓的阳性支撑反射被引出，这种反射引发整个下肢的伸肌张力增高（Magnus 1926；Bobath 1990）。通常在这种情况下治疗师想去纠正患者脚的位置是不可能的，而且任何这样的尝试都会引起疼痛（图 4.10）。使用任何外力将患者足跟向下拉的方法都是禁忌，因为这样做会使患者很容易发生软组织或骨损伤。

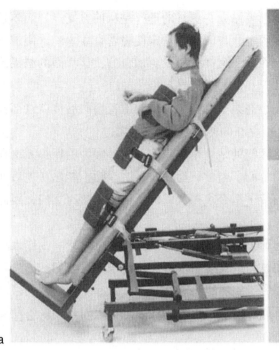

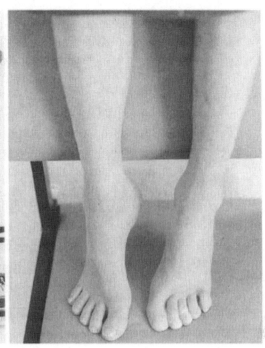

a

b

图 4.9 a,b. 使用起立床。
a. 患者害怕完全垂直站立；b. 双足强烈跖屈。

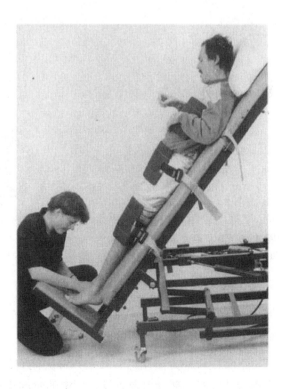

图 4.10 随着起立床逐渐倾斜，患者脚的位置
不能被纠正。

- 如果因为某些原因需要用起立床帮助患者站立，更好的选择是从前方支撑，而不是从后方支撑患者。将患者俯卧在起立床上，在倾斜起立床使患者直立之前，用带子牢固地固定。在患者前方放置一个支撑面，这样他感觉更加自信，这样做的结果是足跖屈较少出现，并且更加容易被纠正（图4.11）。

- 由于患者的前方只有很小的空间或很小的桌子，知觉障碍的患者会向后伸展背部并挤压后方的床面，这些都会加重他已经存在的伸肌张力亢进问题。

- 对于严重功能障碍的患者，使用起立床辅助站立是非常被动的，因为治疗师无法在患者前方或一旁站立时控制他躯干的重心。当尝试运动时，治疗师不能站在他后面以防他的躯干向前跌倒，而且所有的带子都必须扣紧以保证他安全的直立位，因此这种站立姿势是静止的。

- 和使用站立架时一样，在未注意的情况下，患者发生昏厥是非常危险的。工作人员可能就在患者几步远的地方，但是注意力放在设备或者病例记录上，他们认为患者不会摔倒伤到自己，但事实是即使摔倒了患者也不能呼救，而且起立床的背面很容易挡住治疗师的视线。在站立位晕厥的患者不仅可能会丧失意识，而且如果不能立即平卧的话，可能会引发心脏停搏。

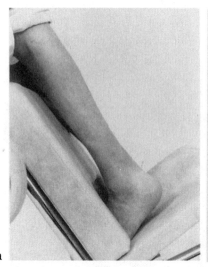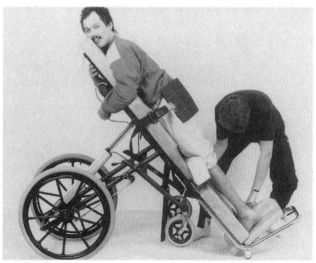

图4.11 a,b. 起立床俯卧位支撑。
a. 跖屈肌痉挛减轻；b. 在前方支撑，很容易纠正脚的位置。

[解决方法]

不管用哪种方法让患者站立，解决他们的问题才能获得最佳的治疗效果。不论何时，当患者站立时，移动患者以及花一定的时间用于解决其他困难，尤其是与知觉障碍相关的问题是非常重要的，因为这样可以防患于未然。

1. 对于不能主动伸展躯干的患者 在非常早的时期就被带离病床开始直立的患者，通常是昏迷或者昏睡的，而且他的整个身体向前、向下趴（图 4.12a）。治疗师可以像第 1 章中所描述那样，在适当的活动中引导患者，尝试并刺激他的主动参与，而不是试图将他拉起并保持他在直立位（图 4.12b,c）。通常，如果刺激恰当，他将自发地抬起头，甚至伸展躯干执行该项任务（图 4.12d）。在任务引导情景下，一位家属的参与具有非常积极的意义。另外，任何其他在场人员也应该学会如何在以后其他活动中引导患者。

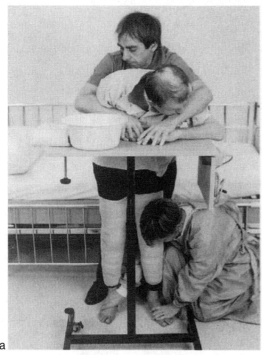

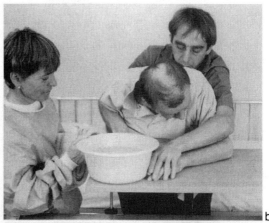

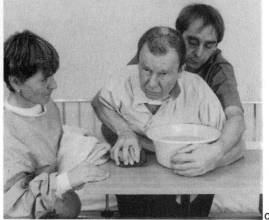

图 4.12 a~d. 站立时刺激活动。
a. 一个几乎不清醒的患者向前趴到台面上；b. 引导其完成一项任务，让他的妻子在旁边观看；c. 在引导的过程中，他抬起头；d. 当他洗脸时，他主动伸展颈部和躯干。

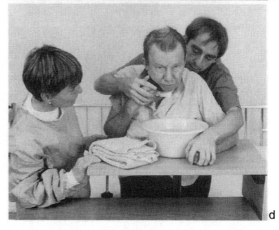

　　2. 对于足跟不能着地的患者　患者使用膝关节支具站立时，如果足跟只是轻微地抬离地面（图 4.13a,b），通过在他前面放一张结实的桌子就可以解决问题了。在他站立时他的大腿与这个桌子靠紧，然后等待几分钟，足跟就会慢慢地落下（图 4.13c）。治疗师轻柔的话语和冷静的说话方式也会帮助患者放松。

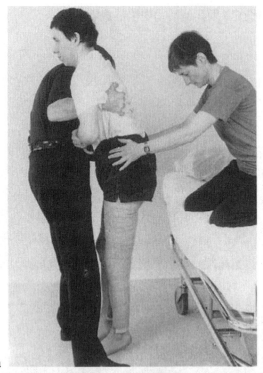

图 4.13 a~c. 克服站立时的跖屈。
a.借助伸膝支具使患者站立；b.患者足跟抬离地面；c.在前方放置一个桌子，患者足跟逐渐向下落地。

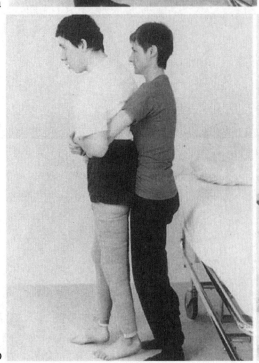

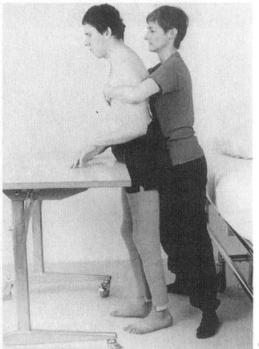

然而，如果患者的脚在坐位时跖屈就很严重，以至于当他站起时几乎是站在足趾上的（图4.14），那么就需要用一个不同的策略来解决这一问题。只要跟腱没有实际的短缩，或者只有轻微的关节活动度受限，那么之前介绍的方法几乎都是有效的。当患者存在过于严重的跖屈时，在进行站立时可能需要两个助手来把他的脚固定在合适位置上（图4.15a）。

一旦患者呈直立位，如果他的足跟仍不能着地（图4.15b），治疗师要将他的重心转移到一侧，以便助手可以将他的另一只脚抬离地面，移动到外侧或者后侧，从而使患者的重心全部压在一条腿上。在很短的时间内，持重侧的足跟就会向下沉，并且最终与地面完全接触（图4.15c）。

然后，采取相同的过程来矫正对侧脚，即之前抬离地面的那条腿。当那一侧的足跟也着地后，助手将患者的另一只脚与这只脚摆放在一条直线上，治疗师移动其重心至中间，从而使患者两条腿同时负重（图4.15d）。

一旦患者只通过足的外侧面负重使足跟着地，就可能出现足内翻，这种情况是经常发生的（图4.16a）。助手用她的一只手从患者脚面向下、向内侧压（图4.16b），在治疗师将患者的重心转移到另一条腿上的同时，用另一只手向外旋转患者的腿来控制其膝关节的位置。如果她只将脚内侧向地面下压，那么通过该方向所施加的压力将使患者的髋关节内收，而且膝关节会向内旋转。

如果治疗师只是使用起立床或者站立架帮助患者站立，并且发现越来越困难或者根本不可能纠正他脚的位置，那么使用伸膝支具通常会解决这个问题，并且能充分地使他的足跟落到地面上。

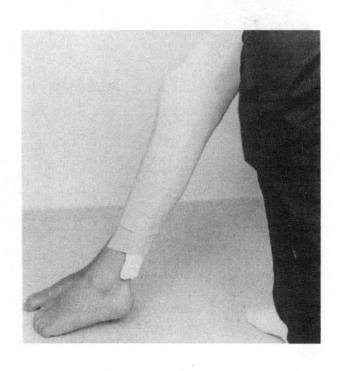

图4.14 跖屈肌明显的痉挛。

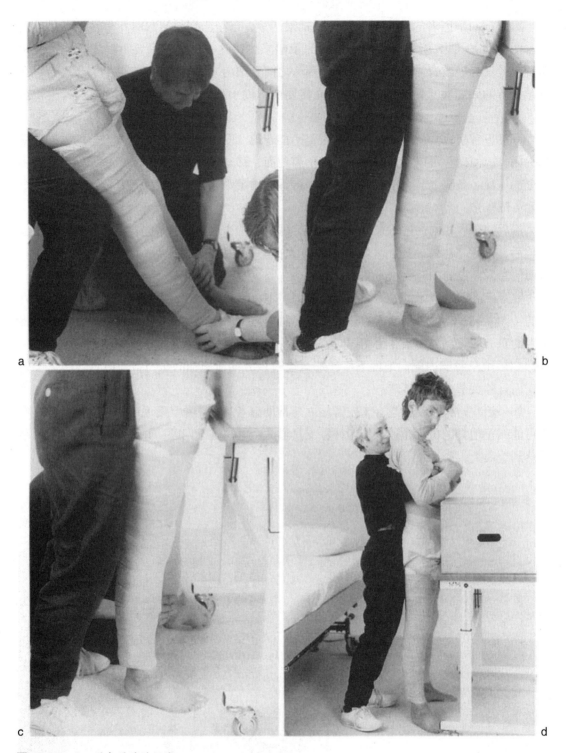

图 4.15 a~d.　避免跟腱的短缩。

a.两个助手支撑双脚；b.站立时，患者两个足跟都离开地面；c.将一只脚抬到空中；d.两只脚都平放于地面。

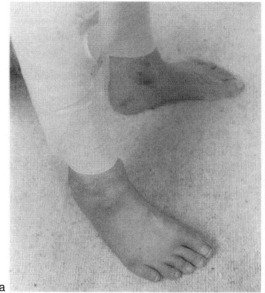
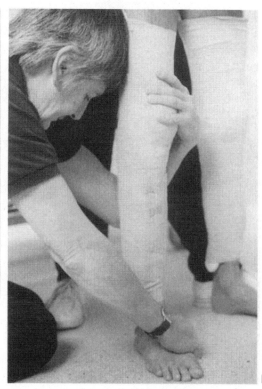

图 4.16 a. 足跟着地，但是脚是内翻的；b. 纠正脚的位置。

正确姿势下的规律站立能够充分维持行走所需的踝关节背屈角度。但是如果在一开始他没有离床站立，那么他的跟腱可能已经发生了短缩。通过让助手将患者一只脚抬离地面，每天用膝伸展支具让患者以上述方式站立，有可能获得满意的活动度，而不用采取其他措施。然而，如果问题持续存在，那就需要通过第 6 章所描述的石膏矫正法来纠正脚的位置。

3. 对于只能站立很短时间的患者　如果患者还不适应站立，或者他还没有意识到站立将有助于他今后学习如何行走，那么就经常会出现刚在辅助下站起就要求坐下的情况，尤其是在使用站立架站立时。如果他只是站立，而没有进行任何活动或治疗，那么他不是向下趴到前面的桌子上睡觉（图 4.17a），就是变得非常焦躁，而且要求别人帮助他坐下。很多患者会反复要求坐下，他们称感觉非常累。不能说话的患者会表现出沮丧或者可怜地哭泣，然而，只要治疗师引导该患者进行一些难度适宜的活动，他就可以同时保持站立姿势，并且不再感觉劳累或者沮丧了（图 4.17b）。

他的家人、朋友或者其他病患给他提供一些额外刺激也可以吸引其注意力。比如，来回地击球传给另外一个人或者是抛接球有助于分散其注意力，并且能够鼓励患者直立，而单纯的运动活动则没有其他的学习效果。对于患者来说这个过程应该是愉快的，并且可以让他站立较长时间。

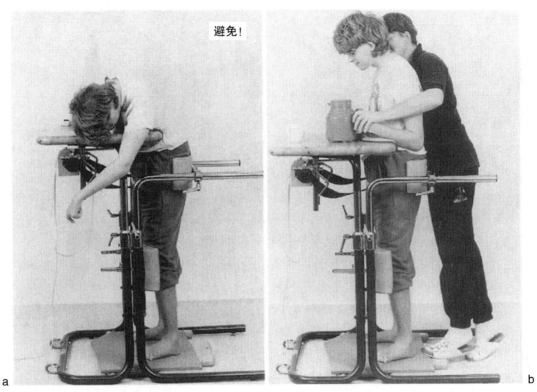

图 4.17 a,b.　站立时的主动参与。
a. 没有任何任务，患者不喜欢在站立架中站立；b. 引导性任务鼓励患者的积极性。

　　4. 对于髋、膝关节伸展不充分的患者　如果出于某些原因患者的髋关节、膝关节发生了轻微的屈曲挛缩，那么通常情况下，每天使用石膏半管式支具固定他的腿于伸展位进行站立，就可以在短期内解决这些问题。治疗师需要定制半管式支具来适应丧失的膝伸展角度。在制作支具之前，治疗师先使用抑制技术对患者进行治疗，以获得最大伸展角度。然后，使患者俯卧于床上，同时将石膏平滑地抹在合适位置成型。如果患者不能俯卧位，治疗师可以在患者仰卧位时制作支具，但是从技术角度来讲，会更困难一些（见第 6 章）。

　　一旦石膏成型并且完全干燥，通常在第二天，用绷带从膝盖位置开始缠绕，待膝部缓慢放松向下移到合适的位置，将其牢牢固定。治疗师辅助患者站起，用她的身体将他的臀部小心地向前移动，使其髋关节尽可能地伸展。在患者面前放一张桌子是非常有用的，因为她可以让患者尝试用他的大腿去碰触桌子。这张桌子应当策略性地放在离患者足够近的地方使他容易触碰，在每次成功尝试后逐渐向远处移动桌子。之后，引导患者做一些包含伸展动作的活动，或者如果患者意识清醒，可以让他主动参与，鼓励他主动伸展下肢和躯干。

　　俯卧位与每天的日常站立相结合，避免白天其余时间患者的髋关节、膝关节经常处在屈曲位。根据患者的耐受程度逐渐延长每天俯卧位的时间。如果伸膝范围在几天内没有迅速改善，就有必要使用石膏矫正法来矫正膝关节，以阻止挛缩进一步加重成为一个很严重的问题（见第6章）。

二、站立时运动

患者站立时，可以做很多运动。如果患者还不完全清醒，治疗师可以为他做被动运动；一旦他能积极主动地参与，可以在适当的辅助下做运动。所选的活动包含颈部各方向的运动、上肢的促进或抑制运动、向两侧及前后的重心转移以及躯干的旋转或侧屈。

然而，有一项动作非常重要，对于所有的患者都需要从一开始的治疗就包含此活动，并且持续到后期康复阶段患者能够开始行走，这项动作为躯干的屈曲。

（一）站立时躯干的屈曲

佩戴由绷带牢牢固定的伸膝支具的患者在站立时，大腿与前面的桌子、柱子或者床紧密接触。患者双手抵住额头，向前屈曲躯干直到他的肘碰到桌面，然后再回到直立位。为了使患者返回直立位不那么费力，治疗师可以辅助这一运动，治疗师用她的手来避免患者偏离正常的运动方向，纠正躲避性或代偿性的姿势。当患者屈伸时，需要仔细观察运动的质量和模式，同样的，当他身体向前屈曲时需要仔细观察他的姿势。为促进患者运动，可采取以下步骤。

- 治疗师站在患者后方，稍偏向一侧，她同侧的手从下方托住患者十指交叉的双手，另一只手臂环绕在他的腰部，手几乎放在他的横膈上（图4.18a）。
- 治疗师用她的身体保持患者的大腿与桌子的边缘紧密接触，治疗师向前屈曲患者的躯干，同时用环绕在患者腰部的手臂承担他躯干的部分重量，用放在其双手下方的手来控制速度和方向（图4.18b）。
- 一旦患者的肘和头碰到桌面，治疗师就立即帮助他再次站直，在这个过程中治疗师用她的双手来促进这一活动（图4.18c）。在早期的尝试中，应当避免患者过长时间保持屈曲姿势，因为屈曲张力的增加有时会使患者重新站直变得困难。
- 患者应当将头抬离双手，令患者在自己的努力下用力地伸直颈部至直立位，治疗师用一只手引导颈部再次向前，同时用她的另一只手在他的手臂下方给予更多的帮助来使他伸展躯干至直立位（图4.18d）。
- 为了纠正在患者躯干屈曲、肘部触碰到桌子时她所观察到的任何不当姿势，治疗师站在患者后面，将他的身体"塑造"成更加对称的姿势，或者如果他的背部看起来太平坦的话，要增加屈曲范围（图4.19）。背部的任何肌肉紧张都可以缓解，通常需要对双侧肋骨实施关节松动术来恢复胸腔的正常轮廓。只有当治疗师确定屈肌张力不会增高到影响后期的站立时，才能在屈曲体位下对患者进行治疗。

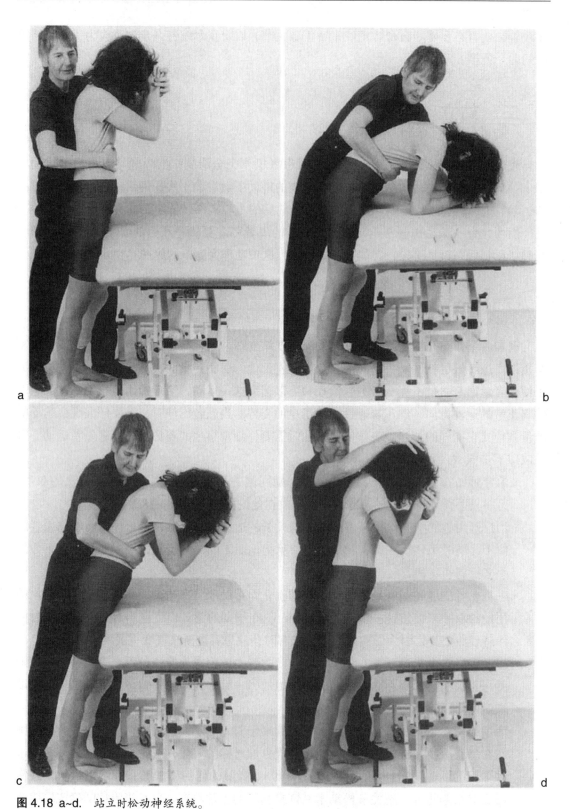

图 4.18 a~d.　站立时松动神经系统。
a. 交叉的双手放于前额上 ; b. 肘向下碰触桌面 ; c. 在帮助下重新回到直立位 ; d. 颈部保持屈曲。

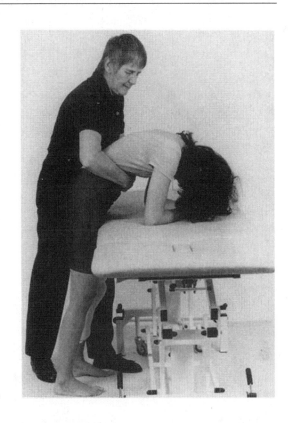

图 4.19　*松动整个脊柱的屈曲。*

随着患者站立时屈曲、伸展躯干能力的提高，可以用以下三种不同的方式来进一步提高这项活动的效果。

1. 通过降低桌面的高度来增加患者再次站直时向前屈曲及向后伸展的活动幅度。

2. 将患者的一条腿放到他的后方，以便他向下弯腰和返回直立位时，他的重心在另一条腿上（图 4.20）。当他前后移动时，骨盆与桌面保持平行。双侧交替进行，这项活动将进一步抑制负重侧下肢的痉挛，同时增强了同侧髋关节的主动伸展。尤其显著的是对跖屈肌和足趾屈肌张力过高的抑制，包括影响患者站立和行走的踝阵挛的消失。如果将一卷绷带放在患者脚趾下方使脚趾伸直，那么上述这种对腓肠肌肉和脚趾屈肌的抑制作用还可以进一步增强。

3. 使患者站在楔形板上，当让患者通过屈曲躯干低头碰触桌面时，他的足跟站在楔形板比较低的一端（图 4.21）。

（二）站立时躯干屈曲的治疗价值

使用背侧支具保持站立时膝关节伸直，对于所有上运动神经元损伤患者躯干屈曲的运动序列来说都是非常有益的。这将避免问题的发生，保持灵活性，并且克服已经出现的问题。因此，从中枢神经系统损伤后的早期开始，就应当将其运用在康复的各个阶段。

· 可以显著降低下肢痉挛，并保持膝关节屈肌和踝跖屈肌的长度（图 4.22）。

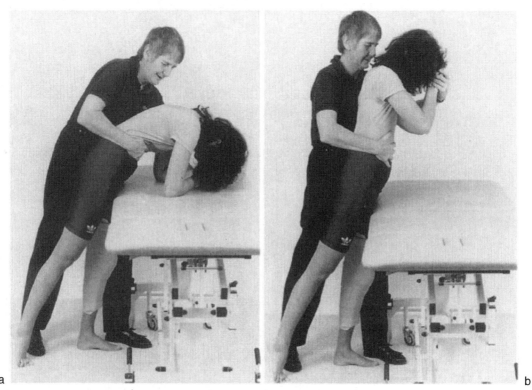

图 4.20 a,b. 使张力正常化，重新锻炼髋关节主动伸展。
a. 一条腿负重情况下躯干屈曲；b. 回到直立位。

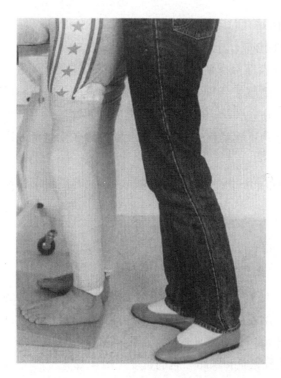

图 4.21 站在楔形板上以增加踝关节背屈。

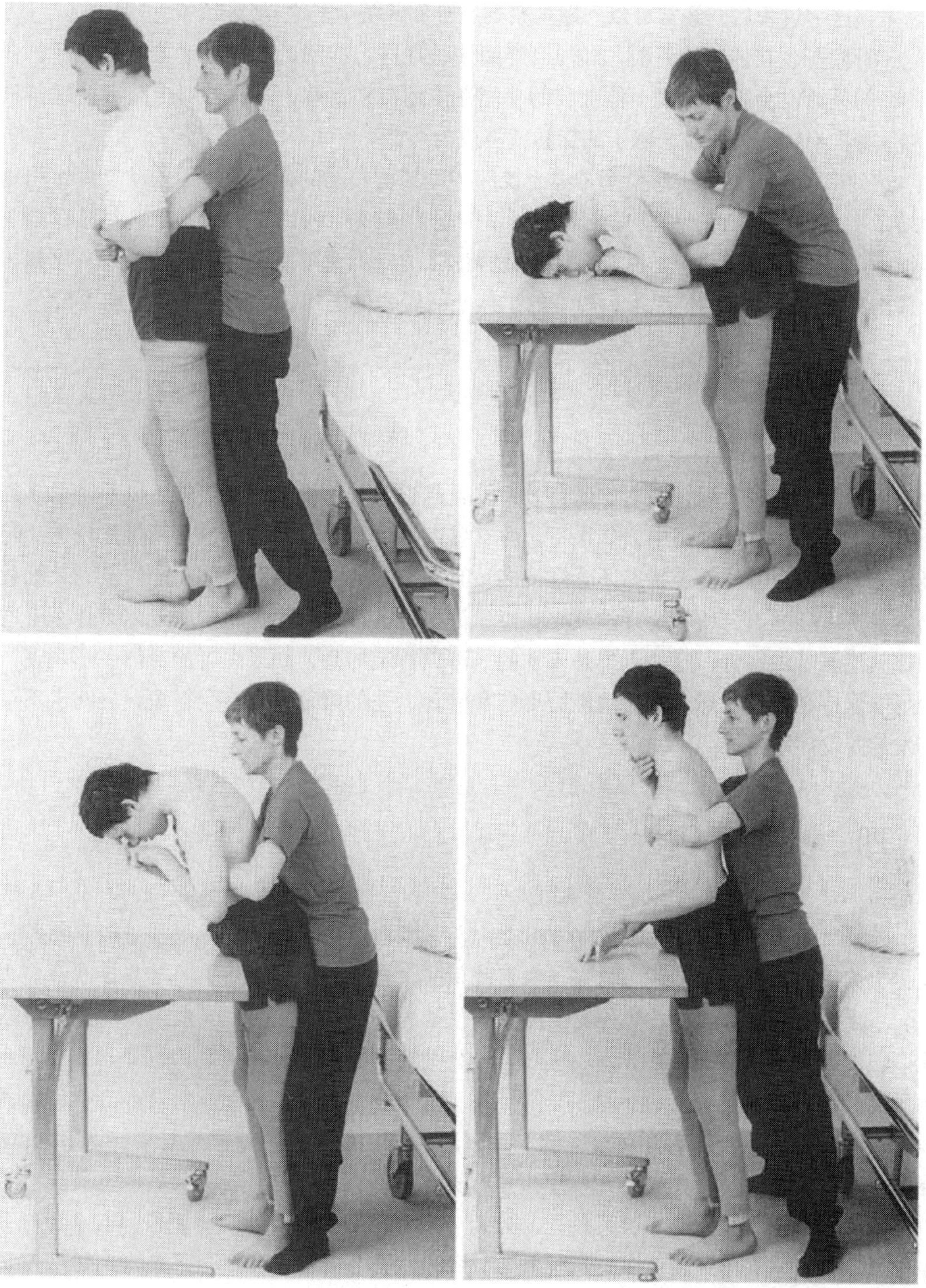

图 4.22 a~d. 抑制下肢痉挛。
a. 伸膝支具控制膝屈曲痉挛；b. 躯干屈曲；c. 辅助下躯干伸展；d. 跖屈肌放松，被充分拉长。

- 在这个过程后，经常可以立即观察到足趾和踝关节的主动活动。
- 脊柱不会在伸展位僵硬，即便已经僵硬，在进行腹肌选择性运动重新锻炼后，脊柱的灵活性会很快恢复。像上肢的功能性使用一样，躯干的旋转对走路很关键，只要胸椎不锁在伸展位，躯干的旋转就将成为可能。

达到上述结果是由于对整个神经系统的神经结构松动的作用，神经松动发挥作用是因为站位下包含了 ULTT1 和长坐位下的坍塌试验（Bulter 1991b）的成分，这些已在第 3 章详细描述。由于神经系统是一个整体，在整体张力降低时可以观察到这种效果，比如，在未采用特殊抑制措施的情况下，患者的手痉挛减轻，他的口舌也随之变得更加放松。

三、结论

因为对于患者来说，站立如此有效，并且通过采取这样的直立措施可以预防很多问题的发生，所以在治疗项目中，如果不包含这些内容是不合逻辑的，也是不负责任的。绝对且肯定地预测患者的昏迷状态还会维持多长时间或者他的精神和肢体功能恢复到什么程度仍然是不可能的。与所有统计学概率相悖，许多患者都有令人惊讶的康复。为什么有些患者比其他患者做得好，这一点仍是未知的。可以肯定的是，如果患者的身体在"观察"期尽可能保持在好的状态，更少地经历疼痛和痛苦，他的康复疗程将会缩短，最终也不会被继发的并发症所困扰。

四、典型案例

美丽、活泼、充分享受生活的 E.S. 在 17 岁那年，她骑摩托车时与另一辆车相撞，造成严重的头部损伤。虽然她被立即送往医院做了急症手术，但她一直处于昏迷状态。大约 4 个月后尽管她的意识状态开始慢慢改善，但她的身体条件却由于某些未知的原因持续恶化。医院内部对于所选治疗方案不统一，与她的大脑损伤程度相关联的统计学方面不乐观的预测带来一定程度的消极情绪，这些使得治疗敷衍、消极。E.S. 没有及时进行体位摆放和有规律的翻身，没有俯卧位过，没有过床边坐位，也没有在膝伸展支具辅助下站立过。在这个拥有所有可用设备和充足物理治疗师资源的超现代医院里，她的腿和上肢发生了可怕的挛缩，她的脊柱僵直在伸展位，同时她一侧的肩胛骨内缘强劲地回缩，以至于与另一侧重叠。她所在在急诊医院里的床位非常紧张，但是找另一个可供选择的病床的医院又是非常困难的。她在她家附近的一个想要收治她的康复中心里度过的一段时间是不成功的。通过被动关节活动训练她的上肢，剧痛致使需要加大镇静药的剂量，进而造成她的循环系统障碍伴随意识障碍。这使得将她转送回急诊医院迫在眉睫。

感谢她父亲经过了艰辛努力，最后将 E.S. 转到一个专业治疗脑损伤患者的康复中心。入院时，距离那场事故已有 6 个月的时间。她患有严重的上肢屈曲挛缩，包括肩关节、肘关节、腕关节和手指关节。她左侧的肱二头肌有撕裂伤，推测是由于过度牵伸所致，上臂皮温较高且有肿胀。她的腿被固定在髋膝屈曲位，她的脚趾屈到脚趾背侧与床面相抵抗的程度（图4.23a）。X线检查显示由于长时间内收、内旋导致左髋关节继发性脱臼。双侧髋关节均显示明显的骨质疏松。马上开始实施在第6章描述的治疗方法，在牵缩和髋关节脱位问题得到解决后，E.S.可以重新站起并开始学习行走和用她的手进行主动活动（图4.23 b,c）。由于她左脚的严重畸形，医生认为外科介入是明智的，并实施了跟腱松解延长术和胫骨前肌复植术。多亏了在她家附近的一个康复中心的进一步治疗，虽然还有一些短期记忆障碍，但E.S.一直在进步（图4.24）。

从旁观者的角度看，康复已经取得了惊人的成就。但是决不能忘记，通过正确的体位摆放和早期站立，包括在急性期，以上提到的所有问题都可以避免。由于继发性并发症，E.S.承受了严重的身心创伤，她的康复过程是漫长而艰辛的。她在回归家庭之前必须在远离家人、朋友的康复诊所度过一年的时间。矫正畸形，有时非常疼痛以至于要注射常规剂量的吗啡。在她的腿变直，她的脚掌着地之前，石膏持续固定需要2个多月的时间。另外石膏还用来保持她的腿在外展位以减少髋关节的脱臼（图4.23b）。使用其他形式的夹板使她的手指变直。而且几个月的时间里，在她走路时她的左腿都需要使用一个长腿支具来支撑。

长期身体处于受限状态妨碍了她进一步康复。做过手术的脚由于肌肉不平衡被牵拉变了形，正常行走模式必需的活动是不可能的。她僵硬的胸椎和回缩的肩胛骨会继续引起很多障碍。

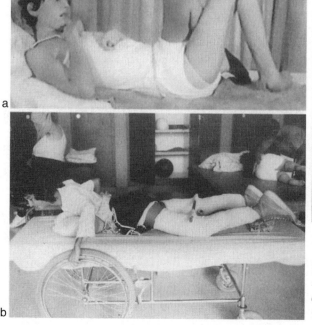

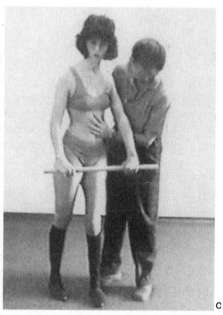

图4.23 a. E.S.的四肢都严重孪缩；b.通过石膏持续固定和俯卧位来纠正下肢畸形；c.重新学习行走。（从录像资料中打印的档案照片）

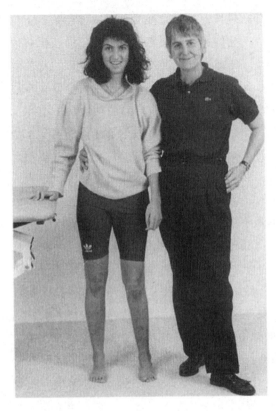

图 4.24　脑损伤后 4 年，E.S. 一直在进步。

第5章
激活口面功能

　　无论是年轻人，还是年长者，口面部功能在我们的一生中都扮演着非常重要的角色，它们是我们用语言和动作表达感受与愿望的途径，实现我们与他人的互勉倾诉。在繁盛的美容美发行业，那些宣传其有助于保持年轻貌美的众多广告，也清楚地表明了一个事实，外貌对我们来说很重要。口部拥有非常敏捷的舌头，让我们能快速轻易地吃到喜欢的食物，这不仅满足了日常所需，同时也带来了快乐。口腔特别敏感，哪怕只是一丁点儿的变化都可以引起很强烈的感受。补牙时，可能只是高出 1 毫米，都会妨碍口唇正常的闭合，导致整夜失眠，以至于第二天要去预约急诊。在经过局部麻醉的牙齿手术之后，单侧感觉的缺失和麻木都会造成饮水或漱口的困难。

　　奇怪的是，尽管脑损伤后患者的口面部经常出现相当大的感觉运动功能的障碍，但是与其双上肢的功能障碍相比，口面部功能障碍却极少受到关注，更缺乏强化的治疗。忽视如此重要问题的原因尚不清楚，曾经有口面部康复研究生班的学生们提出了一种可能性，即处理他人的面部或者触摸陌生人的口腔让人颇感不适，口面部的治疗陷入了所谓的"无人区"，护士只执行确保摄入量和输出量及基本口腔卫生的工作，作业治疗师只解决把食物送到口腔边的问题或是建立一种交流的代偿方式，物理治疗师通常只进行躯体的治疗，最高身体部位也只是到达颈部，以至于到最后没有一个人去承担口腔方面具体的治疗责任。

　　通常，我们会理所当然地认为，言语治疗师关注口腔，所以就应该自然而然地去处理这些问题，但是在大多数的医院里，像这样的专业治疗师供不应求，并且这些治疗师往往主要关注患者的言语障碍。实际上，许多言语治疗师在针对重度吞咽困难问题的处理上是未经过培训或缺乏经验的，因而难以承担起相应的职责。也许治疗团队中的成员还未了解到这些复杂的问题，但是，这些问题事实上是可以被解决的，甚至还会有惊人的疗效。因此，在口面这一领域的问题迟早会被大众所重视，而且势不可挡。

　　不管存在怎样的理由，努力加强面部的定期治疗都是至关重要的。小组讨论、团队与时间的分配、服务教学以及所有帮助者的协作将很快克服各种困难从而开展相关工作。尽管一个专业团队会负责实施实际的治疗，但包括患者家属在内的每一位成员都应当熟悉并参与治疗，能在进行不同的疗法时或进餐期间适当地帮助患者。患者以及那些关心他的人在困难面前是极其痛苦且无助的，所以，从治疗初期就开始正确的口面部治疗以及在整体康复治疗方案中针对遗留难题的后续治疗是至关重要的。实际上面容和声音是独特完整人格不可分割的部分，康复这个词的真正意义在于患者若想回归"本我"，就必须尽他们每一次的努力去恢复以往的形象。

一、常见问题及治疗

（一）问题

患者经历的最常见问题如下：

· 患者的颈部经常保持在一个固定的位置，会造成头部运动和姿势的缺失，而这些运动和姿势通常会在日常会话中补充甚至代替语言。如果颈部过于伸展，会使吞咽变得困难，前面的张力性结构有可能会阻碍正常的发声。由于颈部被强力拉向一侧，如患者试着喝杯子里的水时，唾液会从口腔下角流出；尝试吃东西时，食物颗粒将会落入牙齿和面颊之间的缝隙，并且不能将固体食物保持在合适的位置上咀嚼。

· 异常的肌张力和感觉会导致患者的脸如同面具，常常瞪大眼睛，时时扬着眉毛，给人一种焦虑或惊讶的印象。为了与自认为的处境相适宜，患者的面部表情不会有什么变化。在肌张力低下时面肌可能会出现下垂，别人以为他是难过或沮丧；由于异常的反射活动或者肌肉不平衡，他的脸可能会永久保持一副特殊的表情，导致他被错误地解读，其实这与他真实的感受毫无关系。例如，他可能是因为上唇被拉开而看起来像是在咆哮或是不高兴地皱着眉头，这两种表情都会使别人不愿意靠近他。

· 当患者微笑时，面部的不对称特别明显，这令人非常苦恼。非患侧过度活跃会增加这种不对称效应。

· 患者面部的上三分之二几乎没有表情，因此患者的眼睛丧失一切表达能力，患者可能无法睁开或者闭上一只或一双眼睛。

· 随着下颌的压低和回缩，患者的口腔可能会一直张着，舌头运动的减少常常会加重这个问题，甚至使他无法吞咽口水。

· 舌头几乎没有主动活动是一个常见的难题，患者只能以整体模式缓慢、笨拙地活动舌头。患者的舌头不适当地向前挤或强力地回缩，不随意、不协调的运动包括震颤等就会出现。

· 另外可能存在强咬合反射，使一些患者的牙齿牢牢地咬合在一起，难以张口。因此，我们难以将口腔卫生进行得非常彻底。如果强行打开患者的口腔，则会有折断牙齿的风险。

· 无论对患者还是对其家属来说，向外流口水或者掉食物都是一件尴尬的事情。

· 对于患者来说，饮食可能是困难的，或者只能通过一种异常的方式来实现。

· 当患者无法完全吞咽固体、液体甚至是自己的唾液时，频繁的呛咳是最令人生厌的，也是非常危险的。

· 不能随着常规的旋转运动充分咀嚼或者不能咀嚼将意味着患者的饮食是非常受限制的，这将会引出患者的健康问题，当然也会使患者丧失乐趣。

· 进食时软腭不能关闭或者关闭不全，不仅会导致食物或液体进入鼻腔，而且会增加呛咳的风险。当患者说话时，旁人听起来觉得患者的声音异常，是因为他鼻子漏气或者患者本身就有鼻音。

· 患者可能根本无法发声，或者只能随着吸气发声。如果他能说话，他的声音听起来也会很奇怪。患者可能由于无法控制，说话会突然变得很大声或是出乎意料地改变音调，缺乏任何语调或规律，这对于倾听者来说是很疲劳的。

· 患者可能无法清楚地发音，发辅音时会很吃力。

· 随着突然爆发的音量，他或许能平稳地说话，或是发出一小段类似电报的声音，一次呼吸也仅仅能发出一两个单词。

· 患者的牙齿可能是不干净的，表层被覆盖，有可能之前就有龋齿。他的牙龈有经常出血和感染的不良迹象，并且口腔里总是有一股难闻的气味。

　　这样的问题，不管是已经很明显了还是还不太明显，或者跟其他残疾人的问题相比只能被认为是"微不足道"，对于患者、他的家庭和朋友都是极其痛苦的。这些问题同样也会改变他人对患者的看法，使患者重返生活、被外界所接受变得更加困难。口面部的任何问题都将在某种程度上降低患者的生活质量，因为任何一个问题都会降低患者的吸引力，限制其面部表情，妨碍其正常讲话，甚至降低其食欲（图 5.1），因此在治疗计划中应该优先考虑评估、治疗及克服这些困难。

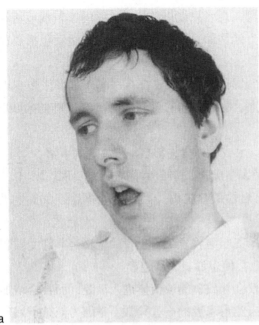
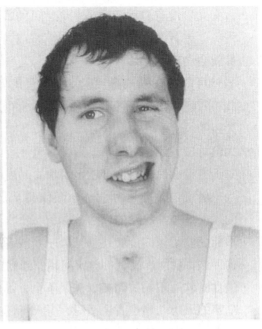
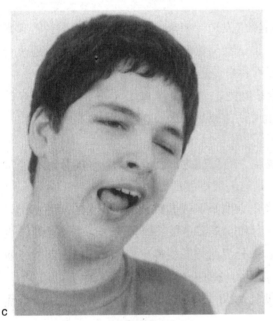

图 5.1 a~c.　严重的口面部问题降低了患者的生活质量。
a. 不能闭唇；b. 微笑时会加重不对称；c. 感觉运动困难妨碍进食和说话。

（二）预防与治疗

　　不能把口面视为孤立的存在，它们通常深受患者体位、肌张力以及身体其他部位移动的影响。如果一个患者依然整日以颈部过伸的状态仰卧于床上，还没有实现轮椅上良好的坐位，那么他是不可能恢复正常的闭唇或开始经口进食的（见图 2.1）。同理，针对颈部、口面部的治疗有助于改善他的整体状况，该区域丰富的神经支配使得刺激更有效。

（三）操作手法

［有益的握法］

当评估或治疗患者的口面部时，推荐两种有益的基本手法：

手法 A

治疗师站在患者身旁，将自己的上肢从患者头后面绕过，手能轻易够到患者脸颊，然后，把患者的下颌握在示指和中指之间，拇指轻轻地放在患者脸的侧边，大概齐耳中线的水平（图 5.2a）。治疗师用自己的示指施加很小的向下和向前的压力就能轻易地张开他的口腔，或者当患者闭唇时，帮助患者把双唇合住。由于口轮匝肌是环形的肌肉，所以，从下唇促进也能辅助上唇的闭合。

治疗师将中指放于患者下颌处，通过向前上方移动下颌骨来辅助患者做闭嘴动作，同样可以用中指辅助患者的舌头做向前或向后的运动。治疗师将手指头稍弯曲后放于下颌骨两升部之间（即舌肌下面的附着点），同时用向上的力使舌头随着手指做向前上方或后上方的运动（图 5.2b）。当患者做张口、闭口或者咀嚼运动时，治疗师的拇指可以随时感知面颊部肌张力的变化、颞颌关节是否有半脱位及颞颌关节的横向运动。

把患者的头稍微向前倾斜是至关重要的，治疗师可以用她的上臂或者肩膀向上提拉患者的颈后部，防止他的头后仰伸展。

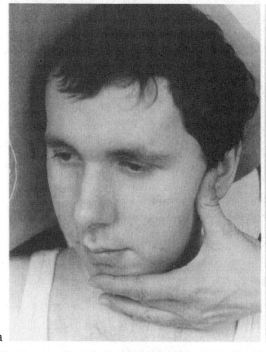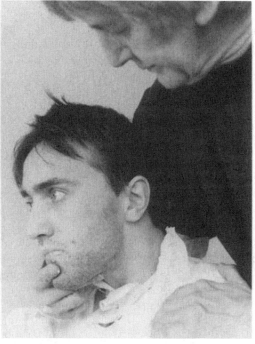

a
b

图 5.2 a,b.　手法 A 为口的评估和治疗。
a. 示指和中指辅助口张开和闭合；b. 中指在下颌下方自下而上移动舌头。

手法 A 尤其适用于：

· 重症监护室内处于侧卧位的患者（图 5.3a）。

· 评估和治疗时，坐位无法控制头部位置的患者（图 5.3b）。

· 评估患者的功能性活动，如吃饭、喝水或刷牙（图 5.3c）。

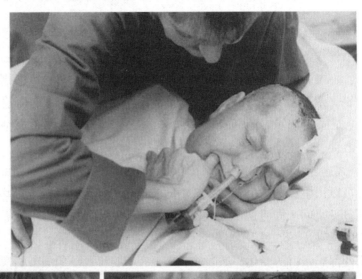

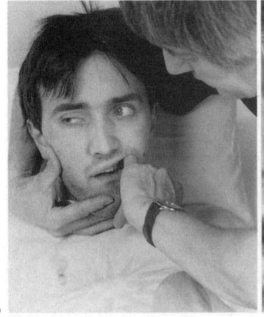
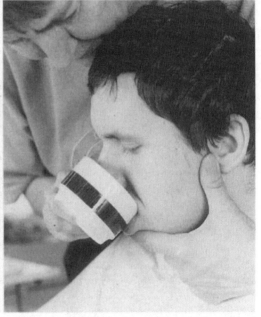

图 5.3 a~c.　手法 A。

a. 患者在重症监护室仍然神志不清的时候；b. 不能把头控制在合适的位置；c. 饮水时需要帮助。

手法 B

治疗师采用手法 B，站于患者前方，这样能够直接观察到患者的整个面部。治疗师需要坐在小凳子上或者采取跪姿（因为如果治疗师的面部高于患者，那么患者会自然地抬起头，颈部就会做来回环绕动作去看治疗师，这样的话，治疗师就很难辅助患者做口腔内的活动）。治疗师的拇指轻轻放在患者下颌处，示指放于患者面颊部，中指充分弯曲后较舒适的放于下颌骨两升部之间（图 5.4 a）。治疗师的手指这样放置不仅能使自己随时感觉患者口底肌群的肌张力变化，同时能够辅助患者完成舌头的运动和吞咽动作。

治疗师把拇指放在患者下颌上，帮助他张口，同时注意不要向后推下颌。事实上，下颌是颞下颌关节的延伸，在治疗师用中指引导其下颌向前活动的同时，下颌可以向下滑行，进而促进其张口。

如果患者不能闭唇，治疗师可以用中指辅助他的下颌上抬，治疗师的拇指将患者的下唇朝着上唇方向向上推动以实现闭唇。

手法 B 尤其适用于：

· 在进行口面部主动运动的再学习时，患者可以不费力地将头维持在一个良好的位置。如果这个患者不能控制他的头在正确的位置或者需要付出巨大的努力和注意力才能做到时，治疗师依然可以用相同的手法，但是不管是靠床还是支架，都要让患者在有很好支撑的半卧位进行练习（图 5.4b）。

· 在对口头指示理解存在困难的患者进行治疗时，治疗师可以向患者演示对他的期望，而且当患者直视治疗师的脸时，患者能更好地遵循治疗师的指令。

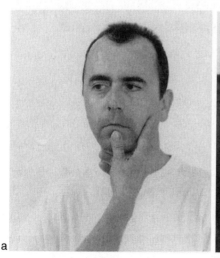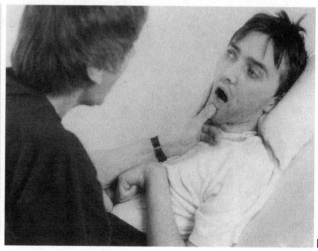

图 5.4　a. 手法 B 允许患者观察治疗师的脸；b. 适用于头部需要支撑的患者。

［照亮口腔深处］

1. 利用自然光线　让患者以适当的角度面朝窗户，这样便于治疗师有充足的光线来观察和治疗口腔及咽内的结构，方便她自由地使用她的双手，而不必同时专门腾出一只手操作手电筒。

2. 利用一盏可保持角度的灯　放置一盏落地灯，调整灯光进入患者口中。缺点是，这盏落地灯很容易被踢翻，并且需要随时根据治疗师位置的变换进行调整。而在墙上悬挂一盏可以保持角度的灯更好些，方便治疗师用一只手轻松移动到任何需要的位置。

3. 利用手电筒　如果治疗师拿着手电筒照着患者口腔，她将只能腾出一只手去做别的工作。例如当观察或者刺激软腭主动运动时，需要支撑患者的头部，同时也需要用压舌板，这将出现困难。一个可用的精巧装置可以更好地解决这些问题，即一个袖珍手电筒有个连接处，可以将一个普通的一次性压舌板镶进去，从而实现了治疗师单手操作这两件物品（图 5.5），另一个优势是这个手电筒的光能直接照向恰当的部位。

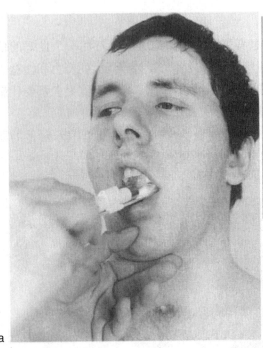
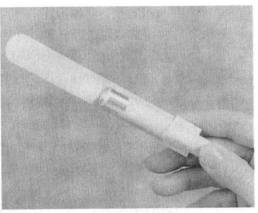

图 5.5　a. 附带压舌板的手电筒，能空出一只手便于检查口腔；b. 附带一次性压舌板的手电筒。

［戴橡胶手套］

许多治疗师更喜欢不戴手套工作，那样能更好地感觉，并且操作的灵敏性好。但是，如果患者或治疗师任何一个已经被诊断或者可能有传染性疾病，为了消除任何通过亲密接触口腔内部而形成交叉感染的风险（图 5.6），戴保护性的医用手术橡胶手套是有必要的。开始习惯戴手套仅需要一小段时间，而且也不会影响治疗的质量。口腔医生和牙科保健员已经适应了不失技巧的操作，几十年的外科医生用他们戴手套的双手也能完成精准的手术。

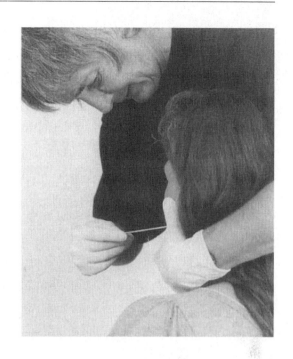

图 5.6 戴橡胶手套以避免交叉感染。

二、治疗性操作过程

尽管特异化的治疗可以用来预防或克服个体化的问题，但是适用于这些程序中的每一项内容同样也对其他部分有益，例如，舌头的辅助活动将影响软腭的活动，促进更好的进食方式可能是迈向更清晰说话的第一步。同样，面部表情肌肉的刺激性活动将改善饮食方式。

（一）颈部的松动

在尝试治疗患者的面部或口腔以促进其进食或者讲话之前，治疗师都应该先松动患者的颈部以确保患者能够具有一个最理想的起始位置。这种松动可以在卧位、半卧位或者坐位进行（见图 3.4b），有必要先将躯干的姿势和张力正常化后，再活动颈部。如果躯干过度屈曲或伸展，将极难实现颈椎的自由活动。除了通常显著受限的颈部侧屈以及上段颈椎的伸展外，患者的头应该可以向各个方向进行运动。

［侧屈的松动］

患者坐直，必要时肘部可以支撑在桌子上，治疗师站在患者一侧，用一只手将患者的头拉向自己，用身体抵住患者同侧的肩膀，以稳固住患者躯干防止其向同侧移动，用另一只手向下压患者对侧的肩胛带以实现颈部的局部运动（图 5.7a）。治疗师用她的声音鼓励患者放松，试着用些让患者不抵抗运动的单词，比如"让你的头轻轻地移动"和"让你的头斜靠着我"。即使患者本身并不理解这些话的意图，但治疗师声音里抚慰人心的音调对他也会是一种帮助。当将他的头移动到相反的一侧时，治疗师可能更愿意站在患者的另一侧进行同样的程序，或者也可以改变治疗师手的位置，使患者的头远离她（图5.7b）。

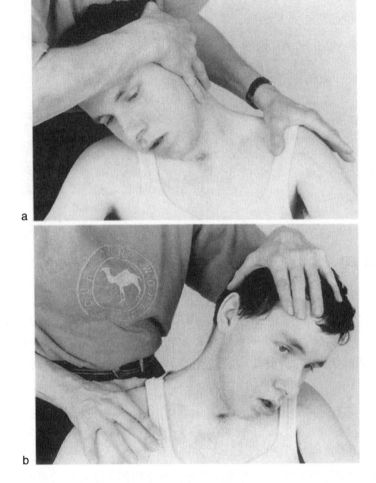

图5.7 a,b. 颈部侧屈的松动。
a. 治疗师牵拉患者的头在她胸前放松；b. 固定一侧肩胛带，将头移向对侧。

[实现上段颈椎的屈曲]

治疗师站在患者身后，两手分别放于患者头部两侧，且手指直接指向上方。治疗师垂直上提患者的头后部，牵伸颈后部的同时将其下颌向下、向内倾斜（图5.8a）。这个活动在做手法 A 的治疗前做会特别有用。治疗师校正患者的头在正确的位置上，然后小心地转到患者的一侧，直到她能用肩膀前面顶住患者的枕部（图5.8b）。随着治疗师放下一只手去控制患者的下颌及口部时，上提她的肩膀，并移动肩膀去维持患者颈后部的伸展及上段颈椎的屈曲。

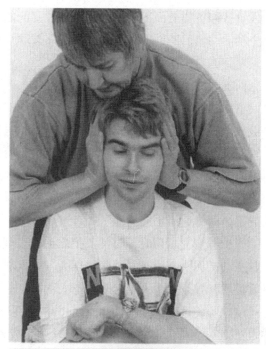

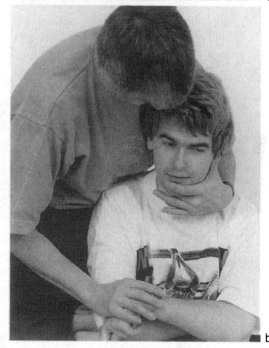

图5.8 a,b. 取得头部的最佳位置。
a.上段颈椎的屈曲延长颈后部；b.治疗师移到侧方，当她采取手法A时，用肩膀保持患者头的位置。

（二）活动面部

通常情况下，面部由于在一天之中运动很多而极度灵活。在进食期间、吃光食物或喝完饮料后的自动口腔清理期间，以及说话、微笑或者大笑的时候，由于这些经常性的变化和大量各种各样的面部表情，富有神经支配的肌肉因此而活动起来。当患者无意识或者不能主动活动自己的面部时，就需要依靠被动活动来维持肌肉的可活动性和延展性，直到患者恢复到能自主活动以及自动应用。

面部肌肉是非常表浅的，可以很容易察觉到它们的活动以及在哪个方向上有挛缩。在开始治疗之前，治疗师如果不了解面部肌肉的解剖和运动的话，可以把自己的手指指尖轻轻地放在脸上，以不同方式活动自己的脸，去感受它们的活动和牵拉的方向。学习解剖教材里有关面部肌肉的分布图解对她同样也是有帮助的。治疗师将手指放在患者的脸上，然后可以通过全范围的被动活动完成所有不同的运动。随着病情改善，患者能够主动参与治疗，活动也要渐进性地变得更具选择性和精确性，例如，集中精力向下以及向人体中线移动眉毛，即看起来困惑的样子或者皱眉头。

当患者恢复意识时，时常上抬眉毛，表现出一副吃惊的样子，很难完全放松前额或者经常主动皱眉头。由于眼睛睁得很大，旁人看到患者的眼睛几乎全是白色，眼睛本身常有异常显现，导致整个人看起来也不太正常。

治疗师将手指末端放在患者前额的眉毛正中的位置，向下及中间移动眉毛。用推荐的手法之一支撑患者的头部，用一只手完成被动活动，以手指的内收将两眉毛靠近（图5.9a）。

当患者离床坐起时，治疗师站在他身后，把他的头保持在自己肩膀前面恰当的位置，用所有手指去完成运动（图5.9b）。

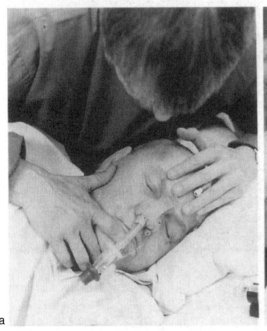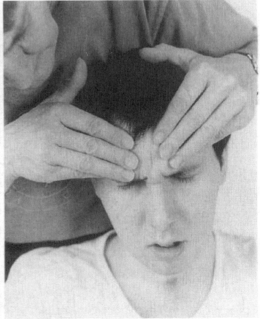

a   b

图 5.9 a,b. 将眉毛向下、向中间运动。
a. 重症监护室里的昏迷患者；b. 坐在轮椅上的患者。

无论进行的是被动运动还是辅助主动运动，治疗师的手指都不能仅仅滑过患者的皮肤，而需要在皮肤合适区域充分地施加压力，一定要活动到皮肤下面的肌肉。施加压力的量是至关重要的，因为太重会不舒服，太轻会没效果或发痒。在能给出准确反馈的正常人身上进行实践，将引导治疗师找到适宜的量。当患者开始恢复意识，则应要求患者主动参与活动，治疗师只需给予必要的协助或者促进。大多数患者发现在治疗师被动活动他们的面部后，保持位置会更容易些。治疗师给予一个口头指示，例如"保持住！"或者当治疗师拿开手指后，通过在自己脸上做同样的动作来示意患者。

（三）口腔内部的治疗

口腔的神经分布非常丰富，因此，不仅在治疗期间，而且在平时进行口腔卫生清洁或早期尝试经口喂食这些经历都为患者的口腔提供了极好的接受刺激的机会。正常的口部活动是极其活跃的，在平日的吃、喝及咀嚼时接受大量的感觉输入，舌头、面颊和口唇通过重复的运动清洁牙齿，并清除口腔内所有的固体残渣。舌头、软腭及咽部的肌肉必须被反复刺激，才能夜以继日定期地自动汇集和吞咽唾液。说话时所发生的大量的协调运动，会涉及该区域内所有可活动的结构。无意识的患者或者口部显著瘫痪并丧失全部感觉的患者，只能依赖特定的护理或者医疗干预，有时这会比较痛苦。这个区域的肌肉和关节运动缺失。没有主动活动的循环刺激，不能用力咀嚼固体或者刷牙，会使牙龈和牙齿的状况恶化。因此，从早期就应该开始提供刺激和运动，直到患者能再次进食和说话，这样的口腔内部治疗必须进行。

［顽固的咬合反射］

首先应该考虑到咬合反射的存在，然后再进行日常口腔的护理或治疗，以保证患者和帮助者的安全。

尽管在专业的文章中经常激烈地讨论咬合反射，但是严重神经功能缺损的患者存在咬合反射的机制仍不明确，也没有受到足够的关注。关于咬合反射是一种正常婴儿原始咬合反应夸张形式的再现的观点，还没有被普遍接受。有观点认为咬合反射是由于肌肉组织痉挛导致的下颌紧闭，但这与应用肌肉松弛药物对此无效的事实相互矛盾。

临床观察显示，过度活跃的咬合反射是双侧同时出现的并且是对称性的，常与显著的感觉缺失或紊乱有关。当这种反射突然被引出，会引起患者的下颌强力且快速地关闭，这样他们的牙齿会咬合在一起或者咬住在上下齿之间的任何东西，随后不能再次自主地张开或者轻易地被打开。严重时这种咬的力量相当于 90kg 的咬力。这样的患者，通常不是咬伤自己就是咬坏夹在牙齿中间的工具或器具，而咬断的那部分就存留在他紧闭的口中或者吞掉。

现有文献中即使有一部分涉及口面部神经源性的问题，但也很少有提供方法来解决患者这种病理性的咬合反射。在针对严重脑损伤患者的临床工作中，这个问题是治疗师和护士经常会面临的不容忽视的重要课题。事实上，咬合反射的存在通常是由于没有进行口腔治疗、较差的口腔和牙齿状况以及长期的胃管进食所造成的。治疗师和护士害怕接触患者的口腔是可以理解的，尤其是如果有人曾经在口腔治疗或护理过程中被严重咬伤。这种咬伤由于突然且猛烈，可以造成被咬的手指骨折甚至需要缝合伤口。

对于咬合反射极度活跃的患者，加强口面部的治疗势在必行，如果没有这些帮助，将会形成恶性循环，并且会恶化已经存在的问题。当牙龈感染和龋齿日渐疼痛时，口周及口腔内部对触觉也越来越敏感，因此会更早、更频繁地引出咬合反射，导致治疗性的干预会比以前更加困难。

除非充分抑制了咬合反射，实现了让患者张口，进而开启治疗性的流程，否则任何文献中所提到的治疗策略都不能成功施行，而通过经口营养和持续治疗，常常有可能完全克服这些问题。

解决方法　首先我们需要考虑的是咬合反射不是孤立出现的，而是整体问题的一部分，感觉缺失几乎是主要诱因之一。在脑部损伤后长期卧床的住院患者中，几乎普遍存在不恰当的咬合活动以及缺乏感觉输入的问题。在实际的临床治疗中我们极少看见一个患者在早期就开始被规律地翻身、从床上被转移到轮椅上、在支撑下站立以及在咬合反射还不活跃时就接受口面部的治疗。预防永远优于治疗，积极预防对于患者和帮助者来说一定会更轻松、烦恼更少。在第 1～5 章所述的治疗将避免大部分病例里相关问题的发展，秘诀就是在事情变糟之前就及早开始预防。

同理，当患者已经有了明显的咬合反射，克服此项问题的第一步是恢复其躯干及四肢活动，努力改善其认知水平从而使其取得一个良好的坐位，以及直立站位。如果患者仍旧自己整天在屋里保持仰卧位或半卧位，没有任何刺激，尤其还要面对身体其他部位肌张力过高和挛缩的问题，那么咬合反射则很难被消除。

一旦患者有很明显的不自主咬合倾向时，必须非常注意避免诱发此反射的活动。帮助者应该记下引发患者咬合的任何一个刺激，并转告团队里的所有成员，以防再发。患者害怕咬到自己或他人，这种担心会更进一步增高患者自身的肌张力。如果患者曾经伤害过正在帮助自己的人的话，再次做这些事时他会更紧张。当触摸患者口腔的某部位甚至摸脸时，这种咬合的反应总是会发生。牙齿的前切断面、硬腭、舌头尤其敏感，在一些极端病例中，即便某些东西接触口唇或下颌前方也将诱发咬合的活动。

每日治疗开始时，在试图直接治疗患者的口面部之前，治疗师应从患者较易接受的活动开始，建立与患者之间的接触。治疗师应当选择一个不用费力就能成功的活动，此活动的幅度应尽可能小。为了自由地向前和向后屈伸患者的颈部，治疗师先活动患者的躯干，当患者放松些时再逐步过渡到其头部，同时尽可能实现患者当时可达到的最好的坐姿。将一张牢固的桌子放在患者前面，贴近胸口，高度刚好到肘下方。如果患者的状况允许充分前移，治疗师应该帮助患者把头向下朝着桌子，将头转向一侧，使他的脸颊能靠在牢固的桌面上。通常，以这种方法使患者的头部有足够的支撑时，咬合反射将会被抑制，患者能够在治疗过程中很容易地张开口。

治疗师要把治疗时会用到的所有物品都放在患者前面的桌子上，并且在患者的视野范围之内，这样的话，当用物体突然触碰其口面部时他才不会受到惊吓。此方法同样适用于早期帮助患者将食物放入口中的进食当中。

治疗师或护士保持冷静和自信是很重要的，因为治疗者任何的紧张不安都将转移给患者，导致其突然紧张，音调的增强也会强化反射的亢进。治疗师以抚慰的、平淡的方式与患者安静地谈话，即便患者不能理解治疗师所说的内容，但治疗师的声音也能够使他安心，减少他的恐惧。治疗师应避免制造任何突发的、毫无预料的活动，在治疗期间触摸或者扶持患者时可能会吓到患者。

手法 A 提到，治疗师的手臂和手紧密地接触患者，有助于帮助患者耐受抑制和易化的操作，并且能使治疗师感觉到患者下颌及口唇肌肉张力的任何变化，这些变化将提示治疗师，患者是放松的还是即将咬合。治疗师应在感觉张力增高后，中断活动，并且冷静地移开自己的手指从而避免受到伤害。

当进行面部或口腔治疗时，即使治疗师感到有所恐惧，也应运用手指平稳地施加压力，相对于任何轻微的安抚或者引起痒、不适和不良反应的震动来说，这对患者更容易忍受。

因为患者难以忍受触摸，当他的脸或口被触摸时，如果治疗师用计数方法代表一个限定的时间会很有帮助。例如，治疗师把手指稳稳地放在患者上唇，在再次移开之前说："1，2"。根据她触摸的部位和患者对触觉刺激的耐受性，她可以缩短或延长这个时间。通过计数，她也能注意到患者反应情况的任何改变。对她来说从低敏感区开始触摸是明智的，她可以数到 3 或 4，然后当患者知道将发生什么时再逐渐移动接近他的口。当治疗师能够治疗口腔内部时，可以利用同一方法。记住，一个短的成功策略好于一个长的不幸结局的尝试。数到 3 能使大部分人轻易舒适的接受而没有需要吞咽的感觉，所以治疗师在口腔治疗时不必增加计数的长度。

实施治疗需要非常小心并且循序渐进，如果治疗师只是触摸患者的面部外面就刺激出了不良反应，那么把东西放进其口里的话，很有可能引发更强的反应。例如，只有当治疗师能轻松地把手放在手法 A 的位置时，她才能尝试用她的小指按摩他外面的牙龈。当然直到她确定咬合反射被抑制或者被充分控制时，她才能将她的手指直接放在患者的口中。逐步的流程可能并不总是适用，应该根据观察显示做出灵活的调整。当辅助患者进食时，一些患者会较容易张开口或较容易耐受被触碰。

事实上，咬合反射的性质会导致即使利用任何强硬的方式都难以使患者张开口腔。相关肌肉产生的力量使治疗师不可能用手保持下颌张开；牙齿的触觉刺激可以引出这个反射；任何坚硬、冰冷的仪器放在下颌之间都会引起强烈的咬合反射。由于紧咬的下颌难以以放松，患者就会变得焦躁不安，强大的力若是紧咬在金属上，有可能会损坏牙齿。

1. 紧急情况的处理 尽管已经采取了诸多预防措施避免诱发咬合反射的出现，但是咬合反射仍然会在疏忽时发生。治疗师不应让自己的手指困在患者的牙齿之间，知道如何应对这种情形对治疗师来说很重要。同等重要的是，如果有一个勺子、牙刷或者一些别的东西被紧咬在牙齿间而不能松开时，患者将存在很高的受伤危险。治疗师必须熟练掌握该过程，在她发现自己处在一种相当危险的困境之前，一定要反复学习和正确练习她所要做的事情。她需要学会在这种正常地"做或逃"的机制中不加思索地作出反应，否则情况会变得更加危险。

最重要的是，治疗师必须忍住跳起来以及迅速拉出手指的原始冲动，额外的刺激会使咬合反射更加强烈，她也不可能从患者的口腔里完全把手指拿出来，即便她成功了，她的皮肤也极可能被患者的牙齿撕裂。其他的物体若是陷入牙齿之间，治疗师同样也不要迅速或者暴力地把它撤出。

无论是治疗师的手指、牙刷还是勺子被困时，治疗师应冷静、轻声地安慰患者，让他试着放松他的口，等待片刻后再慢慢地移除他牙齿之间的物品。如果患者牙齿依然紧闭，她可以用她另一只手使患者的头后伸，由于咬合反射与屈肌痉挛相关，颈部的伸展通常会促进下颌的张开，足以使治疗师能够安全地拿出她的手指或是移出勺子或牙刷。

应用暴力的方法打开紧闭的口腔只能作为最后的手段。由于患者本身就处在痛苦的情形下，所以这是患者最讨厌的方法。当用其他任何方法都不能放松患者的咬合时，治疗师把她的拇指滑到患者的脸颊和下牙之间，示指放到对侧相同的位置。她的拇指突然而有力地下压他的下颌骨，这种物理上非对称的压力，克服了那些维持下颌紧闭的肌肉的收缩。当往下压时，治疗师也试着用拇指和示指来引导患者的下颌向前，以促进颞下颌关节正常机制下的张口运动。

2. 事件发生后　无论采用什么方法缓解了咬合反射，治疗师必须即刻与患者建立亲密友好的关系，随后要向患者保证一切安好。能控制住对刚刚使自己突然剧痛的人发怒对治疗师来说尤为重要。

咬合反射及其后果绝不可以被误解为是部分患者有意去伤害或惩罚帮助自己的人的故意行为。同其他无法由他控制的症状一样，咬合反射是一种病理表现形式，错误地把它解释为一种伤害行为，会使患者与关心他的人们之间的关系恶化。同样也应该帮助患者的家属理解自然反射的问题，否则他们可能会对患者向帮助者表现出的"不良行为"感到苦恼。Maggie Knott（1970）用她独特的方式发出警告，"任何一个治疗师失误或不小心弄伤自己的手指都只能怪她自己，治疗师没有脑损伤，而患者有。"

3. 从患者口中拿走东西　在意外的咬合反射中，如果有被折断的器具留在患者口中，治疗师绝对不能马上用自己的手指移除它，因为在紧张的时刻咬合反射可能会再次出现并发生进一步的问题。治疗师应当先提示患者的头向前伸以防止断端被吞掉，然后等待观察患者是否已足够放松能让治疗师把碎片拿出来。如果这些不奏效，则有必要在助手的帮助下将两个硬塑料楔子插入他的牙齿之间，便于使用钳子把异物移除。

要避免发生任何令人担忧和潜在的损伤。当帮助患者进食或饮水时，如果有突发强烈的咬合反射的风险，那么所有易碎物品都不应该以治疗或使用为目的放入患者口中。在咬合反射活跃时，使用喉镜为软腭进行热刺激是特别危险并且是被禁忌的（Logemann 1986）。

［评估和治疗口腔］

牙龈

治疗师用她的小指轻柔地按摩患者的上、下牙龈，从中间开始，在上下颌之间来回进行。治疗师将手指滑动到患者的唇下，在翻转手之前将手沿着牙龈外面前后移动，这样就可以使自己的手指在每次撤出之前在患者的脸颊内侧移动（图 5.10）。建议治疗师在患者口内移动手指时建立一个常规，例如，她在把手指拿出来之前，只来回移动三次手指，在她撤出手指的时候使患者闭唇。患者对此熟知后，能使他更好地耐受这种感觉。在他口腔里移动之后能使他自动地做出反应，也会留给他时间去完成吞咽。

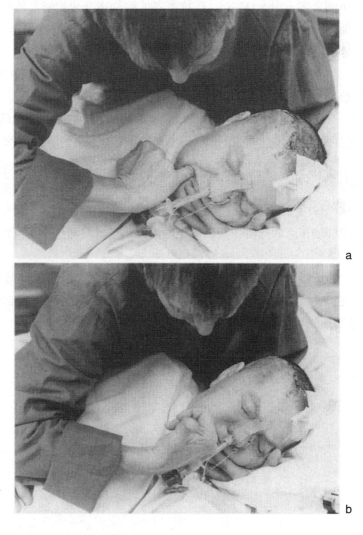

图 5.10　a. 按摩牙龈；b. 翻手使小指能在患者面颊内侧移动。

后面牙齿的上、下牙龈和口腔顶部同等重要，治疗师可以用同样的方式进行按摩。由于这个区域非常敏感，患者可能难以忍受轻微的触碰，所以治疗师适当用力以避免引起不良反应。例如，瞬间接触上牙后面的口腔顶部会很容易引发咬合反射。

面颊

面颊肌肉的张力通常也会存在异常的改变，要么太高要么太低，因此不可能完成主动运动，或者只能以共同运动模式完成活动。例如，当患者打哈欠、笑或哭的时候，他的整张脸扭曲地从一组肌肉扩散到另一组肌肉。在做咀嚼运动和检查时往往会发现在其高张力的脸颊内侧牙齿之间存在小的开放性伤口。而如果肌肉张力低，患者不仅难以闭合口唇或者咀嚼，还容易使食物残渣残留在牙齿和脸颊之间。治疗师通过用自己的手指按摩脸颊的内侧来促进肌力的正常化及主动运动的控制。

治疗师在按摩远端牙龈之后，前臂旋前，在患者的脸颊内侧从上方或下方移动自己小指的末端（图 5.11a,b）。在拉患者的脸颊离开牙齿时，治疗师的手指应该微曲以便接触后面的口轮匝肌，而避免牵拉患者的口角。治疗师的指尖牢牢地按压在患者的脸颊内部，从外面能显而易见指尖上下的移动或远离牙齿后向前的移动。

在另一侧重复同样的程序，在按摩患者的牙龈后，前臂旋后使手掌朝向自己，旋前可使手指能放在患者脸颊的内侧（图 5.11c,d）。

治疗师为患者进行面颊部的被动活动，保持其充分的活动性，以此来刺激感觉，并促进张力正常化。如果治疗师感觉肌肉张力是高的，她会缓慢地活动并逐渐增大范围。对于张力较低时，可以快速地用力移动自己的手指，小心地引出张力。一旦患者能够在某种程度上参与，可以试着让患者吸吮自己的脸颊来对抗治疗师的手指，或者试图对抗治疗师从外面给予的推力，由此来刺激患者的主动控制。如果活动双侧，往往会更容易一些。治疗师坐在患者的前面，交叉她的前臂，把她的两个小指同时放进他的面颊，并向外推（图 5.12）。

口腔内部的治疗，对评估也是有意义的，因为治疗师能感觉或注意到其内表面的任何擦伤或肿块。治疗师也能通过发现面颊内面是否有食物残渣，来评估感觉是否异常和（或）缺失而影响了舌头的运动。

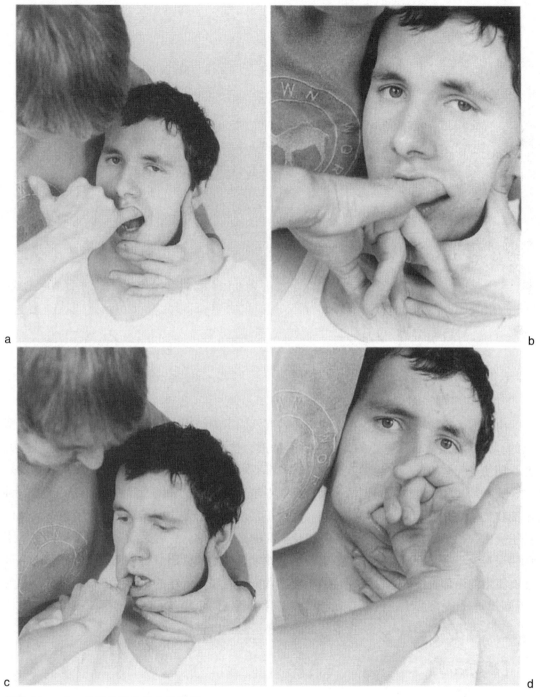

图 5.11 a~d. 从里面活动患者的面颊。
a. 按摩牙龈；b. 促进面颊肌肉的张力正常化；c. 治疗师的小指适当贴着牙龈；d. 治疗师的小指指尖活动患者的面颊。

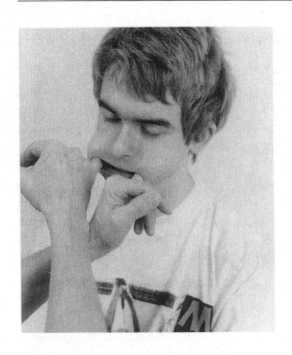

图 5.12　*患者试图主动吮吸他的面颊来对抗治疗师的小指。*

（四）舌头的治疗

由于舌头运动极其复杂，在所有口腔内部及周围的结构中，舌头经常是最容易受到影响的。舌的功能是非常重要的，因为吞咽唾液、饮食、说话都直接依赖于它功能的完整性。即使是轻微的选择性运动或感觉的缺失都有可能极难完成这些运动。对患者和家属来说，流涎是一件令人烦恼的事情，其根源并不是患者不能充分闭合口唇，而是由于他的舌不能收集唾液并引起反复自动的吞咽。因为正常说话哪怕是使用长句时，唾液也不会从口腔里流出，很显然，口唇闭合并不是避免流涎的必需条件。患者必须知道，保持口唇紧闭的错误观念将会加剧现有问题。如果帮助者或家属鼓励他紧闭口唇，那么反过来，就不可能有正常的面部表情的运动及变化，不能进食或者有明显困难的患者可能被错误的归类为"吞咽问题"，而事实上，问题存在于口腔本身吞咽前的阶段。吞咽的实际机制可能是完好的，只因舌头受到影响而无法把准备好的食物运送到口腔后部。

［被动活动］

在直接治疗舌之前，治疗师先要使附着于口腔底部的肌肉张力正常化并且被动地活动舌来保证充分的活动度和一个良好的起始位。

治疗师站在患者身后，把两手的拇指分别放在患者脸部的两侧，然后把中指放到下颌骨的骨面（图 5.13a），用自己肩膀的前面稳定患者的头部。

治疗师的手指指端节律性地进行向上、向前按压的被动运动，来放松舌的肌肉，然后将舌移动到口的前部，直到治疗师的指尖正好到患者下牙齿后面的中线（如果患者的舌总是太靠前的话，可以通过向上再向后移动中指来纠正它的位置，而不是向前）。

［促进口腔内的运动］

使用手指

治疗师可以直接接触患者的舌头来影响其张力。她把自己的小指指尖放在患者的舌头中部，施加一个恒定的压力，朝口腔后面缓慢移动。通过自己的小指把患者的舌头向前拉动并且从一侧轻轻摆动到另一侧，应该能感觉到被动运动时的阻力（图 5.13b）。治疗师也能用自己的手指引导患者的舌头去任何一侧，或者治疗师可以要求患者用舌头主动推治疗师的手，并随着它移动到一侧。

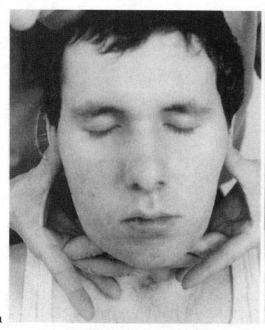
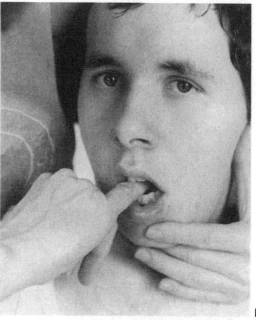

图 5.13 a,b.　*被动活动舌。*
a.*从外面向上、向前移动舌头*；b.*治疗师用手指向前牵拉舌头。*

使用压舌板

抹刀，也被称为压舌板，因为干的木制或塑料的表面在接触敏感部位时会不舒服，所以在患者的口里使用之前应该先湿润压舌板。

把压舌板的末端放在口腔内的某个位置，然后让患者用舌头找到它，并接触它。用压舌板接触他的舌头并让他尝试跟着它运动可能会更容易些（图 5.14）。

如果患者不能主动向前伸舌头，治疗师可以用压舌板平的一端被动地把舌头向前牵拉（图 5.15a）。也可以将舌头向两侧推，然后要求患者在治疗师的帮助下尝试活动舌头或者在治疗师除去压舌板时将舌头停留在某个位置。

　　用一块纱布紧紧包裹压舌板可以增大摩擦力，使治疗师可以给予患者更多的帮助，从而避免了治疗师的手指或者压舌板从舌头上滑落的问题（图 5.15b）。

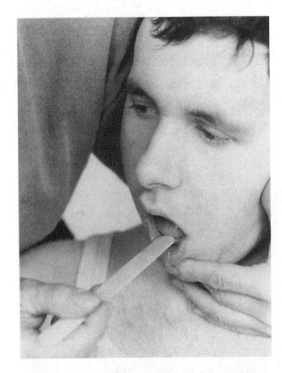

图 5.14　患者用舌头尝试触碰压舌板。

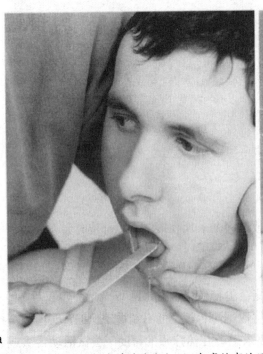
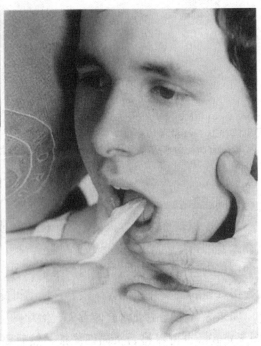

图 5.15　a. 用压舌板向前移动舌头；b. 包裹纱布的压舌板提供更多的黏附力。

[舌头伸到口腔外]

许多患者很难把他们的舌头向前伸出口腔外至上唇或者向一侧或两侧移动。这些动作对于舔唇去除食物颗粒以及清洁牙齿非常重要。当从杯子里喝水时，舌头需要前伸到下牙的内面，这样液体就能沿着中间的槽流进去而被咽下。吞咽本身要求舌头的前部应立即向上运动顶住前牙后面的上腭。说话的时候舌头在上牙的后面运动来形成辅音，如那些有代表性的d、t、n、l和s。尽可能全范围的被动运动舌头至口腔外面，通过促进舌头的张力正常化，以及给予患者运动的感觉，为主动运动奠定基础。

如果可以将患者的舌头向前拉出，治疗师拿一块纱布绕在舌头的前三分之一，并用拇指和示指捏住（图5.16a）。拇指放在上面，示指放在下面，以防止在向前拉舌头时碰到下牙。在舌头被移至口腔外面之前，治疗师先提起舌头，一旦她感到向前移动时没有阻力，就把它移到一侧（图5.16b）然后回到中间，这时治疗师需放开患者的舌头回到原来的位置，并且闭合口唇给患者吞咽的时间，之后向另一侧重复进行（图5.16c）。一旦可以很容易地进行被动运动，治疗师要求患者主动向某个方向运动舌头，或者她可以把东西放在一个特定的位置，让他用舌头把它移走，例如一滴酸奶、一抹巧克力或香蕉泥。

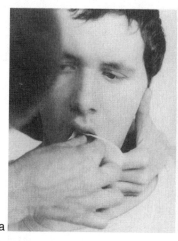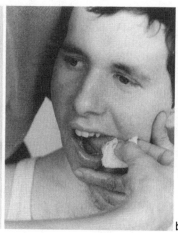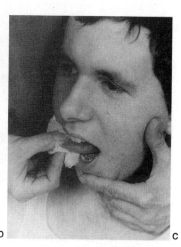

图5.16 a~c. 舌头的被动活动。
a. 在舌头上缠绕一块纱布；b. 治疗师示指从下牙保护舌头；c. 将舌头拉向另一侧。

[用橙子瓣儿刺激主动活动]

当患者无法主动运动舌头时（图5.17a），强烈的味觉刺激可能促进舌的主动运动，患者可能难以忍受酸味，但也许这可以帮助他恢复舌头功能。

治疗师在患者的唇间放一瓣儿橙子，让他试着吸吮。治疗师辅助患者用口唇去接触橙子，并且移动放于下颌下面的中指引导患者的舌头向前伸（图5.17b）。如果有必要的话，治疗师可以轻轻地挤压橙子以保证一两滴橙汁能沾到患者的舌头上。

　　当治疗师把橙子拿走之后，患者尽他最大的努力尝试把他的舌头向前移动。通常可以直接观察到一个即刻的改善（图 5.17c）。用不同的水果片，如梨、桃子或甜瓜，也同样可以成功地引出活动。

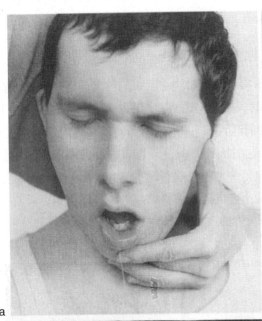
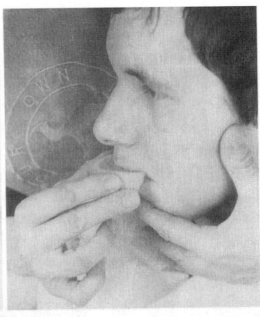
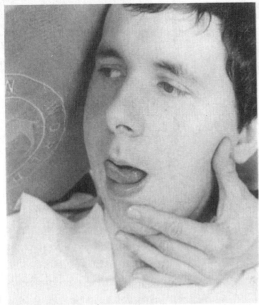

图 5.17 a~c.　刺激舌的主动运动。
a. 患者不能向前伸舌；b. 吸吮橙子瓣儿；c. 随后舌立即能够运动。

[重获舌头的选择性运动]

对于自动清洁口腔、吃、喝，尤其是说话，舌头必须能进行选择性的运动，并且达到合适的速度。选择性运动是指在舌头运动时，下颌或头的其他部分，面或口唇没有参与的运动。例如舔上唇或快速重复发 "d" 的音时，下颌应保持静止不动。一旦患者以整体模式进行大幅度的运动时，例如按照命令把舌头伸出来或是舔自己的下唇时，应该在治疗师以及团队中其他成员，包括家属在内的帮助下进行更多促进选择性运动的练习。

患者在面颊内运动舌尖，尝试碰到治疗师用手指指示在脸上引导他碰到的点（图5.18）。 他移动舌头到达需要的地方时，尝试保持面部其余地方不动。当患者能够找到治疗师的手指时，尝试用舌推动一侧脸颊远离他的牙齿，随后加速上下移动他的舌头。因为运动可能观察不到，治疗师可以通过患者在 5 秒内舌头高质量运动的次数来进行疗效评估。

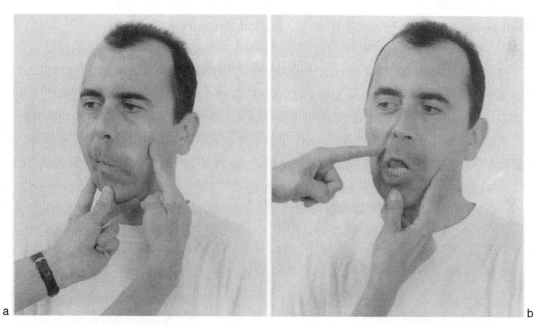

图 5.18 a,b. 重新获得舌头的选择性运动。
a. 面颊内的舌头移动到治疗师所指示的点；b. 移动到另一侧存在困难。

治疗师触碰患者口周的不同部位，让患者尝试将舌头快速准确地到达治疗师手指所在的部位（图 5.19a）。通常当舌头进行独立的选择性运动时，需要绷紧唇部并保持在适当的位置，而且下颌需要压低和稳定。而对于患者来讲，将舌尖伸至上唇是很难做到的（图5.19b）。一开始，患者需要缓慢仔细地练习此动作，直到他可以用合适的速度而无须过度费力的完成。之后，在舌头抬高与上唇保持接触的同时，练习从一侧快速地移动到另一侧。

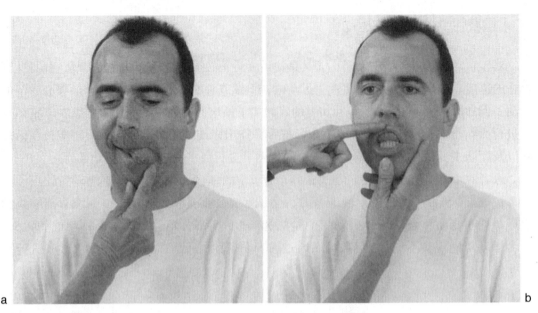

图 5.19 a. 尝试用舌头触碰治疗师的手指；b. 舔上唇时的选择性运动困难。

　　患者将舌尖准确地碰到中间上部牙齿的后面。治疗师用压舌板促进舌头的升降运动并引导其到达正确的位置（图 5.20a）。治疗师拿开压舌板时，嘱患者尝试将舌头保持在同一位置并发"d"或"t"的音（图 5.20b）。当舌头能够灵活地活动，并且不伴随下颌的相关动作时，可以越来越快地重复每个发音。"ng"音也需要练习，因为发该音时，舌头运动的方式与需要吞咽食物或液体时运动的方式非常相似，舌尖扁平并上压硬腭正好在上部牙齿的后面。

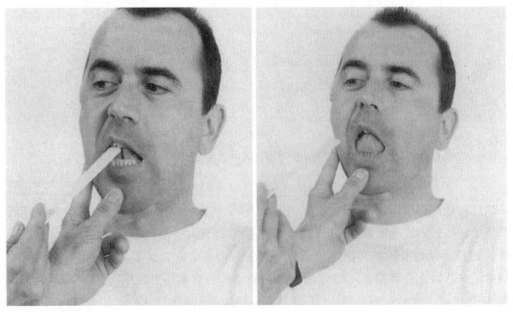

图 5.20 a,b.　促进舌尖上抬。
a. 移动舌头到上牙后面的位置；b. 发"d"音之前的位置保持。

舌头另一个重要的动作是，当发"ga"音时舌后部的抬高运动，同时此动作也会在吞咽过程中把咀嚼过且湿润的食物转移到口腔后部并触发吞咽反射。饮水时这种舌头隆起的动作必须更快。治疗师采取的声音易化练习，将帮助患者恢复很难独立执行的动作，而他所接收到的声音反馈也能让他监测自己的表现，然后尝试进一步改善，增加舌头后部的运动也将有助于激活软腭。

患者保持舌尖抵住下部牙齿的内侧，治疗师将压舌板紧紧压在舌表面的中部，并在解除压力的同时，嘱患者发"ga"音（图5.21a）。每移开一次压舌板，患者重复一次发音，并且提醒他保持舌头向前触碰到牙齿，因为每次患者都会倾向于以整体运动模式将舌头缩回。

如果患者在发"ga"音时，避免不了舌头的回缩，或者如果治疗师期望加大舌后部的活动，治疗师只需要按照图5.16所示的方式，在口外用一片纱布保持舌头向前伸，嘱患者试着发"ga"音的同时，治疗师另一只手用压舌板在舌头恰当的位置给予快速下压刺激（图5.21b）。

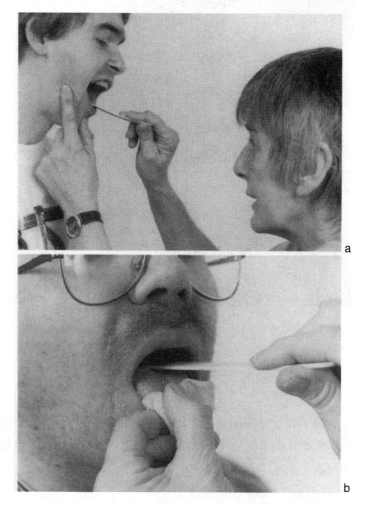

图5.21 a,b. 刺激舌后部上抬。
a. 给予一个快速下压的力后，嘱患者发"ga"音；b. 当刺激舌头运动时保持舌头向前伸。

三、口腔卫生

如果患者不能选择性地运动舌头、唇以及面颊，他将不能进行有力及有效的清洁口腔运动，而这些每天自动发生的正常运动能保持牙齿和牙龈的整洁，并且能移除任何不相干的物体。同样，患者也不能像平日刷牙那样有力地刷牙齿和牙龈，如果未采取任何足够的措施进行干预，它们的状况很容易变糟，牙齿表面会逐渐形成涂层，牙龈则会发展成海绵状并极易出血，并且很快出现各种症状（图 5.22）。对年轻患者来说牙齿的损害不仅仅是使自己难为情，而且不健康的状况会引发疼痛，同时也会加重已存在的感觉运动功能障碍。

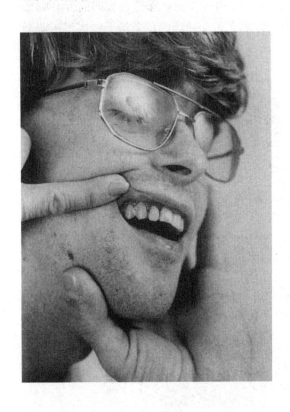

图 5.22 患者由于舌部运动不充分，牙龈易出血，且牙齿表面不清洁。

关注牙齿和牙龈

除了在治疗期间对患者的牙龈进行按摩以促进血液循环且给予感觉刺激外，从最开始，无论是助手、治疗师还是经过适当培训的家属都应该彻底地清洁患者的口腔，每日至少三次。

［清洁牙齿和口腔］

　　早期卧床的患者，使用牙刷很可能是困难的事情，治疗师或护士可以用一层纱布包裹住手指去清洁患者的牙齿及口腔。用带有令人愉悦口味的液体润湿纱布，用这块纱布从中间向两边，沿着牙齿向后部进行牙齿内外的牙龈按摩。再换一块新弄湿的纱布来清除任何碎屑。为了能充分清洁患者的牙齿，助手用她包裹纱布的手指，沿着它们的外面和里面水平地前后摩擦，同样地也要在横切面进行（图5.23）。为了移除任何不相干的物体，操作人员也要把纱布在上牙龈以及上牙的内外面垂直向下拉动或者在下牙的内外面垂直向上拉动。

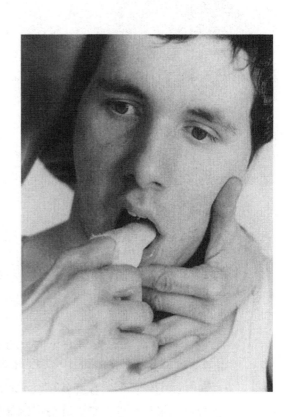

图5.23　助手的手指包裹一片湿润的纱布来清洁患者的牙齿。

［为患者刷牙］

　　一旦患者可以从床上坐到轮椅上，即使只是很短的时间，治疗师或护士都应该开始用牙刷给他刷牙。在侧卧位时，也可以设法为其刷牙，以使患者在还不能离床坐起时，就启动整个治疗方案。用牙刷代替纱布效果会更好，除了增加牙齿的清洁度以外对牙龈状况的改善、口腔张力的正常化和感觉的恢复都有帮助。电动牙刷虽然不是必需的，但因其有很多优点也值得强力推荐。小一点的牙刷更容易塞到患者口腔里面，通过固有的运动代替通常所需的复杂运动和灵巧度，也能较好地清洁牙齿，牙刷在口腔里的震动也能起到一定的治疗作用。也可以把牙刷翻过来，它光滑的后表面可以在患者的口唇、面颊及喉咙之间移动，通常也有助于张力的正常化并且刺激主动运动。

治疗师站在患者旁边用手法 A 促进其口腔的运动以及控制头的位置（图 5.24）。将两杯水、牙膏、纸巾以及其他东西都放在患者容易看见的桌子上，并在他的胸前围上一条毛巾以防弄湿衣服。

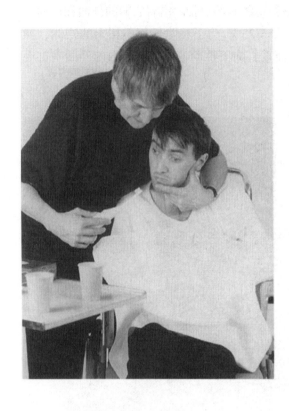

图 5.24　当刷患者的牙齿时，治疗师用手法 A，并且把治疗师所需的物品放置在患者的面前。

当治疗师将牙刷滑入患者口唇下时，将它旋转，防止放入时牙刷毛擦伤患者（图 5.25a），如果有必要的话，治疗师用另一个手的示指向下移开患者的口唇。

一旦摆好牙刷的位置，治疗师就可以小心、彻底地清洁所有牙齿的三个面。在为患者刷牙时，治疗师如果从心理上把口腔分成四部分，并形成一种常规，将会有利于治疗师发现是否所有的地方都已经被清洁干净。例如，治疗师从患者上牙的中间开始清洁，接着从他的右侧向里刷到最远处（图 5.25b），然后从口里取出牙刷，把牙刷移到下牙，再次从下牙中间向后面进展。然后再在离她近的这一边重复这个动作，先从上牙开始，取出牙刷，再刷下牙，中间可以稍作停顿（图 5.25c）。当刷牙齿的内表面时治疗师应遵循刷牙齿外表面时同样的顺序，然后是这四部分牙齿的上表面。当刷牙齿的里面时，治疗师垂直握牙刷而不是水平握，然后从牙龈往上牙末端刷或者从牙龈往下牙的末梢刷，就好像清除齿缝中的食物微粒（图 5.26）。

如果患者的口腔对触摸或震动特别敏感，会引起不必要的反应，那么一开始电动牙刷频率不要太大，直到患者能耐受这种感觉。通常治疗师先刷可以够到的患者牙齿的外面，再用震动清洁患者的口腔和内表面，患者的耐受力慢慢增强，直到治疗师不用关闭电动牙刷开关就能清洁到口腔内的各个地方。

如果患者从来没有用牙刷刷过牙齿，他的脸和口腔也从来没有很长时间被直接接触过，那么他常常是高度敏感的，必须循序渐进。

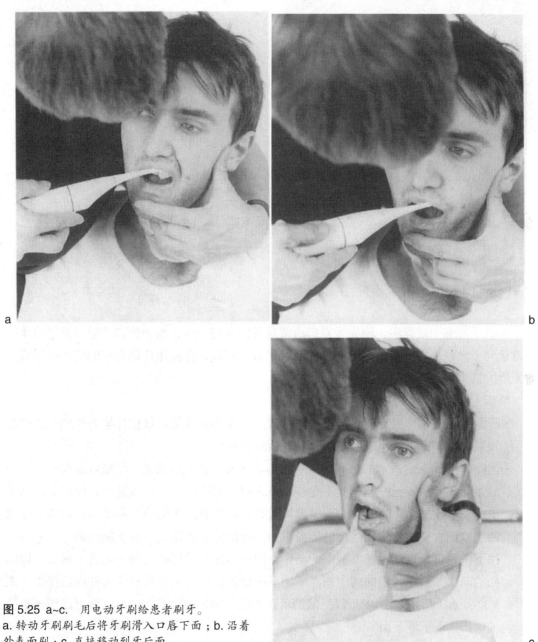

图5.25 a~c.　用电动牙刷给患者刷牙。
a.转动牙刷刷毛后将牙刷滑入口唇下面；b.沿着外表面刷；c.直接移动到牙后面。

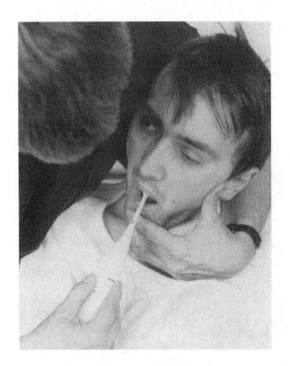

图 5.26　从门牙后面垂直向下拉动牙刷。

［漱口］

在刷牙的整个过程中，刷完牙漱口通常是最困难的一步，因为患者不能以迅速协调的正常运动去漱口，即把水聚集到一块然后吐出来。同理，想使用任何类型的喷水仪器或喷雾来解决这个问题通常是不可行的。

临床实践证明，以下方法有用：

· 若漱口过程非常困难，则不提倡用牙膏。因为如果残留，日积月累会产生一种研磨效果，应该用中性的消毒液代替牙膏去湿润牙刷。

· 治疗师用图 5.3c 所示的方式将少量水小心地放入患者口腔里，轻微将患者的头部向后倾斜或者倾斜到一侧，但不允许水进入患者的喉咙。一旦水进入口内，治疗师就迅速利用其肩部使患者的头部向前，同时开始从手法 A 的位置移动自己的手，以辅助患者把水直接吐到正前面的容器里。治疗师的示指预先放在下颌前面，沿着面颊往下滑到口角，让患者做努嘴的动作，同时治疗师的拇指在另一边往下移动，做同样的动作。治疗师屈曲的中指在下颌下面稳固地向前上方推动舌头并向前推水（图5.27）。假如治疗师的中指需要辅助示指去操作患者的面颊和口角，她可以用环指替代中指放在下颌下面。

· 如果患者漱口不充分或者根本不可能促进其漱口的话，可以使用一片湿的纱布。

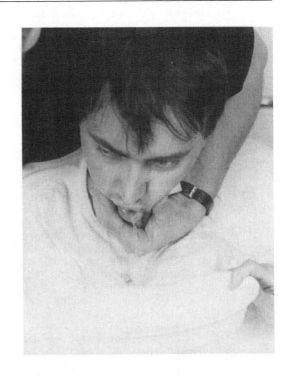

图5.27　漱口，助手辅助其向外吐水。

解决方法

1. 牙龈出血　清洁口腔时，有感染或者不健康的牙龈会出血，治疗师或者护士会认为自己用的力量太大或者操作时间太长。事实恰恰相反，这是一个必须克服的问题，即使用电动牙刷刷牙，也要一直刷到牙齿和牙龈不再出血为止。

当牙龈依旧极为敏感且状况较差时，应该用纱布蘸着一种合适的药物按摩牙龈以消除感染，像用牙刷一样，如果在停止漱口时使用电动牙刷的话，患者可能是无法忍受的，即使是关闭电动开关，患者也无法耐受。不仅出血更明显的牙龈需要缓慢增加压力进行按摩，而且前切牙后面的区域往往也需要特别注意。一旦患者可以容忍稍用力地按摩，就可以使用牙刷来清洁牙齿和牙龈周围影响较小的区域，随着牙龈状况的改善再逐渐扩展至全部的牙齿。如果患者能忍受刷牙，并没有表现出痛苦的迹象或对刺激的过度反应，那么即便有一些轻微的出血，也不应该阻止治疗师继续进行，因为改善循环可以加快愈合的进程。治疗师手指裹着纱布进行按摩应持续到患者能吃固体食物，并且能用电动牙刷刷牙为止。

2. 使用牙线　不使用牙刷的话，将很难充分清洁牙缝，这样，会给以后患者自己清洁牙齿带来困难，并且患者也没有足够的灵巧度做出细致协调的动作。牙线可以提供更好的帮助，当无论是患者还是医生面临双手难以使用细线的困难时，找个固定设备控制牙线就可以解决了（图5.28）。

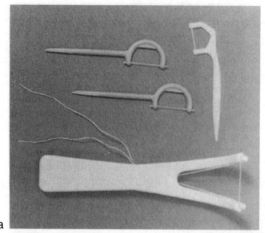

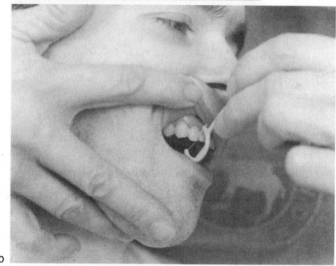

图 5.28 a,b. 安装在夹持装置里的牙线更容易操纵。
a.随手能获得的夹持物；b.辅助者腾出一只手来支撑患者的头。

3. 无法开口　当口腔无法自行张开并保持时，充分地清洁牙齿将是一项很困难的任务。从外面清洁牙齿是没有问题的，因为他的口唇可以移动，但是想清洁内面或切面几乎是不可能的，如果不能解决这个问题，牙齿和牙龈都会受影响。无论是因为患者不理解治疗师期望他做的事情而保持口唇紧闭，还是由于他不能抑制活跃的咬合反射而引起突然紧闭口唇，第一个处理策略都是开始治疗患者面部的外面直到他不太敏感的区域能耐受触碰。因为恢复患者口唇有效控制的治疗需要相当长的时间，为了能清洁咽喉并且维持牙齿和牙龈的状况，治疗师需要采取紧急措施机械地打开其下颌。

警告：禁用金属器械强行分开患者的牙齿并保持其张口。

在强咬合力下，患者很容易损伤牙齿，由此产生的焦虑将加重其之后张口的困难。任何牙齿的损坏都将是一个大问题，因为在这样一个阶段如果不进行全身麻醉是不可能完成牙科修复的。

用具备可缩性的硬质材料构造两个牢固的楔块，厚度适中，正好能置于患者的上下牙齿之间，在他的口边各放一个，以便于治疗师的手指轻易且安全地进入口腔。把绷带包裹着的木铲，用石膏约束固定，二者应该足够耐用，但如果患者的咬合力非常强，这个材料也可能被咬破，而落在口腔里的碎片也不大可能被重新取回。治疗师待患者在自发口腔运动或活动牙齿外面的牙龈时张开口腔后，治疗师或助手在其牙齿间卡入第一个楔块，随后卡入另一个。由于这种体验会使患者感到惊恐和不舒服，治疗师应平静、镇定地同他谈话，尽可能不用强力地插入塑料楔块。如果有必要，治疗师用浸在纱布上的消毒剂治疗口内的感染。当清洁并按摩患者的口腔里面或者刷牙齿外面时，通过手法 A 控制患者的头和下颌，这种手法的紧密接触，通常是用来安慰患者的。

四、重新开始进食

饮食不仅满足我们身体最基本的营养需求，而且也因其带来的乐趣和社交机会而备受关注。不能用口腔享受美食将严重降低患者的生活质量，更何况许多其他的娱乐活动对他来说也是不可能的。患者不仅失去了从饮食中获得的快乐，也失去了食物对口腔循环、感觉以及运动方面规律的刺激。没有经口进食，口腔的状况会变糟，没有咀嚼和吞咽的主动活动，相关肌肉和关节将经历如同肢体肌肉萎缩那样的过程。

从所有的观点来看，经口营养开始越早，对患者越好。各种各样的营养支持都有其缺点，因此应该被视为一种过渡或补充进食的手段。只有遵照所描述的方案，在经历长久的治疗无效之后，患者才会接受经口营养这个永久性的解决方案，因为几乎所有的患者最终都能重新经口进食，即使有些人只能进食糊状食物。在因头部受伤导致吞咽问题的 55 例患者的回顾性研究中，45 人在康复中心入院时根本不能经口进食，Winstein（1983）描述了神经源性吞咽困难的管理方案以及实施治疗后的积极成果，"94％吞咽困难者变为功能性经口进食者，因此，预后是非常好的"。此外，结果表明，"随着认知功能的改善，原始的口腔运动反射好像也在逐渐消失"，这个发现可能归因于口腔内触觉／运动觉刺激的增多。

即使在长时间的非经口进食后，在治疗人员的帮助下患者也能恢复进食的能力，Heimlich（1983）在成功治疗 7 例吞咽困难的脑卒中患者之后强调："吞咽康复之前，他们通过鼻饲管保持营养，周期为 5 个月至 3.9 年。""恢复吞咽能力后不久通常在讲话上也会有些改善，这种可喜的情况有利于他们重返社会。"

即使患者不能重新恢复正常进食的能力，而且需要长期补充营养，也应该时常评估他的病情以查明其在治疗周期内是否有任何改善和加强，是否有经口进食的蛛丝马迹。

哪怕只能进食少量喜爱的食物或饮料，对患者来说都是一种莫大的奖励。除了消毒液之外，患者数周、数月甚至数年都没有吃过任何东西，所以食物尝起来是非常棒的。

［典型案例］

50 岁的 G.B. 双侧脑血管意外后已经 2 年多不能进食任何东西，通过胃造瘘管接受丈夫精心准备的食物。尽管她的上、下肢有了随意运动功能，但她的口面部仍旧瘫痪，甚至不能吞咽唾液、闭眼、闭口或者以任何方式改变她自主的呼吸节奏。在公共场所时，G.B. 一直用左手握着毛巾捂住嘴，收集不停流出的唾液，精心挑选的毛巾完美地匹配她衣服的颜色。在家里，G.B. 戴着医用口罩防止垂涎，这样就可以解放双手去做家务。她完全不能说话，但当笑或者兴奋时会发出一阵呻吟声。在加强口面部治疗和经过她自己相当大的努力后，G.B. 学会了把一茶匙食物放进口腔里并咽下，令她高兴的是，她也能以同样的方式啜饮咖啡。某天，大约是开始面部治疗后的第 4 年，她来做治疗时，很显然因为某事极其兴奋，不仅欢乐的笑而且还发疯似的打手势，好像在尝试着告诉治疗师一切都不是徒劳。直到她丈夫到来后，他解释说，现在正是芦笋季节，他把新鲜芦笋放进搅拌机搅拌成菜泥，妻子配着融化了的奶油，用茶匙吃到美味的菜泥了，6 年后再次品尝到芦笋的味道对 G.B. 来说是最美妙的经历，它鼓舞着她继续努力。

（一）什么时候开始经口进食

［吞咽障碍评估］

何时可以安全地尝试经口进食，是很难回答的问题，对于每一位患者来说，没有明确的标准用来做绝对性的确定。开始得太仓促，会使护士和治疗师感到焦虑，因为患者有呛咳甚至是误吸的可能，因此，责任医生在常常给出许可的判断时也比较犹豫。不同的研究者已经强调了在做吞咽的再训练之前靠 X 线影像、动态影像视频或者放射性照相术做吞咽障碍评估的重要性（Bass 1990, 1988; Donner 1986, Siebens & Linden 1985）。每当咽部吞咽无序或者可能呼气时，推荐使用改良的"钡餐"做患者喉部 X 线透视的吞咽评估（Logemann 1988; Lazzara et al. 1986），然而 Espinola（1986）描述用连续监视放射性核素作评估以检测吞咽时期的呼吸，这样的程序是非常有价值的，不仅仅为了评估目的，同样也为了治疗计划和评估结果。Siebens 和 Linden（1985）明确表示了它们的重要性："合理地治疗吞咽无序通常需要做放射检查。一个给定的治疗方法是否有可能屡次成功，只能通过肉眼观察其结果来确定。什么情况下有可能成功和什么情况下没有显著意义之间要做出区分，因为吞咽的再教育是耗时、复杂、费力而且有危险的。"

然而，在尝试经口进食之前，不应该把这种有用和有趣的动态记录技术视为一个必要前提，因为许多患者会因此被剥夺再次学习吃东西的机会。

目前昂贵且复杂的程序绝不可能适用于所有患者，Donner（1986）恰当的指出："可以肯定地说，包括放射科医生在内的许多医生，在咽和食管的影像学里尚没有足够的经验为吞咽困难的人们做出完整的综合评价。"

大多数情况下，需要通过仔细观察、治疗性的评估和合理的管理来获得必要的信息和充足的安全措施。每天都治疗患者的那些人在熟悉的环境中能更好地观察患者，而且患者在其熟悉的治疗环境中也会更放心。在没有准备的情况下，尝试吞咽不需要按要求去执行，但这是口腔"热身"后治疗的一个整合部分。因为吞咽在一定程度上是无意识的，但也有部分自主成分，它是最复杂的，并且极易受到外部因素的影响。在一个特定时间内按命令试图做吞咽动作是困难的，正如任何人都可以体验在咀嚼一口食物后让另一个人给出口头指令"等，保持它！"和"现在吞下！"，任何形式的张力在某种程度上都可以改变正常吞咽的模式，同理，在动态成像诊断过程中也是如此，它对患者来说就像一个能力的测试。这个事实只不过就是其他人对他进行严密地检查，并且等着他做吞咽动作，而所吞咽的物质会影响到活动。正如Donner（1986）所指出的，"此外，应该意识到一次评估只代表已控制的现状，无论多么认真地执行，它也不可能精确地反映出患者在其他时候的状态"。

食物的外观、口感、味道以及个人习惯和喜好也影响着进食能力。放射评定所需的用于X线成像的液体、固体和液体不透光的外表会使患者很倒胃口，如果忽略了这些，都可能导致操作出现困难。例如，患者在护理人员或其家属的协助下，可以安全地进食自己喜欢的食物，但当他配餐食物时，就会出现异常情况。为了帮助克服这一难题，Siebens和Linden（1985）建议"检查用的钡，不美观，口味也不佳。但是，实验证明，将其做成浸渍钡的布丁、凝胶、果泥、土豆泥以及汉堡，是提高其吞咽容忍度非常有帮助的对策。"此外，也正确地指出了第二个益处："透视观察具有不同物理特性的不透光食物可以帮助确立什么样的食物可以安全地被摄取。"做动态成像检查时，都应该考虑此因素，并遵循Siebens和Linden给出的建议。

［吞咽困难］

吞咽或咽下可以被定义为"呼吸系统和消化系统的肌肉将食物从口腔推进胃的半自动过程。这种作用不仅能运输食物而且能消除上呼吸道的分泌物和微粒，从而保护呼吸道免于吸入颗粒"（Miller 1986）。吞咽涉及三个独立但却相互作用的时期，通常被描述为口腔或口腔准备期、咽期和食管期（Buchholz 1987; Donner et al. 1985; Logemann 1983; Bass & Morrell 1984）。

口腔期将食物分成足够小的碎片以运输至咽腔，由此进入食管。当这些食物在口腔时，被唾液浸湿以促进其通过咽腔通道，并形成合适的形状后为吞咽做准备。食物在其准备被吞下的阶段被描述为食团。固体食物的准备涉及旋转性的咀嚼，用面颊肌肉保持碎片在侧面磨牙之间的位置，并且在自动将其从一侧移到另一侧的过程中，用舌头的选择性运动将其保持在合适的位置。咀嚼的同时，敏捷的舌头将已经准备好吞咽的食物碎片形成一个食团，而剩下的食物则暂时留在口腔作为之后吞咽食团的部分，为下一步做准备。因此，一口食物不必同时都被吞咽下去。吞咽的口腔期以关闭口唇和舌头及面部肌肉捕捉食团开始，其次由舌头做迅速的、波浪式的运动将食团向后推动，随着切牙后面的舌尖抬高，然后在硬腭上挤压成片状，适当地将准备好的食物挤入口腔后部。这时候自然而然地开始咽期。虽然口腔期可被定义为随意运动，任何涉及的动作都可以任意的停止或开始，但是用舌头完成咀嚼和多重活动发生在自动的基础上。食物被吞下之前的咀嚼次数因人而异，它是后天获得或习得的偏好，而不仅仅取决于食物碎片的稠度和大小。观察正常进食的过程发现，在发生吞咽之前需做 7 ~ 40 次咀嚼运动来准备食团，如此大的咀嚼次数的差异令人惊讶。

当食团经过前腭咽弓，通过感官反馈的修正，引出吞咽反射时，咽期开始。随着喉部肌肉的收缩，咽腔产生一股推动力，同时呼吸被抑制。抬起的软腭自下而上关闭鼻腔，会厌软骨向下倾斜，喉部收缩，所有这些都是为了保护呼吸安全及整个呼吸系统安全。一旦食团通过食管上端的瓣膜就进入了下一个阶段，咽期将继续收缩，以便建立一股正向力来继续推动食团（Miller 1986）。软腭、舌根以及咽腔壁持续的反馈能引起重复的吞咽，通过随后的一些吞咽动作，咽腔可以清除一些剩余的微粒。

食管期相关肌肉蠕动收缩将食团移动到胃，并且如 Miller（1986）的引证，"咽期开始后的 600 ~ 800 秒开始，并且持续的时间略久，从 3 秒到 9 秒。"食团刺激持续的蠕动活动，它的存在不仅仅是调整一开始的蠕动，同时也引起继发性蠕动。

进食困难可能是吞咽三个时期中任何一个时期的问题，但在脑外伤的患者中，他们的问题通常在口腔期或咽期。被确诊存在"吞咽问题"的患者可能无法咀嚼、用他的舌头控制食物或者将食物向后运输至咽腔。感觉的丧失可能会妨碍触发吞咽反射，由于没有软腭的上抬，液体或食物颗粒会进入鼻腔。如果咽喉收缩不充分，或者咽喉不能上抬且收缩来保护气道，可能发生呛咳甚至误吸。食物颗粒往往会被留下并且附着在咽腔壁，而由于感觉丧失，患者不能触发重复的吞咽来清除它们。这些问题不被密切关注，一段时间后，残留的微粒可能会被震动下来并吸入，尤其是在卧位时。

虽然可以分阶段观察到这样的问题，但是任何一个时相中的任何困难都会影响到整个过程的工作效率及正常运行。因此，Bass（1988）明确指出，"必须强调一点，喂食过程必须被视为一系列的整合并相互依赖的行为，任何时期的异常行为将导致全过程的适应异常"。

三个时相全部的功能都经过评估确认后，再决定开始口腔进食，只有当食物真实地放在患者的口腔里时，才能完成患者进食表现的真实评估。

［引导因素和安全警示］

关于何时可以开始尝试进食没有绝对的标准。结合特定的安全警示，考虑以下几点是有帮助的。

1. 咳嗽反射的存在　患者能够咳嗽是为了保护气道，这并不需要患者能按命令进行咳嗽或者按要求清嗓子，只要患者在其他情况下能够自发地咳嗽即可。例如，在经气管插管进行机械吸痰或者刺激口腔后部及咽腔的时候，患者会猛力咳嗽。口腔及咽腔的后部或在咳嗽时，观察到的分泌物在吸痰引流之前聚集，或者是在吸痰之前痰液大量聚集在上述位置时也会诱发咳嗽。如果咳嗽不够有力，治疗师可以将双手放在患者的下肋骨或者胸骨上辅助增加力量，并且确保患者充分的呼气。重要的是通过触觉刺激能够诱发咳嗽反射。随着患者的改善，甚至可以在感知到触觉刺激之前，就鼓励并帮助患者按命令咳嗽，从而规律地清除呼吸道的分泌物。

2. 呕吐反射　活跃的呕吐反射的存在并不是进食的前提条件。事实上，呕吐反射在正常成年人进食过程中不起任何作用，但是对于此反射过度活跃的患者来说，将导致额外的困难。治疗中，不要做任何会刺激呕吐反射的尝试，因为这是患者最讨厌的事情，而且这没有任何实际作用，只会导致不必要的呕吐反应而已。对呕吐反射的测试只是为了提供一些关于患者口腔和咽腔的感觉信息，这可能对诊断有利，但没有实际应用的价值。"呕吐反射的存在表明激发了患者咽腔的敏感度，但很少提供有关进食能力的信息。由于这种反射在正常情况下有时是不存在的，比起双侧刺激的缺失，单侧的缺乏有着更大的临床意义"（Bass 1988）。

3. 发声　无论是患者自愿发音还是不由自主地笑或哭时发出的声音，都表明他的声带可以聚集在一起，在吞咽过程中可以在一定程度上保护气道。由此提供的保护作用靠咽喉的提升而加强，应保持咽喉自由活动的能力，以允许令其像在正常吞咽过程中那样快速地向上移动。在开始口腔摄入食物前就应该将咽喉周围肌肉的张力正常化，并优化头部的位置，因为颈部前伸使得颈前的肌肉组织在张力下对抬高咽喉产生抵抗。显而易见，随处可见的抵抗力增加了吞咽时的难度，即使是正常人，如果颈部伸展的话也会这样。

早期开始治疗时，应尽一切努力，在患者自愿的基础上鼓励其发声，增加声带的活动，只要有可能，应该尝试变化音调，以便使喉咙主动地上下移动。

4. 正确的坐姿　正确、直立的坐姿非常有利于吞咽动作的完成，因此，如果患者尚未离开床，仍然卧床或依靠床头抬高处于半卧位，都不宜尝试经口进食。如果患者能正确地坐在轮椅上，在患者面前放一张桌子来支撑他的手臂，这样就可以减少胸椎的屈曲及颈椎的伸展。颈部的伸展不仅阻碍喉结的上抬，也妨碍下颌的关闭。在下颌降低时吞咽是极其困难的，下颌骨的位置是一个重要影响因素。因此，使用手法A通过拉伸颈后部和从下方辅助关闭下颌可以促进吞咽。

5. 吞咽唾液　能吞咽唾液是一个很好的迹象，因为这表明患者有可能也可以吞咽其他东西。因为唾液没有任何味道和温度，且因为重力作用流动较快，这是患者需要克服的难题。如果患者在任一时间内仰卧，均未发生呛咳或出现痛苦的迹象，那么显然他已经将唾液自动咽了下去。在这些情况下，问题通常出现在食物的口腔期或者为了吞咽下去将食团向后运送的咽期。在这里有一个经过验证的方法，即可以在患者舌头后部放置一些冰激凌或酸奶，这样患者会比较容易吞咽下去。

6. 舌头的主动运动　对于咀嚼固体和运送液体或固体到咽腔，舌头的主动运动是至关重要的。如果在任何其他时候，观察到患者自发地移动舌头，例如要舔口唇或者偶尔清晰地发音，那么，尽管他还不能按照要求活动舌头，但一定是出现了主动运动。对于进食，舌头的活动是特别重要的，不仅在口腔期，也因为"舌神经的作用发起了自动吞咽，是刺激触发吞咽反射的一个主要组成部分"（Logemann 1985）。

事实上，即使患者还不能活动舌头，也不应该阻止治疗师让患者尝试经口进食。只要在足够安全的措施下观察并协助咀嚼，舌头的活动功能就有可能通过口腔提供食物的刺激而重新恢复。在这种情况下，治疗师将需要找到办法来弥补舌运动的缺乏，或者从口腔外协助舌的运动。

7. 牙齿和牙龈状况　应该保持牙齿和牙龈状态良好，如果发生恶化的话，要首先去除导致进食疼痛的因素，才能顺利地进行尝试。牙龈感染或牙齿损坏引起的疼痛会导致明显的吞咽困难，而并非吞咽动作本身。

8. 吸痰器的放置　吸痰器不应该放置在比较严重的患者床边，否则就好像致命性的窒息即将发生。如果吸痰器在旁边，只会使得有紧张情绪的患者更加紧张。用一个小的、柔软的导管将固体吸出即可。即使是在患者吃完之后进行口腔清洁时，我们最好是让患者参与，并且有治疗人员手动辅助，而不是仅仅使用一台机器进行处理。

警告：在患者不能咀嚼和充分吞咽之前，不要直接给患者一个比较大块且特别硬的、易引发呛咳的食物。

9. 窒息　如果患者在经口进食时或进食后，甚至在吞咽唾液时发生窒息，团队的所有成员都要知道怎样去帮助他，从容而自信是非常重要的。

通过仔细选择食物的种类，维持良好的起始坐姿，充分做好进食的前期准备以及营造轻松的环境氛围，在确保不会引发窒息的前提下进行每一次尝试。呛咳对任何人来说都是非常不愉快的经历，对于患者来说，往往会自我强化这种感受，每经历一次呛咳都会让患者越来越害怕它再次发生，这些预想的恐惧有时会使肌张力过高，反而增加了再发的可能性。即便已经采取了合理的措施，有时仍会不可避免地发生窒息，如果患者不幸发生窒息或者开始出现将要窒息的痛苦迹象时，治疗师必须果断地帮助患者清理呼吸道。

治疗师开始和患者进行日常对话，不动声色地把勺子和叉子放在盘子上，如果患者是自己拿着，则帮助患者把勺子和叉子放在盘子上。治疗师屈曲患者的颈部，有节奏地轻轻拍打其上段胸椎，随着患者放松下来，令其做吞咽动作，等待片刻，看看气道是否畅通。治疗师轻轻地拍患者的背，如同一位母亲帮助自己的孩子"拍嗝"一样，重点是要保持患者的头部和躯干屈曲，如果患者的头部和躯干伸展，则会加深吸气，把食物的碎渣或者液体吸得更深。如果患者不能顺畅地咳出来或咽下去，治疗师则需用手掌，平稳地叩击患者的上背部，拍打时间与其呼吸频率同步，这样通常能把进入呼吸道的异物拍出来并排出去。Heimlich 所提议的处理窒息的策略，是针对自然发生的轻度窒息，极端用力会引发肋骨骨折不必要的风险（Heimlich 1978）。如果患者太虚弱，治疗师可以把她的手臂放在患者下部的肋骨上辅助其咳嗽，当他想要咳嗽时治疗师手臂向内、向下压他的肋骨。只有当患者完全无法呼吸时，则需要采取紧急处理措施，比如将患者头放在两膝之间向前弯曲身体，或是患者脸朝下趴在床上，头伸出床外，突然向下按压他的胸部或者进行气管插管。如果患者的食物经过精心的选择，摄食时有严密的监督和适当的协助，应该永远都不会出现那样的情况。上述措施是为了在紧急情况下或在康复后期使用，也是在患者自己饮食过程中出现问题时应该采取的步骤。

10. 口腔和咽腔残留的食物颗粒 进食后，在患者无人监护的情况下或平躺于床上之前，首要的是彻底清除患者口腔和咽腔的所有食物残渣。当患者一个人的时候，粘在口腔顶或咽腔壁的任何食物残渣均可能脱落，甚至误吸致命。为了消除这种风险，作为常规处理，在每次进食后，护士或治疗师要用一个小型手电筒悉心地检查患者的口腔和咽腔，如果看到有残渣，一定要确保清除掉，保证患者喝足够的液体，给予必要的帮助，然后令其反复吞咽。治疗师可以用仪器也用包裹着湿润纱布的手指去清洁他的口腔，较大的碎渣也可以用刮勺或牙刷去除。作为进一步的安全措施，患者进食后 1 小时应保持直立体位，并且在临睡前 1 ~ 2 小时不宜进食（Bass 1990）。

（二）促进进食

一旦决定经口进食，应当采用一切可能的方式协助患者进行成功愉快地进食尝试，实现从胃管进食顺利过渡到经口进食。下面的建议已被证明在这个过渡阶段对患者是有帮助的。

［去除鼻饲管］

即使在没有神经功能缺损的情况下，鼻饲管也不利于吞咽。因此，如果患者正在进行补充进食，那么应该先把管子撤掉再尝试进食。起初，他可能无法通过口腔摄取充足的液体，并且需要每晚更换管子以确保摄入足够的液体。由于咽部感觉的缺失，替换鼻饲管通常并不困难，往往对咽部也是一个刺激因素，额外的麻烦是有很多益处的。

还必须记住的是，如果患者刚刚接受了鼻饲进食，他感觉不到饥饿，这很容易影响他的饮食。早期经口进食的周期，应保持与患者的饥饿感一致，在下一次鼻饲进食之前进行。

［正确的姿势］

患者应尽量在椅子上坐直，在他面前的桌子高度要合适，如果需要的话，他的上肢可以放在桌子上。如果他已经下滑成半卧位或躯干过度屈曲，进食是非常困难的。对于进食有问题的患者，躺在病床上经口进食会适得其反，因为这种体位本身会阻碍正常吞咽。

把食物盘放在桌子上患者的视野范围内，这样他就能看到准备吃的是什么，以使情况尽可能正常化。从童年开始，人们就习惯从他们面前直接将食物送到自己的口腔中。如果喂他的人从侧面喂食物，这样毫无征兆地突然碰到他的口唇会使患者非常不安。出乎意料的接触可能引起患者的头部反射性逃避并伴随颈部后伸，甚至引发咬合反射（图 5.29）。

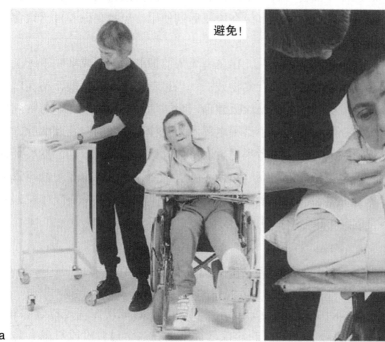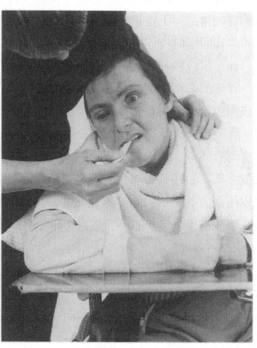

图 5.29 a,b.　尝试进食前患者体位必须正确。
a. 治疗师和患者体位都不正确；b. 因为出乎意料的接触诱发咬合反射。

［手法诱发进食］

如果患者不能自己进食，则由团队成员或经过细心指导的家属用手法诱发其进食。

治疗师站在患者旁边，通常利用手法 A 保证最佳的进食模式，另一只手用勺子或叉子将食物送到患者口中（图 5.30a）。

治疗师将勺子或叉子的下表面放在他的舌头上（图 5.30b），再用示指将他的口唇合在一起以启动吞咽周期。正常进食时这部分被去除，将勺子或叉子撤出后由闭合口唇的主动运动来实现患者主动闭合口唇，因为它是从口撤回。如果患者无法主动活动自己的口唇，那么治疗师可以选择叉子，因为叉子的形状使得助手更容易被动促进口唇的运动。用勺子时许多食物残存在口中，助手必须经常刮患者的牙齿以清除残留物。若在吞咽程序开始时就是异常模式，如旁路口唇闭合不全则会影响吞咽。

更换盘子上的叉子后，帮助者用柔软、吸水性好的纸巾清除患者口腔周围的食物。首先把纸巾折叠成便于使用的形状，然后紧贴口唇通过小的旋转运动稳稳按压，刺激口唇闭合（图 5.30c）。助手不能反复摩擦患者的口唇，因为口唇周围的皮肤很容易被擦伤并产生疼痛。

　　一旦食物顺利地进入患者的口中，治疗师将中指放在患者口腔底部以促进患者的舌头向上、向后移动，将食团输送至咽部吞咽之前，等待片刻以观察患者可以自己完成什么动作（图 5.30d）。

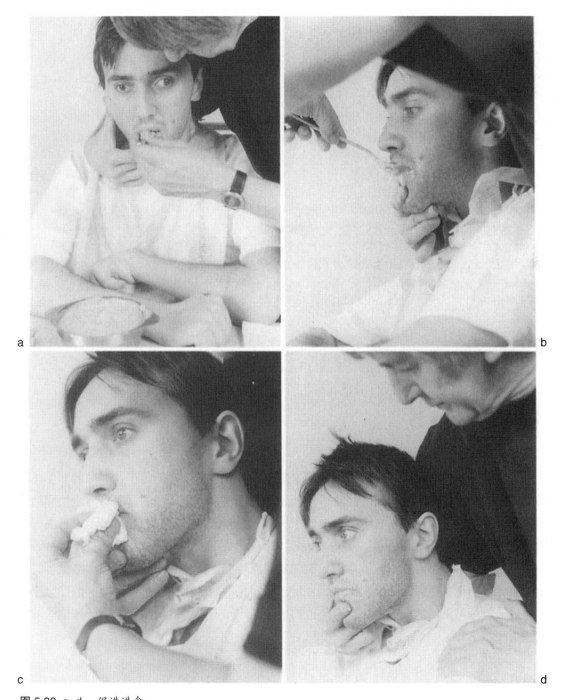

图 5.30 a~d.　促进进食。
a.将食物放在患者面前；b.口唇合上将食物从叉子上移下；c.用餐巾施加压力促进口唇闭合；d.治疗师的中指促进患者舌头运动。

在口腔阶段，一旦患者在较少帮助下能比较容易地吞咽，助手可以按照第 1 章描写的原则引导患者用自己的手将食物放进口里（图 5.31）。这不仅可以使患者借自己的手促进进食，还能改善手功能。

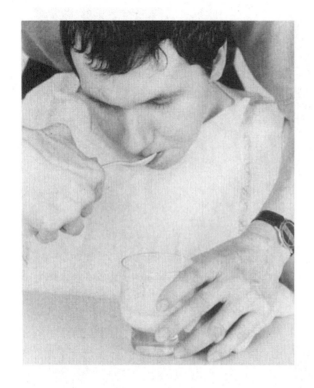

图 5.31　进食过程中引导患者的手。

［家属的辅助］

患者的家属更愿意在进食时帮助他们，这不仅减轻了帮助者的负担，对患者和那些帮助他们的人来说也是一种积极的经历。刚开始时，进食是一个缓慢的过程，对于忙碌的帮助者来说很耗时，因此如果有个照顾他的家属，就会营造一个轻松的环境。当患者第一次重新进食时，不管是谁帮助他，一定要轻松并且给予足够的时间。如果帮助者时间很紧，一直盯着她的手表，有意识或下意识地试图催促患者更迅速地吃完一餐，患者会更容易发生呛咳，或出现其他方面的进食困难。一旦已确定患者能够相对安全地吞咽，治疗师应该和家属一起练习正确的促进手法，避免他们可能在不知不觉中以增强异常姿势和模式的方式进食（图 5.32）。

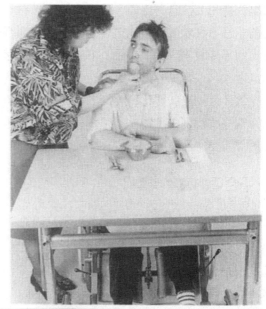

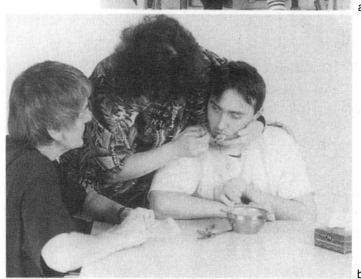

图 5.32 a,b.　家属帮助患者进食。
a. 母亲不自觉强化患者的异常模式；b. 在细心指导下她给予患者治疗性的辅助。

［食物的性质］

食物看起来美味并且是患者之前喜欢吃的，这点非常重要。进食过程涉及一些心理因素，很多是在患者年纪很小的时候就形成了的，比如个人倾向。只能进食软质食物的患者常常要面对没吸引力的浓汤，且所有配料都被混在一起。细心的话，同样的配料分开准备并安排，以有吸引力的方式来呈现，这样患者不但不会拒绝吃，还会愿意尝试。

治疗师也需要考虑患者的喜好，如果患者不能用任何方式交流，可以从其家人或朋友那里获得相关信息。比如，酸奶比较容易吞咽，所以常被选作早期进食的尝试。如果患者之前非常不喜欢酸奶，他很难接受在吞咽训练时大口吞下去，而不仅仅是因为他遭受了脑外伤而不能吞咽，另一方面，很多人只给患者吃甜食是不明智的，虽然胶状物、巧克力、冰淇淋吃起来会更容易、更享受，但这种饮食不可避免地会过多增加体重，阻碍康复，还会导致牙齿和皮肤恶化，含糖的食物也会刺激口腔的原始、陈旧的运动。一旦患者可以再次吞咽一些特别的食物，必须帮助和鼓励他过渡到其他类型的食物，从而改善正常进食和说话都需要的活动。

［合适的食物类型］

某些类型的食物在口腔和吞咽时比其他食物更容易操作，因此选择食物类型同样会有助于早期尝试进食。鉴于个体多样化，较难精确地指出哪种类型的食物对患者来说是正确的，但是一些水分大且下滑缓慢的食物，在开始时常常是最容易的，比如酸奶、蛋奶糊、冰淇淋、捣烂的香蕉或者蔬菜浓汤。

当患者还不能咀嚼时，不能给他需要咀嚼的、硬的固体食物，除非这些食物可以含着然后再从口腔中取出（参见"解决方法"）。如果患者有一些咀嚼运动，通过提供"容易咀嚼"的固体，比如稍微煮过的蔬菜、水果或不容易碎但容易变成浆状的饼干来鼓励和强化其咀嚼动作。

患者吞咽有困难时，要避免的食物种类是那些掺入不同浓度的混合物的食物，比如炖肉、肉汁肉末、通心粉汤或水果沙拉。

［与他人共同进餐］

只要有可能，患者应该与他人一起进餐，而不是一个人在自己的房间进餐（图5.33）。在餐桌上与其他人共同进食会有一种比较正常的气氛，熟悉的礼仪可以帮助其恢复暂时失去的功能。坐着吃食物时，旁边若有人不吃任何东西而是目不转睛地盯着自己每一个举动的话，任何人都会紧张。

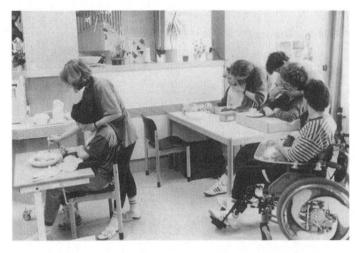

图5.33 在桌旁与他人共同进食，制造比较正常的氛围。

　　团体吃饭时，患者的问题是，护理人员无法在每一个需要辅助的时刻给予帮助。如果团队的所有成员都学会手法促进，准备好随时参与其中并给予协助，就很容易解决这个问题了。这样的进餐时段是一种最有意义的体验，会给不同的专业人士提供宝贵的、额外的评估信息，可以根据患者的特定需求帮助每个有需要的人（图 5.34）。

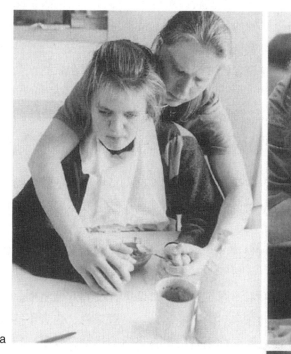
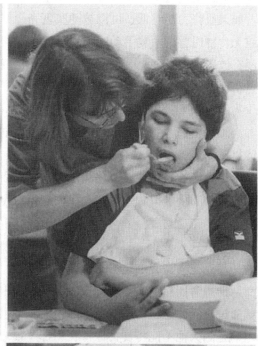
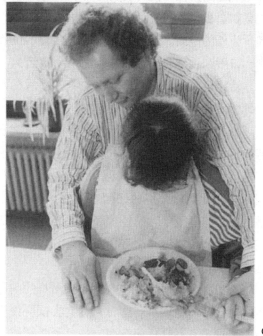

图 5.34 a~c.　如果成员可以给予个体化的帮助，集体进食是可能的。
a. 作业治疗师引导；b. 物理治疗师辅助；c. 心理治疗师也引导得很好。

解决方法

1. 不能咀嚼的患者　许多患者在开始时无法咀嚼或仅仅是不能充分地咀嚼，可以用软的或泥状的饮食开始吞咽训练。然而，必须牢记，因为咀嚼是随意控制下的自动动作，如果患者口腔里没有东西是很难要求其咀嚼的，之后也不会启动咀嚼。不能在空腔无固体食物时单纯地进行空咀嚼，也不能用手法诱发复杂地旋转研磨运动，尽管有些说法与此相反。如果肌张力足够低，可以被动实现一个原始的向上和向下的运动，通过正常受试者在口腔无食物时尝试重复手动咀嚼动作，这个事实是很容易被验证的，不能咀嚼的患者口腔里没有放置任何可能会刺激咀嚼的东西，这样会导致恶性循环，患者很可能在软的饮食上要经历很长一段时间，但不是永远。

为了打破和改变这种自我强化的情况，在吞咽没有完全嚼烂的食块没有危险的前提下，必须将固态食物放在或含在患者牙齿之间。用不同类别的食物进行安全的咀嚼练习，具体操作如下。

治疗师用纱布均匀地包严一片食物，患者在旁边看着（图 5.35a）。特别合适的食物包括切成块的苹果、梨、干面包、甜面包干或生胡萝卜，这些食物在口腔里按压时刺激咀嚼且提供一些味觉刺激。

用手法 A 诱发下颌打开，治疗师将一片被包住的食物放在一侧磨牙之间，通过抓住纱布的一端保持食物的位置（图 5.35b）。

帮助患者闭口后，治疗师鼓励其咀嚼食物片（图 5.35c）。如果患者没有开始咀嚼，治疗师通过按压固态食物诱发上下牙齿对咬的动作来启动咀嚼运动。一般来说，患者不能成功咀嚼是因为他不能将食物保持在后部牙齿之间。如果舌头没有灵活的运动，咬了一口后的食物会被推到口腔后部进而无法充分咀嚼，如果面颊没有运动能力的话，食物就会滑落到牙齿外的空间。治疗师保证固体食物的位置，患者不仅可以重复咀嚼运动，口腔内的面颊、口唇和舌部肌肉也能被咀嚼运动激活。

治疗师从患者口腔里取出包着咀嚼后食物的纱布，给他休息的时间让他吞咽聚集的口水，然后在另一侧用同样大小的、新鲜的食物重复这个过程（图 5.36）。

2. 因恐惧而无法进食的患者　在尝试进食时有过不愉快的、恐怖的呛咳经历的患者可能会害怕和拒绝再次尝试，有些患者感到害怕仅仅是因为他们感觉他们所处的体位无法清理气道，有些东西"向下走错路了"。牙齿和牙龈状况不好的患者可能也不愿意尝试进食，因为放在他们口腔里的任何东西碰到了牙齿或牙龈都会引起疼痛。为了解决最后一个问题，在"口腔卫生"已经解释过，必须治疗牙龈的所有感染或疼痛，为了保证牙齿回到受伤前的状态，患者必须看牙医。只有当患者不痛了，他才愿意通过口腔进食，这样吞咽训练才能成功进行。

害怕吞咽的患者存在一个非常困难的问题，即不能劝说或强迫他进食，因为紧张的氛围只会让情况更糟糕。这时，进食尝试应该暂时停止，继续进行密集的口面部治疗，且再也不要求患者吞咽任何东西。一旦紧张缓解，如果患者能在帮助下将手指浸入酸奶、奶糊或冰淇淋里，然后放进口腔里或舌头上将对恢复吞咽功能很有帮助，以这种方式取得的小成功有积极的作用，同样适用于让患者咀嚼用纱布包裹的无须吞咽的固体。一般来说，当患者咀嚼食物时会自动吞咽混有苹果或梨汁的唾液，随着患者总体情况的好转，进食能力一般也会提高，但是如果存在过多的吞咽恐惧，就算感觉运动功能有明显恢复，也需要很多时间和耐心来帮助他克服这个问题。

图 5.35 a~c. 咀嚼的再训练。
a. 用纱布包住一片苹果；b. 把一片放在磨牙之间；
c. 保持在那个位置咀嚼。

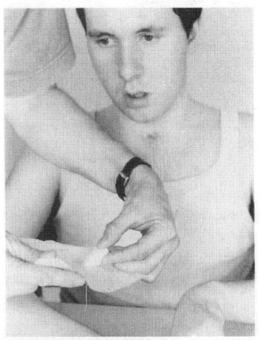

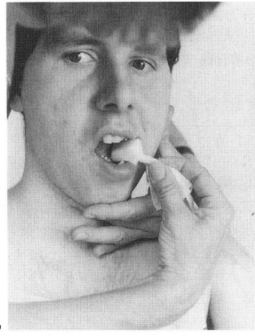

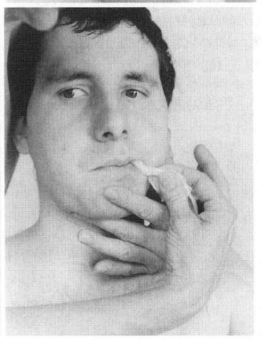

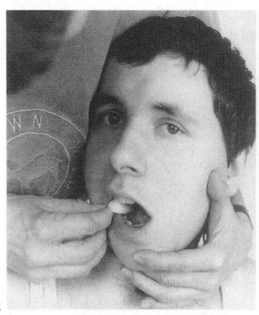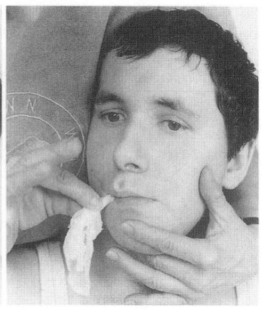

a
b

图 5.36　a. 在另一侧放新鲜的苹果片进行咀嚼；b. 咀嚼开始时口唇闭合。

（三）饮水

几乎所有神经性吞咽困难的患者摄入液体要比进食更困难，可能是因为液体流入咽腔比较快，不像食块，它在没有足够的主动舌部控制时比较分散。液体为感觉减退的患者提供较少的固体触觉，除非特别凉，否则摄入液体的温度很难与唾液分辨。患者进食足够后通常不需要补充营养，但是仍需额外通过胃管摄入液体以保证每天 2L 的推荐标准。患者开始进食软的食物后，可以小心地采用促进方法帮助他开始饮水。

［手法促进饮水］

用汤匙

用手法 A 控制患者头和下颌的位置，治疗师将一匙浓稠的液体，如酸奶，送到患者口边，当勺子快碰到口唇时患者张口使勺子刚刚能够无阻碍地通过（图 5.37a）。许多患者倾向于在液体离开容器之前就最大限度地张开口腔，这样做会形成一个不但没有美感而且会扰乱口腔期的饮水习惯。每一口都将下颌张开至极限范围，因此常常能看到颞下颌关节半脱位。如果一直这样过大张开，该关节和其周围组织会受损伤。

治疗师将勺子放在患者舌头上，尽量向前，并且用自己的示指从下面促进患者口唇闭合。当治疗师抽出勺子时，患者用口唇将液体从勺子中刮出（图 5.37b）。

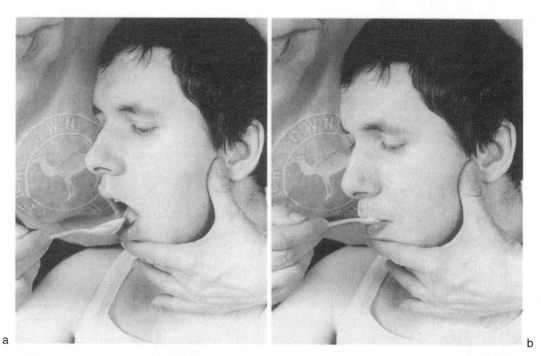

图 5.37 a,b. 用汤匙促进饮水。
a. 防止口腔打开过度；b. 促进口唇闭合，倒出汤匙里的液体。

用茶杯

当患者可以摄入勺子里的液体时，应该帮助患者用茶杯饮水，这样患者就可以进阶到重复吞咽而不是一次一匙。应该调整液体的黏稠度，使患者喝下一口的时候，液体刚好流入患者口腔里。

一只手放在手法 A 的位置，治疗师用示指将其下颌向前引导，同时另一只手抬起茶杯至患者的口部并停留在其下唇上（图 5.38a）。

在正常饮水过程中，主动摄入液体到口腔里以后，做同样的动作，而不是像有时候想象的那样在重力的帮助下液体被动向下流，因此，要求患者在杯子于正常位置时主动抿一下。帮助者不能将患者的头往后倾，然后将液体倒入他口腔里，因为这样液体会很快流到咽部，很可能会引起呛咳（图 5.38b）。正常饮水时，只有当杯子快空的时候头才会稍后仰，所以，当杯子相对满的时候建议让患者的头部保持在适合吞咽的最佳位置。

用玻璃杯

从玻璃杯里喝水，作为成年人的患者会很享受这一过程，并且感觉这是进步的象征，治疗师使用前述的方法促进其饮水（图 5.39）。

治疗师帮助患者喝水时，用玻璃杯有利于治疗师看清楚有多少水进入患者的口腔里，用茶杯或马克杯则比较难判断。过去主张用纸杯或塑料容器，这样可以将最上面的部分剪掉以利于用视觉控制，结果是大口杯里的液体更少，患者需要后伸颈部才能将液体送到口腔里，这样造成吞咽困难。在任何情况下，治疗师都要选择不太容易滑落的容器，尤其是当她开始引导患者的手抓住茶杯然后让患者自己送到口腔边的时候。

如果患者存在活跃的咬合反射，那么安全的措施是使用不易破损的材料所制成的大口杯。

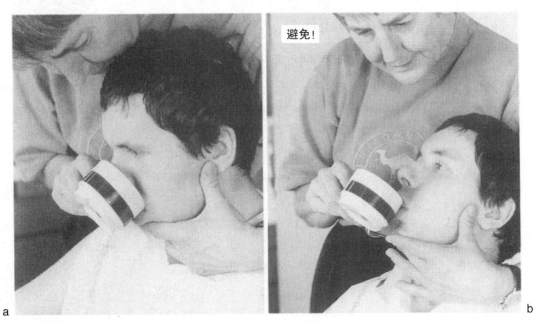

图 5.38 a,b.　开始从茶杯里喝水。
a. 茶杯放在患者下唇，准备主动抿一下；b. 不能直接把液体倒进口腔里。

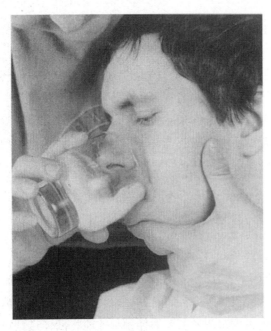

图 5.39　用玻璃杯喝水，下唇被向前推到位置上。

解决方法

1. 如果液体流速太快 舌头活动慢且费力的患者控制不好口腔里流得太快的液体。为了给他提供除了酸奶或奶油蛋羹以外更多的选择，治疗师可以通过添加一种增稠剂将患者喜欢的液体变得黏稠，从而减慢流速。Winstein（1983）描述了在进行进食进度计划时成功使用干净的胶质来达到这种目的。"加入干净的胶质使液体浓稠，减慢从口咽到食管的进度，给延迟的吞咽动作提供时间"。

随着患者舌头运动和吞咽能力的提高，食物黏稠的程度可以随之减轻。

2. 患者不能用舌头将液体或浓汤送到咽部进行吞咽 一些患者的舌头没有主动将液体往后送到咽部的运动，同时舌的一个不受控制的猛推可能会导致其他部位不自主地往前推。在这两种情况下，将不能成功地完成饮水或试图吞咽浓汤，由于患者无法体验吞咽的感觉，将大大延迟有关经口摄入的任何进展。将少量黏稠液体放在患者舌头稍后部，有可能从机制上克服这一问题，并且当吞咽被引出，舌头的活动也可能被诱发。治疗师使用一个既能控制液体的量，也能使该液体被放在舌头恰当位置的工具，如，在厨房用品店可以买到的那种普通的给烤肉加调味汁的吸管，由硬质塑料制成，圆筒的，大小适合放入患者口腔，在其末端有一个橡胶的充气球，人工挤压然后放开，将液体吸入圆筒。胸腔穿刺用的 60ml 一次性注射器也同样有效。

治疗师将流速慢的液体充满注射器，在用手法 A 支持患者头部和下颌的同时，允许少量液体流入舌头的后 1/3（图 5.40）。

退出注射器，治疗师从下边用中指上下移动帮助患者闭口和促进所需要的舌的运动。在颈部稍屈的体位患者更容易吞咽，在这个体位，治疗师可以用自己的手臂支持患者的枕部来向前倾斜头部及向里收下颌。

治疗师重复几次这个程序，通常伴随着每次吞咽的成功，患者的动作会越来越主动，直到可以用勺子喝液体。患者通过认识到自己可以安全地吞咽而获得自信，并且享受重新用口饮食的过程。

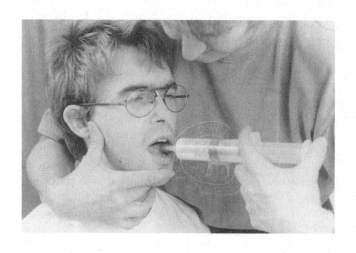

图 5.40 放少量浓稠的液体在患者舌头稍后部。

3. 患者的问题不明显时　完全不能饮食的患者很明确的需要并且通常会接受口面部治疗，但是必须注意其他存在不明显困难的患者有可能会被忽视。"适应性神经可塑性可能掩饰神经性吞咽障碍的临床表现和体征"（Bass 1988），并且神经可塑性所产生的补偿性机制可能是导致我们错误猜测判断的原因，如脑外伤或卒中后，"许多患者能正常饮食"（Lynch & Grisogno 1991）。实际上，如果不揭示一些进食表现的变化和治疗的需要，对于肢体和躯干存在感觉运动障碍的患者来说，要求充足的治疗性干预是不可能的。患者自己通常不会意识到任何问题，被问到时，他们会说完全没有问题。因此，必须进行仔细的评估，评估包括两部分，即观察患者在没有帮助的情况下与他人一起在正常进餐环境下进餐，以及询问他的家属或护理人员他们所注意到的任何问题。正常情况下，成熟的进食动作包括一系列复杂的、感觉的提示和互相影响的行为，因此只是一个相对轻微的扰乱也会导致令人苦恼的结果。虽然患者可能可以摄入足够的食物，但呛咳和误吸的风险会随之增加，并且由于可选择的食物有限，进食对他来说不会太愉悦，体重减轻是比较常见的，因此要提起对进食困难患者的注意。如果患者进食大量高卡路里但容易吞咽的食物，如冰淇淋、果冻、蛋糊、巧克力和奶片的话，他的体重就会增加，所以体重增加的结果可能会被误读，得出患者没有进食问题的错误结论。

最后，不应该忽视综合的评估，无美感的社会性用餐会降低患者的愉悦感和家庭生活质量，由于疾病导致的问题会使患者和餐桌周围的人感到沮丧，因此患者可能会选择独自进食。

五、急性期后的长期鼻饲

急性期后有吞咽困难的患者需要持续一定时间的补充营养支持，选择的方式应该有效、安全、不导致正常进食训练的延迟或影响患者整个康复进程。

比其他任何措施更好地满足这些标准的选择是经皮内镜胃造瘘术（PEG）。一旦明确患者将需要长时间依赖鼻饲管，无论是因为总体营养需求或只为液体摄入，还是因为用药或者消化道额外的支持，都应该毫不拖延地实施此方法以避免出现与鼻饲插管相关的问题。

常规的鼻饲管，在过去几乎专门用于提供营养支持，便由于其不良的副作用而不再推荐给长期存在神经性吞咽困难的患者。

- 该管的位置使得患者吞咽更困难，从而干扰了进食训练。在鼻咽区域的任何刺激都将增加进一步的问题（Nehen 1988; Schlee et al. 1987）。
- 鼻饲管使鼻咽不能闭合，并且长期施加在腭的恒定压力将不利于日后有效功能活动的恢复。如果其他相关的功能明显恢复，而软腭的闭合依然存在显著问题时，很可能是因为软腭本身局部的损伤，而不是原来的中枢神经系统损伤。
- 对插管不理解的患者经常会把鼻饲管拔出，最终只好将他的双手绑在床上。而绑带会增加患者的不安，因此他会拼命地拉拽来抑制这种不安，结果导致皮肤擦伤，还会阻碍血液循环，此外，如果患者手部的主动活动被限制，那么患者将被剥夺有价值的感觉输入。帮助者搬动患者时，鼻饲管也容易脱落。在这两种情况下，频繁地插入鼻饲管对鼻黏膜也有不良刺激（Winstein 1983）。

· 从美观的角度来看，用胶布贴在患者脸上的鼻饲管不利于自我形象的恢复，尤其是当他能够离开房间时，无论是坐在轮椅上还是行走。

（一）PEG 的优点

许多患者的临床观察和几位作者的临床应用经历都表明，PEG 较其他营养支持方法有明显优势。最近的一篇综述，Moran 等（1992）引用，"PEG 是一种未被充分利用的技术"，尽管目前有以下积极肯定的陈述，却仍然能够见到大量神经功能障碍的患者使用鼻饲管。

"PEG 是一种安全有效的长期肠道给养方法，可以避免外科胃造瘘术的并发症和鼻饲管的副作用。"（Burghart et al. 1989）

"PEG 使神经系统损伤患者有充足的肠内营养。PEG 优于肠外营养的方面是并发症少、成本低，综上，它有满足患者生理需求的优势。"（Peschl et al. 1988）

"PEG 应在所有胃造瘘术患者中进行，需要长期鼻饲的患者都应该考虑使用。"

"目前靠鼻饲管维持或支撑的一般社区患者将受益于 PEG 这种相对简单的操作。长期随访证实了该技术的安全性和有效性。"（Moran & Frost 1992）

［特别优势］

第一个明显的好处就是胃造瘘管是卷在患者衣服的下面，而不是像鼻饲管一样一直挂在患者脸上，这会使患者看起来更整洁、更正常（图 5.41）。

由于管子不是一直在患者的视野内晃荡，所以患者很少可能会去拉或者取出它。也许因为腹部不像受丰富神经支配的面部那样非常敏感，患者很少意识到是纱布下的小管子，因此患者极少将造瘘管拔出，患者的手就不需要像有鼻饲管那样被绑起来。Larson 等（1987）在一项有 235 个神经损伤患者的研究中发现用腹带会减少管子被意外取出的发生率，在所有的病例中有 6 名患者需要用腹带固定，但是这种方法很少有必要使用。管子脱落会发生，但纠正很容易，"如果意外脱落，造瘘管很容易重新放置"（Foutch et al. 1986）。

PEG 是个相对简单的操作，几乎没有并发症（Moran et al. 1990; Ponsky & Gauderer 1989），并且可以在局部麻醉下操作，减少了全麻的风险。在 Larson 的研究中，314 个患者中有 23 个是门诊患者。手术时间很短，根据 Foutch 等（1986）记述一般需要 15 ~ 30 分钟，而 Larson 等（1987）记述则少于 10 分钟。

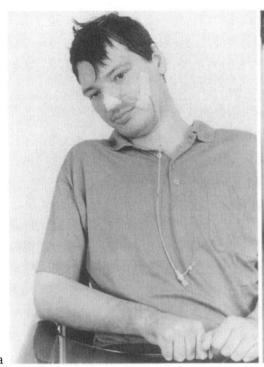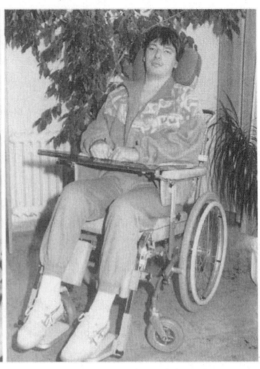

图 5.41　a. 带着用胶布固定的鼻饲管的患者看起来很不开心；b. 同样的患者用胃造瘘管，管子隐藏在衣服下。

Kirby 等（1986）报道了 51 个成功的 PEG 操作，声明"没有与操作直接有关的死亡"，并且"没有患者在操作时需要剖腹手术或形成瘘管"。Burghart 等（1989）和 Foutch 等（1986）也报道称没有与操作相关的死亡发生，任何伤口感染都通过抗生素被成功治疗或因抗生素的预防性使用而得以避免。

PEG 中必须强调的优点在于，它的出现能够让患者做吞咽练习，并且能够比用鼻饲管更快达到无须补充营养的状态。究其原因，可能是因为没有异物刺激鼻咽黏膜或妨碍软腭上抬从而促进了整个活动过程。当然，没有长时间对管子的压力适应所引起的麻痹效果，感觉反馈也会受到较少的干扰。关于 PEG 后的临床结果，Moran 和 Frost（1992）写道"患者的耐受度以及照料者的满意度都非常高，而且早期的研究结果表明其可以增强急性神经性疾病时的言语和吞咽的恢复。"有趣的是，该文章的作者补充到"令我们感到惊讶的是允许移除管子的患者的恢复数量"，11 个患者在插入后平均 122 天（范围在 20 ～ 390 天）恢复了吞咽能力。虽然 Winstein（1983）指出一个"G 管（胃造瘘管）通常不会在伤后 5个月内推荐使用"，但她也承认，与此相反，她的临床经验是"持续神经性吞咽困难患者胃造瘘术后和移除 NG 管（鼻饲管）后恢复得更快"。

因为患者在休息时可以通过 PEG 管接受营养（图 5.42），所以有更多的时间可以进行功能恢复所迫切需要的不同形式的治疗。如果患者仍然需要额外的营养支持，也许只是为了确保有足够的液体摄入，必要的话，胃造瘘管可以留在原位，甚至达数年。也许实际上患者只是为了摄入足够的食物来保证营养要求，但如果这个过程需要很多时间和精力，这会成为患者和那些照料者不可承受的负担。因为 PEG 是这么的安全，在长期的基础上，它提供了一个更好的选择，减轻压力并且为继续治疗和享受生活留下时间，患者可以愉快地吃喝，并让管子提供他每天摄入的需求。

最后，当患者能够再次饮食，就可以很容易地除去胃造瘘管，造瘘口通常会在 48 小时内无须手术干预的情况下自动闭合。

有这么多的优势，这就可以理解 Larson 等指出的"选择 PEG 可以为那些不能吞咽但是有一个完整的肠道功能的患者提供长期肠内营养"。这些标准几乎无一例外地适用于脑损伤患者。

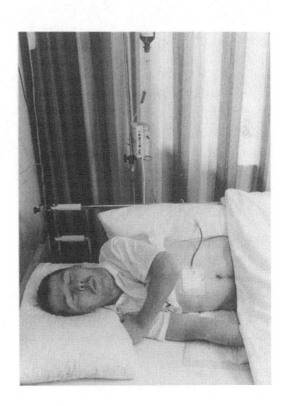

图 5.42　睡觉时接受营养从而节省治疗时间。

（二）向帮助者和家属解释

所有关心患者的人都应充分了解 PEG，特别是有关操作的位置、功能和如何移除，以消除所有的担心或恐惧。尤其是患者的家人都需要了解整个过程，因为医生会要求患者家属签字同意。然而尚存在某些关于 PEG 的误解，如果患者的家属听到这些，他们自然就不愿意承担对患者可能有害的责任。另一个重要的方面是，如果他们从一开始就得到充分的解释，并且熟悉日常饲管流程，那么他们就有足够的信心让患者能够尽早回家待一段时间，尽管患者还不能够经口进食。

关于 PEG 细节和位置信息应该以容易理解的图示信息表提供给治疗师熟悉的照料者，这样，他们就可以事前利用闲暇时间进行学习。Kirby 等（1986）也记述，特别的信息表对自我感觉"没有足够了解 PEG（甚至是标准胃造瘘术）"的护理和家庭帮助者起到了积极作用。展示管本身、告知如何处理以及介绍它的小尺寸和没有威胁的外观，将更有利于帮助者和家属接受（图 5.43）。

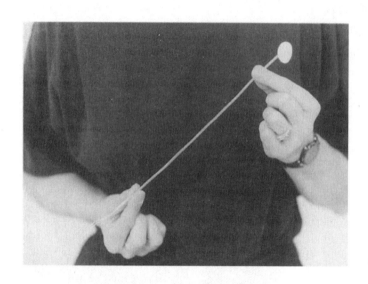

图 5.43　小管在插入后可以保持在舒适的位置。

（三）造瘘管的放置

患者仰卧位，保持清醒。在其口腔和咽喉的后部喷射局部麻醉药，可以减少胃镜经过时的不适以及抑制咽反射。对于非常焦躁不安及不受控制的患者，可以将镇静药作为术前用药，进行静脉注射。

腹壁表面需要仔细消毒，一旦胃镜伸到胃里，一切便清晰可见。在胃造瘘管将要通过的一个小切口的区域注入局部麻醉药（图 5.44a）。在麻醉腹壁之前，根据医生操作胃镜时的反馈以及监视器屏幕上显示的图像，助手用手指按压胃解剖学的部位来定位最理想的位置（图 5.44b,c），然后将一个经皮穿刺的套管在所选的位置穿过已麻醉的腹壁到达胃，引导一根线穿过这个套管，将内镜用绞断器或活检钳夹住它的一端，从患者口腔里连同内镜一起被拉出来，而另一端保持在腹壁外，最后将这根线系到胃造瘘管的锥形接头上，通过它位于腹部末端的牵拉将上消化道的管拉到胃部并且穿过腹壁，直到它的凸缘能顶住胃黏膜，以此固定好位置。在出口处应用一个面板固定来保持外面管的位置（图 5.45a），将一小块纱布敷料覆盖在此位置，并且用无刺激性的橡皮膏固定好（图 5.45b）。

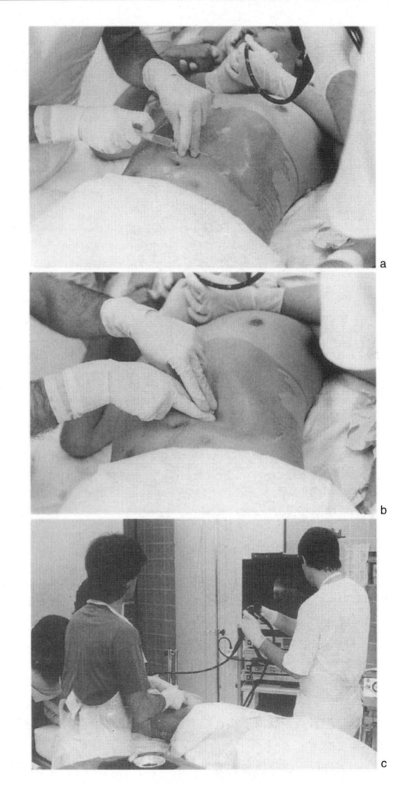

图 5.44 a~c. 放置胃造瘘管。
a.只需要局部麻醉；b.助手首先准确地定位；c.用胃镜看胃内壁来寻找理想的位置。

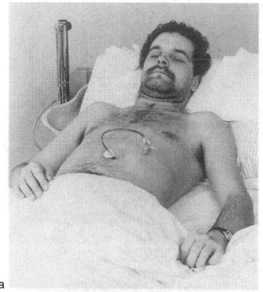

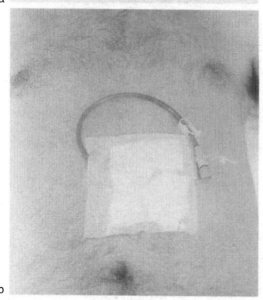

图 5.45 a. 移除管子后，患者即刻感到舒服；b. 用一块小的纱布敷料覆盖。

（四）拔除胃造瘘管

一旦患者重新获得了饮食能力，并且可以在恰当的时间进行，就可以移除造瘘管，而且不需要麻醉。

患者仰卧，将胃镜伸到胃里，这样在胃镜的操作下钳子能够抓住胃造瘘管的末端（图5.46a）。管子可以跟胃镜一起取出（图 5.46b,c），然后用一块纱布敷料覆盖瘘口处，即使有极少胃液渗漏，甚至直接随着饲管出来。

　　瘘口通常会在几天内完全恢复，也就不再需要纱布了（图5.47）。但是在这期间，如果需要的话必须依靠鼻饲管来补充进食。对于患者来说有可能完全参与进一个积极综合的康复计划里，这会使他不同方面的功能都有进展。

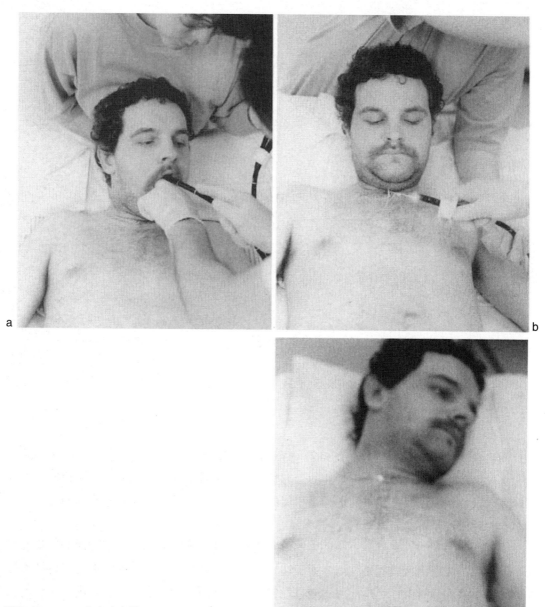

图5.46 a~c. 移除造瘘管。
a. 通过胃镜握住造瘘管的末端；b. 从患者口内撤出造瘘管；c. 造瘘管撤出后的出口位。

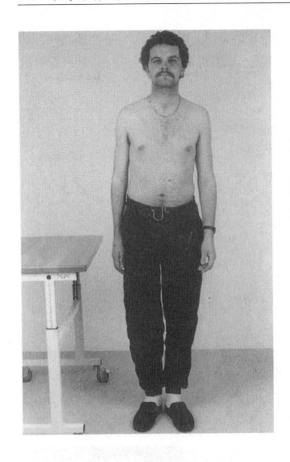

图 5.47 移除造瘘管 4 天后，就不需要再用纱布了，患者的进展不能被 3 个月的插管时期所拖延。

六、重新学习讲话

　　已经在上文中描述过的许多活动都会有助于改善患者发音所需要的舌头和面部的运动，这同样也适用于恢复比较正常的饮食习惯，特别是舌头和软腭，发音时必须比平时吞咽时移动得更快，而两者基本的运动是相似的。充足的空气量以及控制其流动的能力是发出声音并形成语音所必需的。

　　患者能够再次与人交流是至关重要的，因为只有这样才能使别人了解到他的愿望及想法。如果他的声音太低或者不能清晰地表达，会令他非常沮丧，因为他将不得不持续重复相同的话，然而倾听者还是不能明白并且经常会误解他所说的内容。跟患者进行交流的人们也会感到沮丧，因为他们不能领会患者试图说的内容。除了前面章节描述的对策之外，旨在改善患者的每一个发音、形成语音并且提高两者质量的特定性活动也要包含在治疗计划里。即便是失语症患者也能从中受益，因为通过发声练习可以激活患者的声带进而使其进食更加安全，并且也将提高呼吸功能。当其他人与患者谈话时，患者能够发出声音，对患者融入团体也有很大的帮助。

（一）松动喉部

如果喉部不能自由活动，那么患者很难发出声音，要么是因为环绕喉部的肌肉过度紧张，要么是因为颈部不断地处于异常、僵硬的位置。举例来说，坐位时患者的颈部随着他下颌向前而被后仰。喉部也需要在吞咽的时候迅速上下移动以确保为呼吸道提供安全保障，所以在患者尝试进食前也应该松动喉部。在治疗师活动喉部之前，就应该纠正整个身体的姿势并给予足够的力量支撑。早期非常有必要让患者放松地半躺在床上，这样患者就无须克服重力去支撑头部。

治疗师站在患者旁边，用拇指与其他手指轻轻地握住患者的喉部，注意不能施加任何让患者感到不适的压力（图 5.48）。治疗师把患者的喉部从一侧移到另一侧，从斜向上到斜向下，当操作人员感觉阻力减少时，就增加运动的范围和速度。

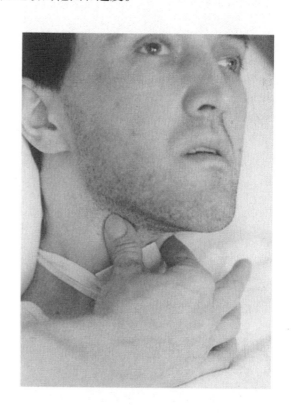

图 5.48 头在正确的位置时，直接松动喉部。

（二）协助深呼吸

从一开始，当患者还在重症监护室的时候，治疗师就用手模拟呼气时的运动来松动他的胸腔。

患者取侧卧位，治疗师站在患者身后，把手放在其肋骨上，一只手叠放在另一只手的上面（图 5.49）。治疗师等待患者自然的吸气或者借助呼吸机吸气，然后在呼气时朝着肚脐居中的方向沉稳地下压，全范围的松动肋骨。这样的促进性操作不仅增强了患者呼气的功能，而且也被动地保持了肋骨的灵活性。当患者能够配合时，可以要求患者在治疗师的帮助下延长外呼吸时间以改善说话功能。在正常平静的呼吸期间，吸气和呼气的时间几乎等长。但在正常的说话期间，后者要延长近十倍，吸气时间的缩短会使空气快速吸入胸腔。

然后，在治疗期间患者站着或者坐着的时候，治疗师可以施加超压力来协助呼气，将两只手放在患者胸腔的两边，并且随着他的呼气向下、向内施压。

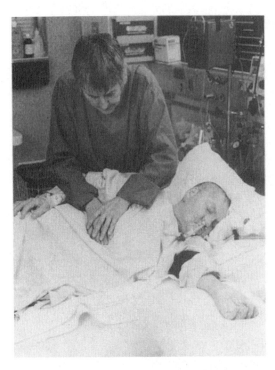

图 5.49　治疗师维持无意识患者呼吸时胸壁的活动。

（三）促进发声

在开始阶段，许多患者都需要外界帮助才能发声，但即使他们还不能说话，当再次听到自己的声音时也会很高兴。产生一个声音需要声带主动的活动，这种活动有助于在进食时保护气道，因此发声非常重要。

患者坐姿良好，把手臂放在他面前的桌子上，治疗师把手放在患者的胸骨上，通过平稳地下压胸壁来协助其呼气。如果患者试图发出声音时过度费力，可能会由于肌肉张力的增加而难以成功（图 5.50a）。治疗师移动手至改良的手法 B 的位置，在恰当的时刻帮助患者张口，即当他开始呼气的同时治疗师用她置于患者下颌下方的中指保持他的舌头向前（图 5.50b）。随着治疗师的手在他口部运动的时间，患者通常会立即产生一种音调，之后当用她的两只手如之前所做的那样来增强呼气，这时他能再次发音（图5.50c）。同样的促进方式也可以用于半卧在床或在治疗床上需要较多支撑的患者（见图5.4b）。

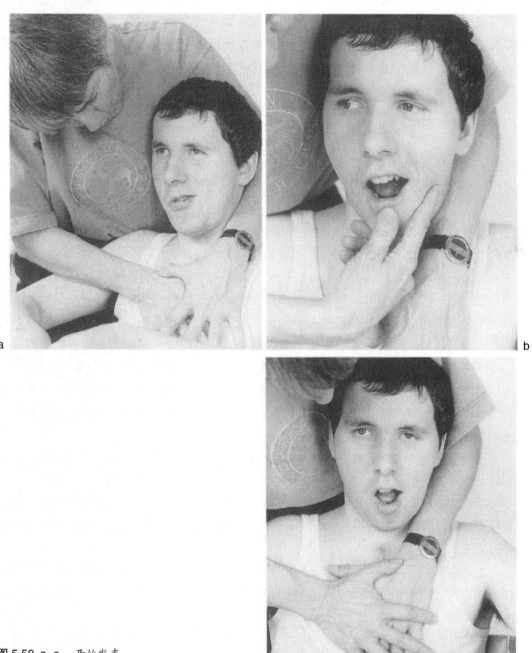

图 5.50 a~c. 开始发声。
a. 患者很费力但不能发声；b. 治疗师促进张口和呼气；c. 辅助呼吸后的发声。

每天都应该鼓励患者频繁地发声，但前提是要有充分的帮助，以确保他能以正常的方式在呼气的同时进行发声。如果患者凭感觉发声，那么将会出现许多严重的问题，例如当患者笑或哭时，会建立一种难以打破的习惯且不利于重新学习说话。应该将所有的关心倾向于去积极地鼓励患者，而不是故意地激怒患者导致不易察觉的危险的发生。帮助者可能会在患者吸气时说或做一些事情使患者笑或者发声。该帮助者在患者长时间的沉默后能听到他的发声会感到非常欣慰，患者发的这个词组或动作会经常被重复以用来重新引起反应，逐渐形成习惯并被强化。一旦在患者旁边的治疗师或其他人听到患者开始发声，他们就应该视情形调整，将他们的手放在患者的胸壁去辅助呼气，同时帮助他发出声音。

（四）促进发不同的元音

一旦患者能够发出一个声音并能维持几秒钟，治疗师应该要求他尝试发不同的元音。随着元音的变化，不仅使他口唇和面颊的肌肉得以自动激活，而且患者也将学习维持一个较长的声音。由于必要感觉信息的丢失，患者的下颌通常很难进行分级运动，例如当他发"ah"时、当他笑或当他吃一口食物时，总是把口张得很大。已经在第1章解释过，从患者的角度而言，他移动关节和肌肉到极限的范围是为了获得一些信息，只有遇到整体的、机械的阻力时才会结束频繁的运动。通过形成不同的元音而得到的声音反馈，可以使他能够体验到下颌较多样化的位置。"ah"的音最初对他来说可能会比较容易，因为这会使得他张大嘴巴的同时伸展颈部。如果他需要以"ah"音开始发音的话，那么紧接着他可以改变发"ooh"音，这样可以使他的口唇向前，并且使他的下颌处于更紧闭的位置。

治疗师坐在患者的前面，这样患者可以看到她的口形，并用手法B，以帮助他的下颌和口唇。当患者发一个长音"aah"时，用中指和拇指去限制下颌的运动（图5.51a）。

为促进"ooh"的发音，治疗师改变自己拇指和示指的位置，以便自己可以从两侧向前牵拉患者的口唇，同时用中指从下面上抬患者的下颌来轻轻关闭他的口唇，以形成正确的缝隙（图5.51b）。

当患者尝试发"ee"时，治疗师的拇指放于一侧，示指于另一侧来帮助患者向外侧牵拉他的口唇，同时治疗师的中指提升患者的下牙床，直到他的牙齿几乎咬在一起（图5.51c）。

随着患者能力的提高，治疗师可以改变发元音的顺序，以不同的元音开始，并且改变连贯的顺序。对于患者来说，学会改变自己的音调也同样重要。因为当他能重新说话时，音调使声音多变且有旋律，避免单音调，否则听起来会不正常。此外，当改变音调时，喉头相应地上下移动以及高低声音的练习也有助于减少饮食时呛咳的风险，因为上升的喉头是保护呼吸道的正常安全机制的一部分。如果在最初音调有很大的不同，对患者来说会比较容易，同样地如果能够利用不同的声音也会更容易地促进音调变化，例如，用元音"ee"更容易产生高音，"ooh"更容易产生低音。

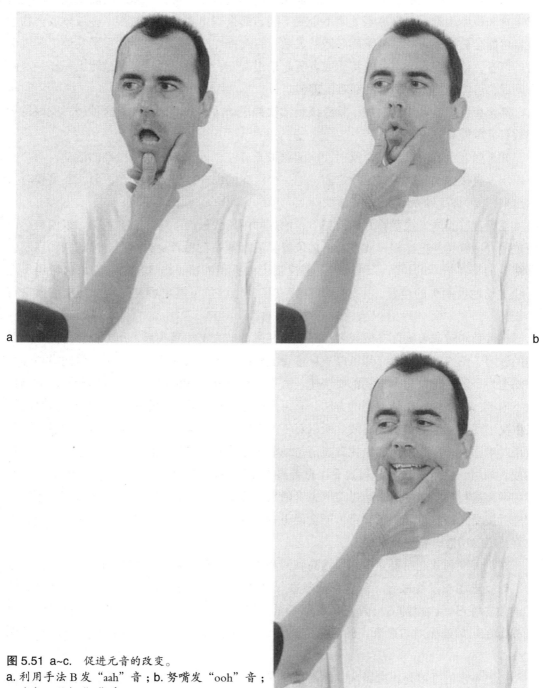

图 5.51 a~c. 促进元音的改变。
a. 利用手法 B 发 "aah" 音；b. 努嘴发 "ooh" 音；
c. 改变口形发 "ee" 音。

（五）激活软腭

无论是由于神经系统损害还是因为长期使用鼻饲管，常常会使软腭功能受损，进而造成进食和说话困难。如果鼻咽关闭不全或不能，那么当患者吞咽的时候一些液体或食物微粒就可能会被挤入鼻腔。软腭所必需的灵敏、有选择性活动的缺失将严重影响他正常讲话时的声音，他的声音会有鼻音特质或者听起来很奇怪，就像空气从鼻子里跑出一样，这两个问题都可能会使患者所讲的话难以理解。

甚至在患者能够讲话之前，就应该刺激软腭主动活动和机械活动，这种刺激应该持续至数日后以提高其声音质量。

如果患者没有明显的咬合反射，能随意张开口腔，为了刺激其机械性的活动，治疗师可以用冰直接接触软腭。在治疗之前，把一个湿润的棉棒放进冰箱几个小时，在需要时再拿出来，因为棉棒的冰融化得非常快。

在患者口腔内光线足够好的前提下，治疗师用压舌板向下压患者的舌头，以使自己能清楚地看见软腭并把冰棉棒放在合适的位置。治疗师站在患者身边，用自己的胸和肩膀去保持他的头在恰当的位置，用她的手去控制压舌板和棉棒（图 5.52a）。如果患者还不能自我主动地控制头的位置，采取具有良好支撑的半卧位可能更容易使治疗师从前面进行操作。

患者卧床时戴着头部支架或者治疗师坐在患者前方支撑其头部，用冰棉棒的尖端刺激他的软腭（图 5.52b）。治疗师可以从悬雍垂上软腭的中心快速刺激，也可以侧向沿弓形从一侧至另一侧进行，每个方式都要快速、沉稳地针对软腭的前面。另一种沿着弓形的结构从下向上、向外按压牵伸上腭的方法，有可能引起牵伸软腭上抬肌的附加效应。最终的结果取决于哪个部位的刺激最有效。所以对于治疗师来说，采取一些刺激手段前后进行治疗效果的对比是很重要的。她先挑选能清楚地显示软腭障碍所引起的问题的一个音、一个单词或者词组，接下来在冰的刺激下让患者再重复这些任务。依照 Logemann（1986）所说，在用喉镜进行热刺激之后，通过对照患者随后的吞咽能力进行效果评估。尽管用冰更容易让患者接受，而且直接刺激软腭可能会使患者特别不舒服，但是，如果这种措施有效且能改善特定的功能，就应该采用。

在机械性刺激之后要立即练习抬高软腭和关闭鼻咽的活动，例如在治疗师协助下快速呼气时要求患者发爆破音。患者以面颊鼓气并憋住是一个简单却有效的练习，患者通常喜欢独立练习。治疗师需要首先帮助患者紧闭口唇，一旦成功，治疗师可以把自己的手指按压在面颊外面对抗患者，让患者尝试着不要让空气从鼻孔或紧闭的口唇间流出（图5.53a）。

更进一步的练习是，患者向一侧面颊转移空气，要求对侧面颊和口唇的肌肉同软腭的肌肉一样能主动活动（图 5.53b）。患者将空气移到另一侧面颊，并且继续逐渐加速从一侧转移到另一侧。变化越快的一边，维持完整的鼻咽闭合功能越困难。

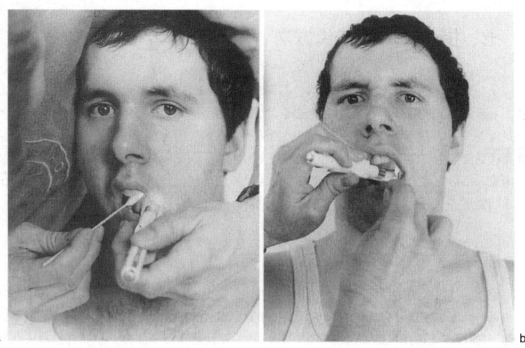

图 5.52 a,b.　用冰棉棒刺激软腭。
a. 用治疗师的肩、胸支撑患者的头 ; b. 从前面照亮口腔，用冰棉棒接触软腭。

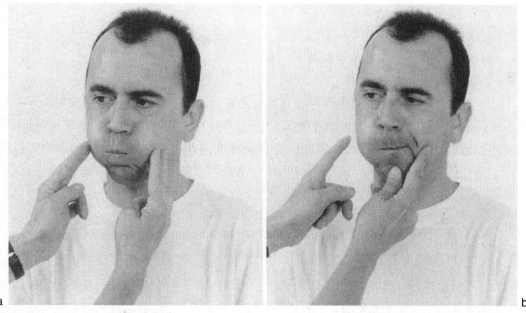

图 5.53 a,b.　主动上抬软腭。
a. 鼓腮并保持 ; b. 将空气从一侧脸颊转移到另一侧。

七、提供交流的替代方法

从一开始，尽一切努力去寻找患者与照料者及后来在社会中结交的人之间的交流方式。一旦察觉到他有任何恢复知觉的迹象，帮助者及家属就应该开始尝试不同的可能性，并且随着患者能力的改善，寻找更全面、更满意的方式。因为对于一部分患者来说，重新获得说话的能力可能需要相当长的时间，甚至另一部分人在康复治疗之后仍可能存在持续的困难，所以应该为每一位患者找到最好的解决方法。现代技术发展如此迅速，以后会设计出功能更齐全、更轻便、更易携带的通信设备，并且会得到更广泛的应用。

（一）"是"和"否"的动作信号

最初，当患者仍然很无助时，对于他来说，最简单的交流方式就是移动身体的某些部分去回答问题，用这种方法他们仅仅需要一个肯定或否定的回答，传递"是"和"否"的信号。他最好能选择可信赖的部分来进行活动，并且逐渐形成体系。一些常见的成功例子如下（在列表中给出肯定/否定的回答）。

· 闭眼睛 1 次／闭眼睛 2 次
· 向上看／向侧面看
· 点头／将头转向一边
· 紧握 1 次手／握 2 次
· 拇指或手指向上／拇指或手指向下
· 上下动脚／左右动脚

以类似方式自然地去运用患者更容易执行的其他动作。帮助者必须确保正确地提问而不提供备选方案。例如，如果患者焦躁不安时，被问到"你想翻个身还是坐一会儿？"，他将不能回答他更愿意做什么，因此，应当换种提问方式，帮助他的人问"你不舒服吗？"，等他回答后，接着问"你想翻身吗？"，如果答案显示否定或者不确定，之后提供给患者一个选择"你想坐一会儿吗？"。

（二）应用字母板

为了能拼出单词，患者必须能主动移动他的眼睛或一只手以便能指出板子上相关的字母。如果他能移动头而不能动手，他可以用口咬住指示器。一个指示板可以包括常用词的排列清单，也可以任意构造（Horner 1984）。日常需求的图解可以代替字母用于加快交流速度，也可以用于那些由于伴随失语症而不能拼写的患者，但是字母板能使患者交流的内容更广泛。

木板轻便、易携带且成本低，但是对于患者和与之交流的人来说，是缓慢且单调乏味的。

ZYGO 辅助沟通系统（波兰 ZYGO 有限公司；Horner 1984）有 16 个项目显示，无论是对单词还是图片都做出了个体化的详述。由于将扫描灯停留在他预想的项目上就可以通过远程控制来满足他的需求，所以一个可能没有任何主动活动的患者都可以使用。

（三）应用计算机辅助交流系统

系统的中间阶段，患者可以利用附带说明书的键盘敲打句子，使之呈现在显示屏上或者印刷在纸上。所有这些系统不仅要求患者有必要的语言基础，而且还要求患者必须能充分控制肢体的运动。佳能交流器（Canon Communicator），是众所周知的好产品而且非常小。小型化的优势在于，它可以很容易安装在轮椅桌上或者附加在椅子扶手上，甚至保持在患者膝盖上。另一个优势是，为了评估目的能够将信息打印在纸上保留。对于精细协调困难的患者，则需要大面积的键盘。如果患者不能选择性地使用手指，可以使用电动打印机来打印患者的想法和留言。一个重度残疾的患者通过一个塑性延伸的装置能够完成打印，而该装置配备于她唯一可以进行选择性运动的右脚。应用电脑的好处是可以储存患者打印的内容，避免别人读到不应该看的内容时的尴尬。

对于没有任何运动的患者，只要付出时间和努力，就有可能做一些事情，比如"离散眼球位置的记录替代交流"（Kate 等 10 人 1985）、"眼睛操作的键盘"（Ignazzi & Ramsden，1984）或者"眼睛凝视交流器"，这使得使用者能够快速地进行交流，通过合并一个多页词频表，不再需要单独地选择构成每个词的字母（Downing 1985）。重度视力损伤并且有感觉运动障碍的患者也可以通过上述方式进行交流（Beukelmann et al. 1984）。

然而，可惜的是，大部分系统在为重度残疾患者调整时都有一个共同的缺点，而这一缺点有些时候会导致患者产生挫败感甚至可能放弃。通常情况下，大部分人能够以每分钟150 个单词的速度进行谈话，但是当用一个通讯器辅助多人时通常只能输出每分钟 3 ~ 5个单词，这取决于患者期望的目标、运动的控制以及是否进行扫描、编码或者直接被利用的选择方法（Downing 1985）。对于很多人而言，花费很多心思与精力来处理一条很短的信息，从理论上讲可以很好地应用于电脑，而实际生活中往往不会这样做。

（四）声音输出沟通辅助程序的应用（VOCA）

患者真正渴望的是能够重新用他的声音说话，而不是当他缓慢地打印一条信息时，别人直勾勾地盯着他的肩膀试图读懂他拼出的内容或者耐心地等待。Creech 应用 Phonic Minor 120 辅助发音，他希望能告诉其他人"说话让生活完整"（Creech 1980），因为没有它的帮助，他自己不能说话，他进一步解释，"讲话是最重要的能力。我们是社会人，我们的心理发展和进步依赖于与他人的互动，如果没有交流，就没有与他人的互动。当少有或没有与他人互动时，对于一个人的心理和社会的发展是不利的"。他证实了许多其他的患者曾经经历的事情，发现普遍的观念认为，如果一个人不会说话，则被认为智力上一定有问题或是智力迟缓。然而，同其他的患者一样，他渴望被以正常成人看待。

选择性交流系统最大的进步可能就是开发了通过触觉控制面板能够激活人造声音的系统，它能够通过合成的（电子的）声音表达信息或者为以后的应用储存信息。能够与人实际"说话"对患者来说意义非凡，大小合适且可佩戴电池的装置可以放在轮椅上，能够随身携带（图5.54）。这一程序的调整运作，使得即使是重度瘫痪的患者，只要能随意运动他身体的某些部分，通过学习这个综合的系统就可以拼写说话。

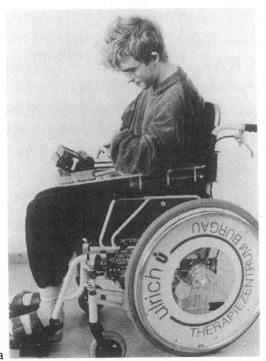

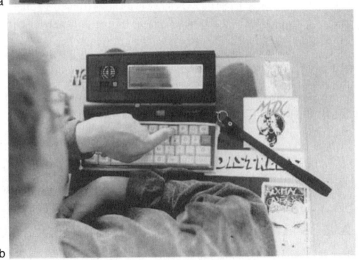

图5.54 a,b.　人造声音系统。
a.小型的电池装置，可以安装在轮椅上；b.重度瘫痪的患者应用触觉控制板去"讲话"，或者为了日后的应用储存信息。

应用最适合自己的系统，鼓励患者通过一切方法尽可能多的去交流，因为这是他重获声音前唯一能够做的事情。无论如何，必须加强治疗，持续给他再次说话的机会。切莫认为给予患者交流的帮助反过来会延误或者阻碍他讲话或者使他不再有动力去学习说话。很不幸，在某些团队里，这些错误的观念持续存在着。事实上，那是完全错误的。讲话是人与人交流的一种方式，是创造交流以及可能获得交流能力的综合过程的一部分。因为讲话不是一个单独的实体或者孤立学得的一种技能，刺激、练习以及改善整体某些部分的同时，也将改善其他部分，就像读和听会帮助某些人去学习一门外语一样。

八、结论

对于任何人来说，与他人交流的能力极为重要，不仅仅是为了生存也是为了与他人分享，成为团体的一部分，所以对于那些不能参加诸如运动、舞蹈、园艺及不太知名的其他业余活动的患者来说，饮食在享受生活方面和与他人交流方面等发挥着重要的作用。

鉴于这些原因，显而易见，口腔的治疗是一切康复程序中至关重要的部分，不能因为缺乏知识而消极对待，无论对行走训练，还是在自发的日常生活活动中，在每项治疗或评估中，口面部训练都有很高的优先权。

改善生活质量，应重视口面部的作用。对于加强两个领域的治疗还有一个重要原因：它们具有丰富的神经支配，提供一个理想区域的刺激，可以影响患者整体，通过输入可以极大地影响他的一般状况。

本章内容基于 Kay Coombes 在和米塔基（Hermitage）中心，Bad Ragaz（1977—1990）关于口面部康复课程的毕业论文里给出的报告和说明，可以在 Coombes 即将出版的著作里获得更多信息（Coombes 1995）。

第6章
克服运动受限、挛缩和畸形

如果从伤后早期就坚持采用前面章节中所描述的治疗方法和活动，那么就能预防肌肉和关节挛缩的发生。神经系统损伤导致对患者不利的肌张力增高可被最小化，由最初损伤所造成的结果也可以被改变，从而获得全范围的关节活动。挛缩会对患者生理和心理造成不良的影响，所以我们应尽量避免其发生。预防工作尤其重要，以往经验表明，大肌肉和大关节挛缩可以被克服，而手和手指的精细功能往往会受到永久性的影响。

既往文献对脑外伤患者的预后做出了预测（Lewin & Roberts 1979；Jennet et al. 1979，1981；Teasdale et al. 1979），但有关挛缩的内容很少，即使有也几乎未提及挛缩的发生可能是严重阻碍康复治疗取得积极效果的一个重要因素。由此带来的疼痛和严重的活动受限必然会对每一个脑外伤患者本身产生潜在的不利影响，而不只是前面提到的"偶然""损害的程度和部位"或者"命运"。这与 T.B.（见图 2.40a）或 E.S.（见图 4.25a）两名患者所处的情况并不相似，这种情况并不能通过评定表格分数的提升来反映其功能能力的提高。这一类患者几乎会因为挛缩的存在而被困在接踵而来的疼痛、抑郁和衰竭的恶性循环中，并且最终无法使患者从任何感觉运动能力的自然恢复或者智力恢复中受益。Cope 和 Hall（1982）通过一篇文献综述强调了这一现象的严重性，该综述涉及 127 名脑部损伤患者，平均昏迷时间为 3 周，并且延误了康复时机。在入住康复中心时，通过检查发现这些患者中有 30 人患有"冻结肩"，200 人发生了大关节的变形。

挛缩的发生并非不可避免，因为它不是由脑损伤所引起的一种症状，而是由于针对患者的处理方式不当引发的。无论何时，正确的纠正挛缩的手段都是十分必要的，因而我们迫切需要调整治疗方式。急性期的住院患者在医院得到防止挛缩发生的适当治疗和手法操作也是非常重要的，因为无论是由于病情的严重程度还是康复中心的数量不足，许多患者都会在此耽搁很长时间后才能被送入专业的康复中心。在理解挛缩发生的原因之后，我们会更容易预防挛缩和克服已经发生的挛缩。

一、发生挛缩的原因

1. 固定的坐姿或卧姿　如果患者总是采用同一个刻板体位，卧位或者是坐位，肌肉最终会发生适应性短缩。在患者肘关节长时间处于屈曲状态或者其肢体被限定在某一体位，并且拒绝一切调整其姿势的尝试的情况下，痉挛可能使患者的姿势发生改变。如果患者完全无法自主活动，那么他所维持的坐姿或者卧姿则应借助护理人员完成，若护理人员不能规律地帮助他改变体位，肌肉短缩就会发生。

2. 受到干扰或异常的感觉　感觉受到干扰或感觉异常的患者则倾向于通过其他方式来获得更可靠的信息，其中的一种方式是通过将肢体保持在一个极限位置来实现。当关节处于活动范围末端的位置，所受到的阻力非常巨大，不可能发生进一步的运动。肢体可能处于完全屈曲、完全伸直或者部分关节完全屈曲而其他关节完全伸直这两种状态相结合的位置。例如，某一肢体的一个关节完全伸直，而其他关节完全屈曲。

如果患者的膝关节和髋关节同时伸展并内收，踝关节跖屈（图6.1a），则符合B.Bobath（1968，1971，1978）和K.Bobath（1966）所描述的经典伸肌痉挛模式。在对任何原因造成的跟腱短缩采取正确措施之前，患者都无法足底放平地站立（图6.1b）。Karel Bobath（1988）指出，上下肢的经典痉挛模式的本质实际上是相同的，只是程度不同，"如果治疗师可以准确模仿出患者的姿势和共同运动的模式，那么说明患者处于痉挛模式中，因为痉挛模式一般是固定的。如果她不能模仿患者上肢或下肢多样的摆放模式，那么说明此种模式并不是由痉挛所导致。"

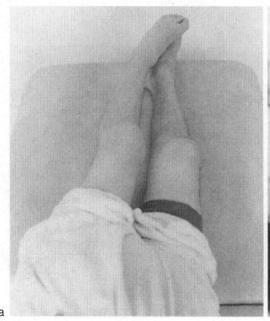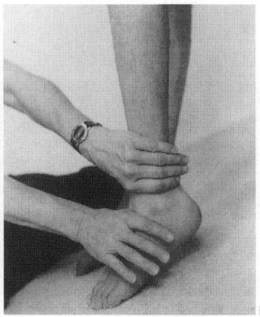

a　　　　　　　　　　　　　　　　　　　　　　　　　　　　　　　　b

图6.1 a,b.　典型的伸肌痉挛模式。
a. 下肢的伸展内收伴随着足的跖屈；b. 缩短的跟腱。

　　因此，当看到患者的肢体处于不同的姿势或关节极限位置的组合姿势，要意识到这不是由痉挛导致的，而是患者努力获得外部信息的表现。通过提高肌张力、感受关节运动末端的阻力或者用身体某一部分触碰其他部分来增加信息输入。比如，患者的腿处于屈曲姿势，但是他的髋关节内收、踝关节跖屈（图 6.2）；另一个患者可能髋关节和膝关节伸直，但是踝关节却是背屈、内翻，使双脚彼此接触（图 6.3）。再比如说手，我们可能看到有些患者手指处于伸直的状态，而有些则处于极度屈曲位置。

　　造成患者之间不同屈曲或伸展模式的原因，或者同一患者不同肢体的不同姿势的原因，尚不清楚。也无法完全理解为什么一些患者将脚或手抬离支撑面，而另一些患者则用力压着床、地面或者桌子。可能是因为触觉 / 运动觉的干扰类型和程度不同，或者其他看起来不重要的因素或者偶发事件使某一姿势较其他姿势而言成了主导。

　　可以从婴儿身上看到相似的现象，如果将一个正常的婴儿单独放在地板上，不让他接触其他物体或人时，可以看到他会使劲地伸直四肢或者像是危机时刻哭泣时那样紧紧屈曲四肢（图 6.4a,b）。当孩子再次亲密接触父母或者有趣事物时，四肢则恢复正常的姿势和运动，极端姿势消失（图 6.4c,d）。

　　3. 神经系统明显的异常张力　神经系统损伤导致的明显异常张力会使患者的肢体处于逐渐丧失关节活动度的体位之中，并且最终发生挛缩。神经系统损伤导致张力异常的程度不只是与损伤的严重程度和位置有关系，而且与个人的诱发因素有关。资料显示，一些患者即使仅有神经组织很小的损伤也会表现出过高的张力。中枢神经系统损伤的患者更容易出现肌肉挛缩。当然，每个出现肌肉挛缩的患者也会表现出明显的异常肌张力。

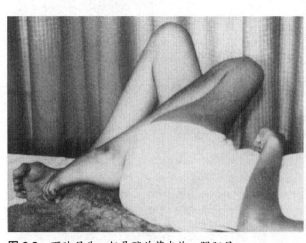

图 6.2　下肢屈曲，但是髋关节内收、踝跖屈。

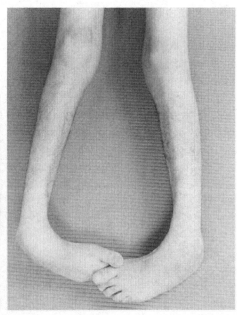

图 6.3　双下肢伸展、内旋，但双足背屈、内翻。

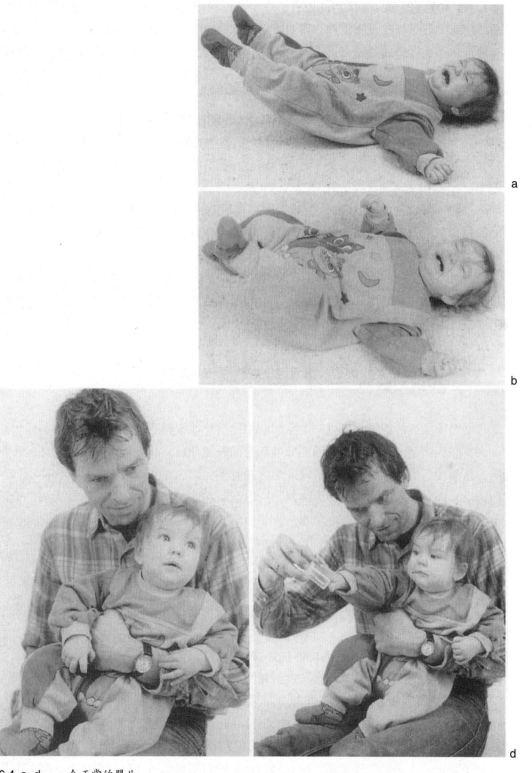

图6.4 a~d.　一个正常的婴儿。
a. 没有任何接触时双腿强力伸展并且伴随踝跖屈；b. 四肢像痉挛一样屈曲；c. 被父亲紧紧抱着姿势立刻恢复正常；d. 够物时没有任何异常张力的迹象。

4. 造成疼痛的情况　任何使患者产生疼痛的情况都可以加速挛缩的进程。这些情况包括治疗或护理过程中过度拉伸肌肉，患者坠床肢体受伤，热敷过程中造成烫伤。无论最初是何种损伤、疼痛的部位在哪里，患者都会以一种保护姿势来保护肢体，避免疼痛部位发生主动或被动运动。甚至静脉输液发生渗漏后，液体进入组织均会造成肘关节伸展运动的严重丧失。

5. 延迟开始活动　昏迷发生后延迟活动也可引发疼痛。患者保持在一个固定体位，此时，患者肢体短缩的肌肉和软组织不会由于重力或被动活动肢体而引起疼痛。这是一种自我防御的状况，患者会因关节活动疼痛而将关节维持在保护姿势中，继而易于发生肌肉短缩。

6. 骨折　最初损伤造成的骨折或者因为在医院内摔倒所导致的骨折都会限制足够的运动，尤其是不稳定且长期未愈合的骨折。即使没有骨折，其他外伤如扭伤、挫伤，如果处理不当，也会造成挛缩。

7. 异位骨化　在一个或多个主要关节发生的异位骨化，会因骨化的大小和位置，产生机械阻力限制或只允许某一方向的运动，因而严重限制了关节活动。脊髓损伤或脑损伤的患者中，这一引起功能障碍的并发症发生率很高。

二、克服肌肉挛缩并重建功能性运动

根据之前描述的原因，可以知道预防挛缩比治疗能取得更好的疗效且更容易，因此需要及时克服肌肉挛缩，使患者能够充分参与全面康复项目，并且可以自由地去体验正常的运动，从而使患者能够进行正确的输入学习并且不会因为疼痛而限制活动。疼痛会抑制肌肉的活动，而且挛缩本身也会产生疼痛，所以运动功能的提高只能通过重建无痛的全范围关节活动度才能实现。

（一）理论性原则

关于克服现存肌肉挛缩和防止其进一步恶化的理论与之前提出的最初肌肉挛缩发生的原因紧密相关，总结如下：

1. 移动患者，规律变换患者的体位，在辅助下帮助其站立。
2. 通过引导和在解决实际问题过程中的主动运动使患者获得可靠的触觉信息。
3. 松动神经系统，降低过高张力。
4. 避免产生疼痛，避免患者将肢体保持在固定姿势而阻碍运动。
5. 对于没有发生脑损伤的患者，要尽可能用最好的办法固定骨折，虽然发生了骨折并进行了固定，也仍然要鼓励患者站立和移动，同时要像那些年轻的损伤者一样接受周围软组织损伤方面的最新治疗。

6. 如果发生了异位骨化，需要对周围组织进行松动，以弥补一个或多个受累关节的关节活动度丧失。详细评价骨化是不是影响患者某一特定功能的真正原因，便于之后采取正确的治疗措施，避免无效的手术。

（二）理论应用于实践

［规律地移动及变换体位］

如果挛缩不是存在已久或不是特别严重，在考虑采取其他治疗挛缩的手段之前，可以简单地通过移动或鼓励患者运动来重新获得关节的活动度。虽然已证明采取其他治疗手段在之后的阶段是非常必要的，但还是应该在初期进行基本的活动。

逐渐增加患者每天离床坐轮椅的时间。采用的轮椅通常可以通过多种方式进行调试，从而使躯干和四肢存在挛缩的患者也可以实现坐位（图 6.5a,b）。随着关节活动度的增加，可以用椅子替代轮椅，以逐渐改善其坐姿。想办法尽可能舒适地支撑患者，必要情况下使用额外的枕头来应对严重挛缩的肢体或避免使肢体受到压力（图 6.5c）。

一旦患者能在支撑下完成坐位，便可以教患者驱动轮椅以减少挛缩。如果可能，让患者将手放在轮椅的轮子上完成驱动，这项需要上肢目标导向性的活动，可以鼓励患者伸直肘关节。患者也可以通过脚在地上来驱动轮椅，这一主动活动可以增加膝关节的活动。

在患者卧床期间，需要规律地帮助患者翻身以防止某一固定姿势被不断强化。如果情况允许，应尽量避免采取仰卧位。

开始进行俯卧训练时，可以通过使用泡沫橡胶垫、楔形垫和枕头来调节髋关节和膝关节的屈曲痉挛，并且缓解僵硬而疼痛的肩关节的压力（图 6.6）。

俯卧带来的好处不需要再强调。在俯卧姿势中，髋关节和膝关节可慢慢放松并且伸直；骶骨、臀部以及足跟压疮好发处不承受压力；并且在这一支持体位下痉挛程度被降低。伴随着细心和决心，治疗师和护士共同合作来帮助患者实现这一姿势，即使一开始患者只能坚持很短的一段时间，随着患者的忍耐力和运动能力的提高，这一时间也会逐渐增加。任何时候都不要让患者长时间处于俯卧的姿势。护士和治疗师应该在特定的时间帮助患者变换为更加舒适的侧卧位或者在床边坐起来。由于患者无法自主移动，如果患者长时间独自处于俯卧位会不舒服并感到痛苦，那么患者会拒绝再次处于俯卧位。

尽管髋关节或膝关节存在轻微挛缩，如果患者下肢存在主动活动，仍然可以尝试辅助患者行走。治疗师采取必要的方式辅助患者行走。如若让患者在轮椅后面推着轮椅行走，他可能会走得更好。

采用第 4 章提到的支具（见图 4.6 和图 4.15）放在患者膝关节后方于伸直时给予支撑，坚持每天让患者进行站立训练可以帮助他们缓解任何轻微的髋、膝关节的挛缩和跟腱的短缩。

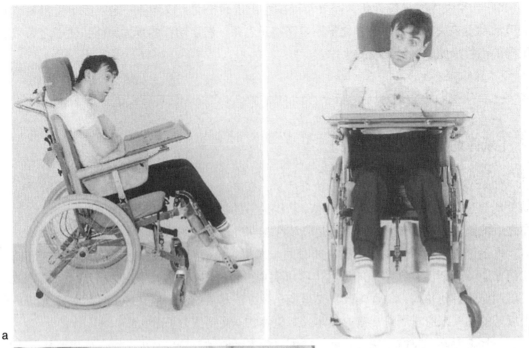

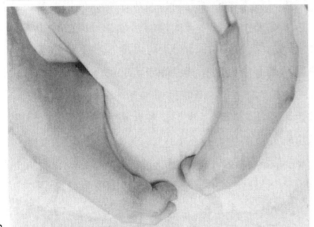

图 6.5 a~c. 使存在挛缩的患者离床。
a,b. 一个可调式轮椅使坐位成为可能；
c. 用额外的枕头应对严重收缩的双脚。

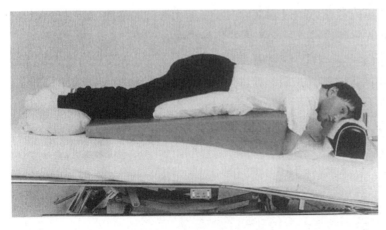

图 6.6 俯卧位可降低痉挛。

伸膝支具

伸膝支具适用于所有在站立位下不用代偿动作就无法进行选择性伸膝运动的患者。如果存在以下问题，则需要在站立活动中使用一个十分牢靠的支具。

- 伸膝时踝关节跖屈，患者足跟难以着地。
- 踝关节阵挛影响到持重。
- 保持膝部伸直时，躯体用力后伸和（或）头部向后仰。
- 伸髋时无法伸膝，只能通过机械性地后推髋关节达到髋关节屈曲位并且躯干前倾来实现伸膝。
- 患者站立时膝关节习惯性屈曲一定角度。如果没有真正短缩的组织，站立时使用支具会防止挛缩发生，同时帮助他们寻找正常站立的感觉。如果伸膝活动能力已经部分丧失，那么可以在站立时使用支具帮助患者逐渐增加伸膝角度进而恢复伸膝活动。
- 通过使用石膏克服长期的膝关节屈曲挛缩之后，一开始患者可能无法实现主动伸膝，但通过站立时使用膝后支具会帮助患者重新获得主动控制。

站立活动中使用支具会促进膝关节主动伸展，并非像一些观点所述因为降低了对肢体的需求会降低肌力。因此，使用支具并不是由于患者不能独立完成站立而采取的无奈之举。相反，当患者可以通过后方支持站立后，可以立刻去掉支具，这样可以使患者站得更好，也可以使患者主动控制自己膝关节的主动活动而不需要通过代偿运动来完成任务。

支具的种类

为给患者膝关节提供足够的支撑，支具应为一种不易变形的材质，且通过略带弹性的绉布绷带牢固地绑在恰当的位置。治疗师通过连续的捆绑使伸膝范围逐渐增大。

可以找到适合所有患者的不同尺寸、不同种类的成品夹板，而且只要足够牢固就可以持续使用，主要用来限制患者站立时膝关节屈曲（图4.1）。后支撑可以使用合适的硬质材料根据患者个体情况进行定制。熟石膏为现成型材料，相比而言更便宜，使用起来更方便。

制作膝关节后侧石膏支撑板

用熟石膏制作膝部夹板时，患者可以躺在病床上或物理治疗室的治疗床上。病床或治疗床裸露部分和地板可以用塑料片或旧报纸保护。

患者取模之前，治疗师先准备后支撑所需要的3条石膏。治疗师需在治疗床上先量出从患者坐骨结节下7cm处到外踝上3cm的距离。然后将3条石膏均剪出所需长度，每条7层。一条用于腿的中部，其他分别用于内侧和外侧。根据患者腿的尺寸，选取10cm、12cm、15cm宽的石膏绷带。剪下石膏条的末端对角使其形状巧妙地符合患者踝关节的形状。中间的石膏条与两侧平行，而内外侧的石膏条外侧边缘则相互平行（图6.7）。

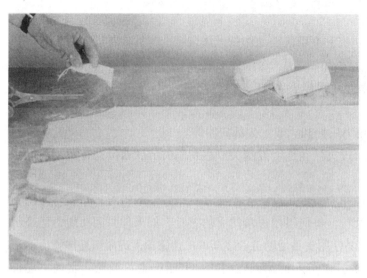

图 6.7　用于制作膝部伸展支具的熟石膏条，每一条七层厚而且形状适合踝关节。

　　令患者取仰卧位并穿上棉纱袜，在熟石膏变硬之前均匀地涂抹（图 6.8）。将患者转换为俯卧位，腿完全伸直。助手用一只手按住患者的臀部，另一只手抵住其足跟，以防止在石膏成型前患者突然发生屈膝动作。

　　治疗师将中间的石膏条在温水中浸湿，双手的示指和拇指牢牢握住石膏绷带的两端，其余部分像六弦琴的样子折叠起来（图 6.9a）。当气泡停止从绷带中冒出时，说明石膏绷带已经充分浸湿了。治疗师挤出绷带多余的水分，将其平顺地铺在患者腿的后侧（图 6.9b）。内侧条以相同的方式浸湿后，置于患者腿的内侧，并与中间石膏条有部分重叠，但同时要保证石膏条在患者站立时可以延展至膝关节的内侧以提供支持。外侧条放在中部石膏条的另一侧，等待石膏变硬（图 6.9c）。

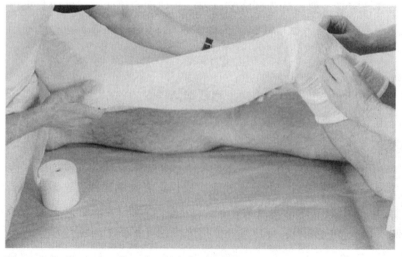

图 6.8　在缠绕石膏绷带之前，患者穿上棉纱袜。

图 6.9 a~c.　制作膝后石膏支撑。
a. 牢固地拿着折叠好的石膏条浸入
到温水里；b. 将中间条平顺地放在
位置上；c. 放置外侧条。

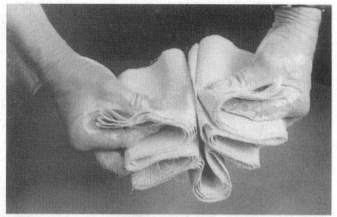

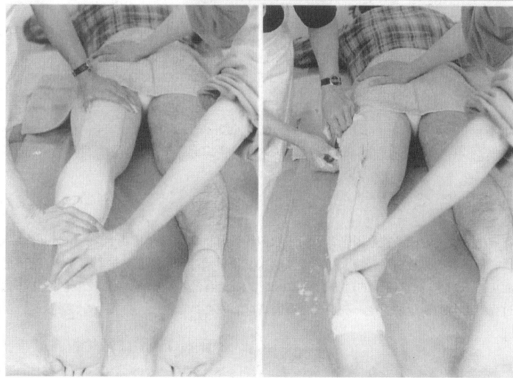

　　一旦石膏变硬，将患者的腿向内旋或外旋阻力较小的一方移动，从而保证治疗师能从一侧剪开纱布（图 6.10a）。治疗师抬起患者的腿以便在助手取下石膏支撑板时取出纱布（图 6.10b）。最后将纱布沿着后支撑面边缘修剪整齐，用一条窄的石膏条固定到位，将石膏条浸湿，然后沿着剪好的纱布边缘平滑地放在夹板外面。这里不需要衬垫，因为患者只在站立训练时使用该夹板，使用时间相对较短。后支撑板不适用于治疗过后矫正患者的体位或在病床上穿戴。

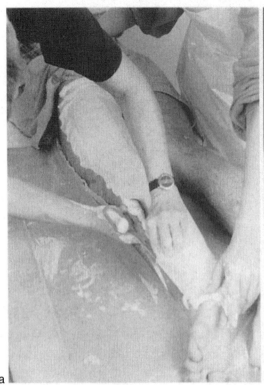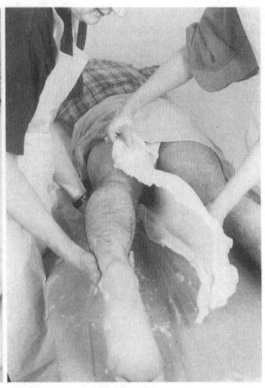

图 6.10 a,b. 取下后支撑板。
a.剪纱布时腿外旋；b.将腿抬起来，取下石膏。

　　解决方法　由于某种原因患者不能采取俯卧位时，也可以在其处于仰卧位时制作后支撑板，将患者的脚搭在某一块大物体上架起来，使得治疗师可以把湿的石膏条放在他的腿下面（图 6.11）。涂抹石膏的过程会更加困难，因为石膏容易脱落，所以在石膏形成模型的过程中需要助手帮助固定。一旦石膏凝固则可黏附在纱布上。

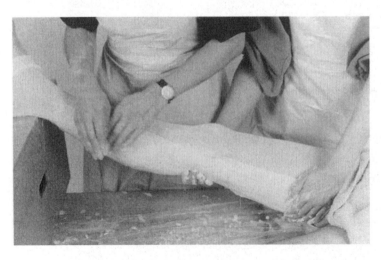

图 6.11　患者在仰卧位时制作支具。

[从环境中获得额外的信息]

只有通过规律地变换患者的体位，他身体的不同部位才可以和环境产生联系，从而减少他的四肢和躯干保持一个刻板姿势的时间。通过离开床坐在轮椅上使患者获得充分的支持，他就可以接收到额外有益的输入，尤其是在其前方放置一个稳固的桌子以接触他的胸廓并且支持他的上肢。只是这样很小的一个改变就能够使患者不会像被独自放在房间里的孩子那样异常地屈伸自己的肢体（见图 6.4a,b）。除此以外，在有目的的任务中，作为一个整体引导，患者的手和躯干可以为自己提供有意义的输入。通过接触实际物体所感知的信息可以减少他运动到关节活动末端或者增加肌肉张力的需求，这一点在第 1 章中已经有所解释。

在石膏矫正或者任何其他的介入手段都被认为是必要的或可重复之前，应该在各种真实生活环境中引导患者。不仅患者的移动能力提高了，而且合作能力也有所提高，在接下来的阶段其他形式的介入也会被证实是很有必要的。

如果患者的上肢屈曲挛缩，治疗师应该选择一个合适的任务进行引导，这个任务不需要很大范围的关节活动度并且在现阶段就可以达到。例如，如果一个患者的肘关节伸展不到 90°，并且腕关节和手指有较重的屈曲挛缩，那么让他伸手抓握远处一个大的物体是不可行的（图 6.12a）。

治疗师可以准备一个更加合适的任务，让患者可以非常成功地完成。例如，用一个有把手的小喷壶给盆栽浇水（图 6.12b ～ e）。许多日常生活活动可以非常好地引导患者，而且如果选择和组织得恰当，还可以增加预期的活动范围。

如果患者的家庭成员能够在每天频繁进行的活动中也给予他引导，那将是非常有帮助的。事实上，患者和他熟悉、信任的人在一起会更放松，而不会与任何疼痛和不舒适的治疗相关联。当得到亲密的家属的引导时，患者将会比治疗师单独对这部分进行被动牵伸训练时更容易活动挛缩的肢体（图 6.13）。

[松动神经系统的不利张力]

需要记住的是全关节活动范围的基础不仅仅是肌肉和其他软组织的弹性、关节的灵活性，还包括神经系统适应性的延伸。任何的挛缩都存在不正常的神经张力的因素，因此无论该挛缩发生在何处，对神经的松动均有助于克服挛缩。

治疗师通过活动患者不疼痛的部位，例如颈部、躯干或者挛缩不严重的肢体，能够影响到挛缩严重的区域。结果是令人震惊的，例如，在没有直接处理患者上肢的情况下，颈部的侧屈可以增加其肘关节的活动范围。在第 3 章中描述到的所有松动程序应该被逐步采用，并且日常操作的重点是松动而不是通过牵伸延长。

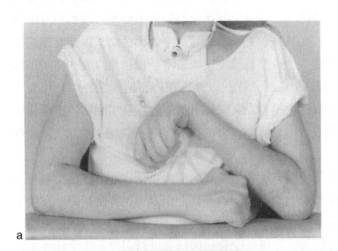

图 6.12 a~e. 引导患者克服其上肢的挛缩。
a. 患者有明显的挛缩；b. 检查花盆中的土壤；c. 让花盆靠近患者；d. 将喷壶靠近植物；e. 换手给植物浇水。

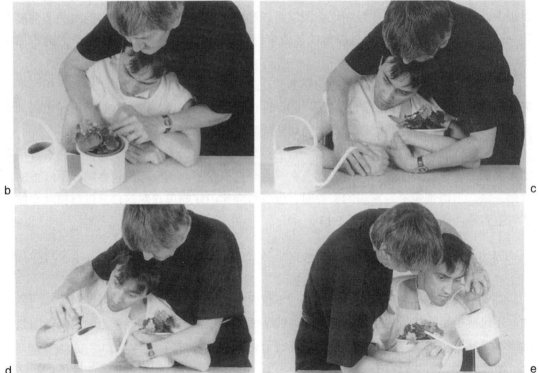

图 6.13 a.患者抵抗对他收缩的肘关节充满疼痛的被动伸展；b.目标导向性的活动给予他更大的帮助。

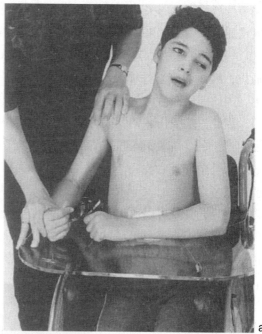

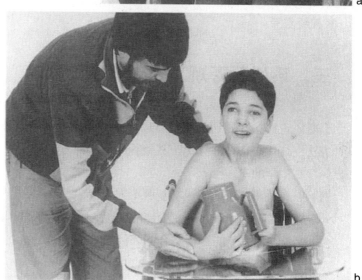

[活动关节时，减少可收缩结构的痛性牵拉]

因为脑损伤患者无法耐受疼痛，所以任何治疗性措施包括主动和被动的牵伸都无法成功克服挛缩。患者非常抗拒任何可能引发其挛缩部位疼痛的运动尝试。绝对禁忌在被动牵拉之前局部麻醉或者给患者大剂量的镇静药，因为疼痛是避免结构受到伤害的保护性反应。

患者会主动控制其肢体，从而避免短缩的肌肉被重力牵伸延长而产生疼痛。例如，肘关节伸展受限，肘关节则处于持续主动屈曲状态；膝关节屈曲挛缩，患者于仰卧位时不敢放松屈肌，因为如果他放松屈肌，他的膝关节受重力的影响将被伸直一些。

一旦挛缩发生，疼痛是其持续存在的关键因素。疼痛导致经常的保护性姿势和运动的抵抗，继而形成恶性循环。因为疼痛，患者会减少活动，结果导致运动中更多疼痛的产生，因此即使在活动范围受限较少的早期阶段，他也会抵抗运动。

因此，脑损伤、偏瘫或者多发性硬化的患者比丧失痛觉的完全性脊髓损伤患者更容易发生严重的挛缩。脊髓完全横断的患者损伤平面以下发生的挛缩可以很容易通过体位摆放、被动牵伸或者支持下站立克服，因为患者不会感觉到疼痛。另一方面，颈5、6损伤的四肢瘫患者，肘关节由于伸肌无力则会有屈曲挛缩的风险，因为在这个范围他可能会感觉到疼痛，并且可以通过主动的屈曲阻止运动到疼痛范围。

如果脑损伤患者已经发生了严重的挛缩，并且已经影响到了他的站立和功能活动，而包括体位摆放、主动治疗和引导训练在内的高强度治疗很难克服此困难时，就非常有必要启动其他治疗方案。三个可能的方法为：

· 系列石膏矫正法。
· 外科介入。
· 神经阻滞。

三、系列石膏矫正法

石膏矫正法主要是通过熟石膏铸成模型将患者挛缩的肢体保持在逐渐被纠正的体位，这种方法往往优先选择并且优于其他程序。这种方法治疗严重挛缩是非常有效的，包括那些已经存在多年的挛缩。

筒状石膏矫正法可用于成功克服下列挛缩：

· 膝关节屈曲。可以同时减少伴随的髋关节屈曲挛缩，因为患者膝关节不能单独呈屈曲体位。膝关节的石膏结合俯卧位训练和辅助下站立训练可以在纠正膝关节屈曲挛缩的同时重新恢复髋关节丧失的伸展范围。
· 合并跟腱和趾屈肌短缩的踝关节跖屈。
· 肘关节屈曲。
· 合并手指屈肌腱短缩的腕关节屈曲。

（一）石膏矫正法的优势

石膏模型的应用优于其他方法的原因，第一点也是最重要的一点，所有的肌肉都应当恢复其原始的长度、协调和功能，以备日后完好无缺地使用。一旦挛缩的问题被解决，肢体重新恢复使用后可以较快而容易地恢复充足的力量。

人体的每一块肌肉都在执行正常的运动中承担着重要的角色，无论是在通过收缩肌肉而执行某一动作去移动身体某部分，还是精细地调整张力使其他肌肉工作更有效，均是如此。有时候，容易忽略它们与运动控制一样，在维持直立姿势的平衡时，通过张力改变提供非常重要的感觉信息，因为肌肉也是人体感觉系统至关重要的一部分。另一个重要的功能是通过离心收缩调节在重力方向上的运动速度，同时等长收缩维持静态姿势控制。不幸的是，我们经常听到这样的说法：如果是由于膝关节屈曲挛缩所导致的问题就"切断股后肌群"。但是这些肌肉对正常的步态、膝关节的稳定、髋关节的伸展以及向后退步是至关重要的。尤其膝关节的伸展可以通过使用筒状的石膏技术解决时，切断它们或者是干涉它们的长度是非常遗憾的。

我们从来都不能确定患者能恢复到什么程度，所以建议我们做好所有准备，以确保其功能活动恢复时不留遗憾。保留其恢复正常运动的潜力。

不需要麻醉并且可以避免任何手术可能带来的风险。物理治疗和其他形式的治疗都可以在石膏干燥后立即继续进行。仍然能够引导患者完成任务导向性活动，因为阻力的改变通过石膏仍然能被感知到，而且通过接触实物可增加感知，同时也能减轻患者挛缩肢体的张力。

无论是敷石膏的过程中还是后续应用石膏模型纠正挛缩的过程中，患者都几乎感觉不到疼痛。肢体被牢固地包住，相关的肌肉就会放松，因为患者不再去对抗主动或被动活动可能引起的关节运动范围的增加。正因为如此，筒形的石膏必须是完整的，因为如果它被分成两部分或者一部分被移除，患者将在治疗和护理程序中再一次去对抗相关结构的痛苦牵伸。而且，没有手术治疗也不会有伤口带来的疼痛。

筒形的石膏模型可以预防挛缩的发展，甚至在治疗师发现患者可能有丧失正常关节活动度的危险时也可以应用。

（二）实施石膏矫正法的必要条件

［一般情况］

可以为重症监护室里的患者提供石膏模型，如果没有现成的石膏制作室，可以在病床上或在物理治疗室制作。可将塑料单布放置于床上、座位上甚至地板上来保证环境清洁。除此以外，也可以用旧报纸，这样在节约成本、节约时间的同时也能保持环境清洁。

充足地制作石膏模型的时间是必要的，通常需要 30 分钟，但如果加上准备材料和考虑患者的时间，实际约需要 1 小时。在制作过程中，助手确保患者的肢体处于正确的位置是一项非常繁重的体力活动。还需要一个人在旁边与患者交流，安抚他焦躁的情绪，并且提示他待在位置上不能挪动或滑移。患者家属是很合适的人选。

［材料］

石膏矫正法所需要的物品如下：

- 足够宽度的熟石灰卷轴，一般膝关节 12cm，踝关节 10 ~ 12cm，肘关节 10cm，腕关节 8 ~ 10cm。
- 一般 6 ~ 10 块绷带就足够，但是建议靠近手的部分额外多准备一些。
- 准备一个装满热水的水盆或者水桶，用于浸泡石膏绷带。
- 在放熟石灰之前要尽量使绷在患者肢体上的材料光滑平整。材料不需要太大，比如滚卷可以和绷带的宽度一样，稍微窄一点可以轻松地防止发生褶皱。

一些治疗师和骨科护士主张使用绉纱纸作为填充材料，绉纱纸可以使其更加光滑也可以吸收一些水分。这不是必需的，但是有用的，例如在腕关节的末端需要更加紧密的结合时，就可以使用这种材料。

［工具］

去除、修整石膏或者是减压，强烈推荐四种工具（图 6.14）。

- 石膏锯（图 6.15）。电动石膏锯有丁字刀片，需要注意的是不可以剪填充物也不可以伤及患者的皮肤。这类设备种类繁多，建议选择噪声低且速度可调的设备。
- 石膏撑开器（图 6.16）。当石膏模型用锯锯开后，我们很难将两个相当厚的石膏边分开。将撑开器的两脚放到开口处，手柄合并可毫不费力地将两部分分开。使用撑开器打开间隙，使衬垫很容易与之分开，从而轻松移除模型。当挛缩被克服，需要不损坏边缘、不改变模型的形状时，撑开器也是非常有用的。

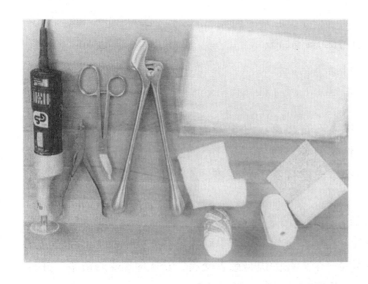

图 6.14　石膏矫正法需要的材料和工具。

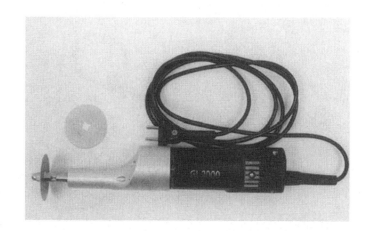

图 6.15　轻松移除石膏模型的电动石膏锯。

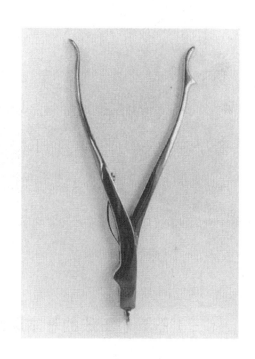

图 6.16　石膏撑开器，用以分开模型的两侧边缘。

- 钝圆的石膏绷带剪（图 6.17）。在将石膏取下之前，需要用一把锋利的剪刀把衬垫剪开。因为当石膏被撬开后，衬垫和患者的皮肤紧紧地贴合在一起，这时需要剪刀的边缘平滑、圆钝以避免损伤。更重要的是要保持剪刀的锋利，否则很难剪开垫料，新获得的活动范围可能会丧失。
- 石膏剪（图 6.18）。用于剪四肢比较薄的石膏模型，尤其是患者表现出烦躁时，可以用石膏剪代替石膏锯。石膏剪还可以用于修剪模型紧压患者皮肤的坚硬部分。在没有电的供应或者小孩害怕电锯的情况下，可用石膏剪取下整个石膏模型。

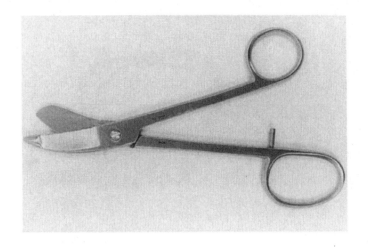

图 6.17 用于剪衬垫材料的圆头剪刀。

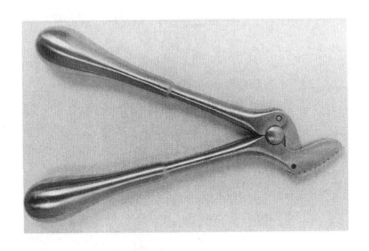

图 6.18 用于切开或修整石膏的石膏剪。

（三）石膏矫正法的基本原则

一旦决定采用石膏矫正法对挛缩进行矫正，则应遵守以下基本原则从而确保最大限度的安全性并且取得成功。

· 如果患者一直在进行门诊治疗，那么需在其进行石膏矫正期间入住医院或康复中心。因为如果患者住院，将更容易对患者进行观察、整体管理和强化治疗等操作。

· 尽管同时用石膏固定膝关节和踝关节，或者同时固定肘关节和腕关节的想法很诱人，但实际操作中，一个石膏模型应该只包括一个关节，从而避免产生并发症。经验丰富的医疗人员需要根据个体病例的实际情况做出决定。

· 如果双下肢都存在膝关节的屈曲挛缩，通常建议双腿同时抹上石膏。因为单腿石膏治疗时，另一条腿的皮肤会因为与石膏的摩擦而产生破损。

· 无论在使用石膏前还是使用期间，都不可以使用外力来增加关节伸展的角度，也不能通过使用麻醉药来取得更好的纠正效果。对于极度焦虑或者不安的患者，可以给予一些镇静药，但是很少有这样做的必要。将患者肢体摆在最适宜而又不令患者产生过分疼痛或者恐惧的位置，然后应用石膏。这样就可以避免造成患者关节损伤或肌肉撕裂，同时，也可以避免骨质疏松患者发生骨折。

- 需要注意的是衬垫不宜太厚，因为随着石膏模型内肢体活动的增多，会增加其产生压疮的风险。在骨突部位以及易受伤的部位不宜采用额外的衬垫，因为相比其保护作用而言，反而会对这些部位产生过多的压力。

- 每周只需要更换一次石膏，因为并没有发现频繁地更换石膏能够取得更好的效果，而且宝贵的治疗时间会因此而流逝。在7天的治疗时间内，肢体有充足的时间来适应新姿势，并且关节的伸直角度能在下次更换新石膏前取得可观的改善。

- 在更换石膏时，旧石膏被取下后要立刻换上新石膏。当旧石膏被取下时，助手应当用手帮助患者将肢体固定在一个关节活动度增大的新位置上。在快速对患者肢体的皮肤进行检查后，治疗师先将衬垫包裹在肢体上，之后再开始抹石膏。绝不允许在使用新的石膏模具前，被动屈曲患者的肢体，因为如果这样做，会容易使刚刚对牵伸所发生的适应性改变和已经获得的伸直活动度再次丧失。

- 应当尽可能地避免局部压力产生，但是如果产生小创伤或水疱，应迅速将其清理，在衬垫下涂抹一层含锌软膏之后，再开始抹石膏。正确佩戴新石膏后，将不会再对该部位产生压力，大多数情况下，在下次更换石膏前皮肤就会愈合。

- 只有非常少的情况下产生了明显的压疮，这时需提前中断石膏矫正，否则重新获得的关节活动度会再次丧失。许多康复中心因为怕患者产生压疮而不愿意使用石膏矫正法。但是应该意识到，压疮所带来的痛苦远不及患者因肢体永久挛缩而无法再度使用肢体的痛苦剧烈。一旦克服了挛缩，压疮经过适当的治疗会很快地愈合。

- 由于患者还未适应其肢体被固定在一个相对伸展的位置，多数患者可能会在佩戴石膏后有些许不适。石膏一般不会使患者产生"疼痛"，但如果患者抱怨石膏使其产生了"疼痛"，需要特别注意区分这两种不同的感觉。如果通过对患者皮肤颜色和温度的例行检查发现循环正常，那么改变患者的体位也许会有助于减轻该症状。不需要为检查该区域而预留一个"窗口"，因为该"窗口"的周边会产生更多的压力。关于是否完全取下石膏很难抉择，特别是佩戴后的第一个晚上。不建议将石膏劈开，因为之后很难将两部分石膏保持在恰当的位置，事实上这样做也会增大相应区域的压力。患者可以解开绷带或夜班护士解开石膏以帮助患者缓解一段时间。上述两种情况都会导致前边取得的成果毁于一旦，因为肢体会再次屈曲，并且会在第二天产生新的矫正阻力。

- 大多数患者会在佩戴石膏的第一晚或前两晚要求使用镇静药，直到他们逐渐适应了他们屈曲的肢体被固定在增加的伸展位置。一旦肌肉放松，不适症状消失，便不再需要用药。

- 患者在接受石膏矫正期间，同样需要继续接受集中的物理治疗，因为单纯使用石膏并不能获得理想的效果。神经系统的松动尤其重要，而且治疗师强调颈椎、肩带以及躯干的松动都需要从起始位置开始。当膝关节或肘关节佩戴石膏时，需要特别注意防止将压力转移到脚或手上，由于远端肌群易发生缩短，所以避免这些区域产生"痉挛"。

- 使用期间要对邻近的局部进行被动活动，特别是在持重体位下。一旦患者获得充分的伸膝能力并满足站立需要时，治疗师需支持患者屈曲的躯干并且帮助他重新恢复到直立状态（见图4.22），将一卷绷带放在他的足趾下面，使患者的重心从一条腿转移至另一条腿，从而增加小腿和足部固有肌的延展性。

- 通常需要6周时间完全克服挛缩。取下最后一次石膏后，先前固定的部位会出现短暂肿胀期。这样的肿胀在预料之中，不必惊慌。治疗师通过使用冰敷、抬高肢体以及主动活动来消肿，一段时间后肿胀便会消退。肿胀的肢体应当在夜间或白天无人照看的时间佩戴铰链式护具。治疗师可能会担心患者关节无法再次屈曲，但是这种担心是没有依据的。被动关节屈曲训练需要在消肿后再进行，否则它会加重炎症症状。当患者可以移动或在日常生活中被移动时，屈曲活动会很快恢复，从某种程度上来说，还需要特别注意防止屈肌挛缩的再次发生。

（四）膝关节的石膏矫正

即使膝关节屈曲挛缩超过90°，并且挛缩时间较长，通过反复的石膏矫正之后，膝关节屈曲挛缩的情况同样会好于其他关节。患者能够站立后可以尝试行走，这样畸形可以得到更好的矫正，使患者的整体状况得到改善，依从性提高。

［首次制作石膏］

患者仰卧，用一层衬垫包裹于患者腿部，并用另一层置于石膏衬垫两端压力较大的地方。尤其需要注意的是，务必确保大腿端的衬垫远远超出石膏包裹后的上沿（图6.19）。两位助手用双手将患者的肢体固定在正确的位置，一位助手避免髋关节发生屈曲，另一位则对踝关节进行牵拉，治疗师熟练地从腿的近端向远端开始缠绕衬垫。衬垫从上端延伸至脚踝，每一层绷带均覆盖上层绷带的一部分，避免产生缝隙（图6.20）。

将连续的石膏绷带放在温水里浸泡，当不再产生气泡后，治疗师将石膏绷带取出缠绕在患者腿上，从大腿上段向下缠绕至膝关节。固定患者踝关节的助手，通过牵拉和上抬胫骨来达到伸膝，并且在整个操作过程中维持这一姿势。另一位助手则提供相反的应力，通过在患者大腿暴露的部分向下施加压力，来防止患者的腿被抬高（图6.21）。

当完成患者大腿部分的石膏固定后，助手可以用手掌放置于石膏上并施加柔和的压力，以便治疗师在对腿下部分缠绕时持续施加最大的压力来维持膝关节伸展（图6.22a）。特别注意不要在石膏上产生压痕。

当缠绕完最后一层石膏后，将衬垫向后叠，压在石膏的上沿。在石膏变硬前，需让患者维持仰卧姿势（图6.22b）。

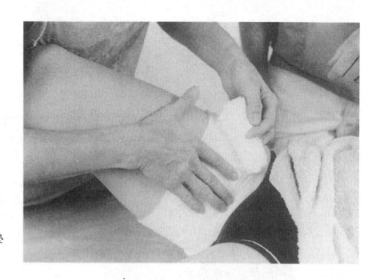

图6.19 缠绕在大腿上段的衬垫材料。

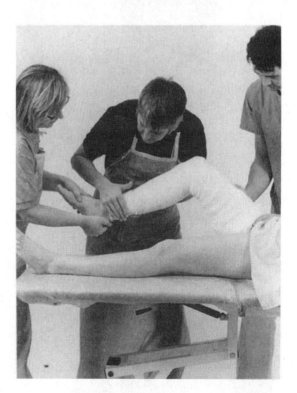

图6.20 缠绕衬垫时两位助手将患者的腿固定在正确的位置。

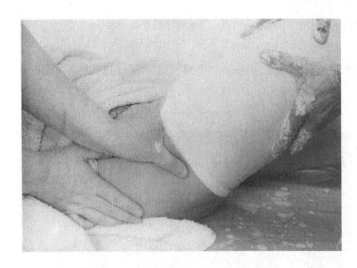

图6.21 当在大腿上抹石膏时，一位助手向下固定股骨。

图6.22 a,b. 完成石膏固定。
a. 在石膏变硬之前，助手最大限度纠正挛缩；
b. 衬垫超出石膏边缘。

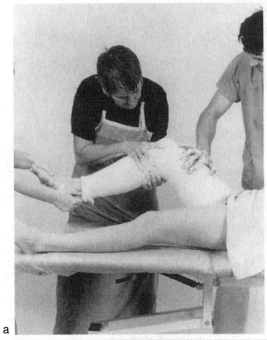

a

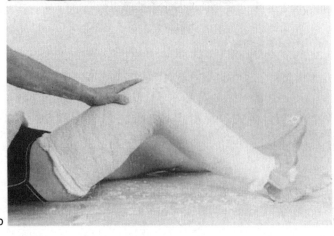

b

［更换石膏］

每周采用相同的步骤更换石膏，在拆除旧石膏之前，助手也需将患者的腿固定在恰当的位置。每去除一层石膏助手需要迅速施加稳定的压力和额外的牵拉以增加膝关节伸展，并维持此姿势至完成新石膏佩戴。

［防止石膏下滑］

随着患者伸膝范围的扩大，在进行站立活动或上下床时，石膏较容易从腿上滑下来。在后续的石膏治疗中可结合悬挂技术来防止石膏下滑，同时避免膝关节上部、跟腱和脚踝处的皮肤损伤。

在患者的膝关节以下采用两条石膏条，一条置于膝关节内侧，另一条置于外侧。采用 4cm 宽的弹性绷带或带胶黏剂的石膏条贴在上述两个区域，且其长度要超过足底 30cm（图 6.23）。

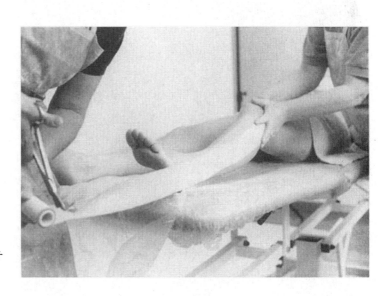

图 6.23 带黏性的石膏条被用于腿的两侧，且截取位置超过足。

采用与之前相同的方式来缠绕石膏，并使用衬垫材料缠绕至延伸的石膏条上。在进行最后一次石膏缠绕之前，待石膏变硬，治疗师将两侧的石膏条向上拽起，并让助手将其握紧在恰当的位置（图 6.24a）。最后一层石膏覆盖两侧的石膏条，将其固定在此位置。当石膏变干之后，两条石膏条就起到悬吊带的作用（图 6.24b,c）。

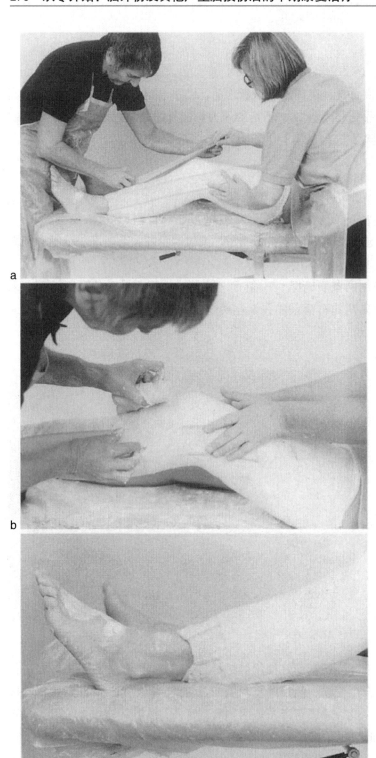

图 6.24 a~c. 悬吊石膏。

a. 两条带黏性的石膏条结实地贴在石膏两侧；b. 通过最后一卷石膏将石膏条固定在恰当位置上；c. 不再向下滑。

［避免足跟压力］

随着患者膝关节伸展角度的增加，所佩戴的石膏重量将作用在足跟处，可以从图6.24c看出。由于膝关节屈曲挛缩，足跟在一段时间内并未与其他物体表面接触，因此足跟的皮肤会变得非常柔软、脆弱。如果长时间不处理则会产生压疮。

为避免石膏的重量压在患者的足跟处，一名助手抬着患者的腿，同时治疗师将干的石膏绷带缠绕在新石膏远端的下方，牢牢固定石膏的位置（图6.25a）。石膏下面的干石膏卷用来确保患者的足跟不与坚硬的支持面接触，无论患者躺在床上或者坐在轮椅上，都应将腿置于身体前方，伸直固定（图6.25b）。

石膏下面的干石膏卷同样也可以用来防止患者的腿发生内旋或外旋。也可用一条12cm宽的绷带置于患者的腿通常转向的那一侧的远端。

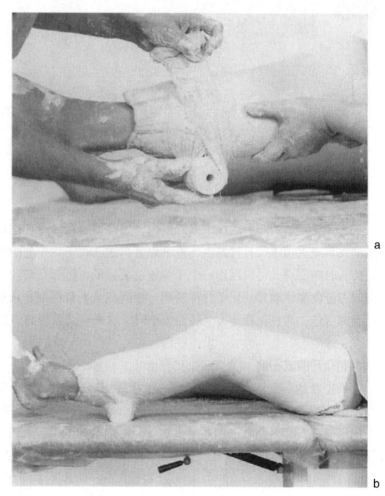

图6.25 a,b. 解除足跟处的压力。
a. 将一卷干石膏用石膏固定在适当的位置；b. 患者的足跟不再与支持面接触。

［石膏矫正法的治疗时间］

石膏矫正法的治疗时间应持续到膝关节获得全范围伸展时，因为如果仍存在短缩，屈曲挛缩将很容易再次发生。在停止使用石膏之前，膝关节需达到全范围无痛伸膝，甚至当治疗师施加过度压力时，也不会产生疼痛。在进行被动活动时，治疗师不会感受到任何紧张或阻力（图 6.26）。

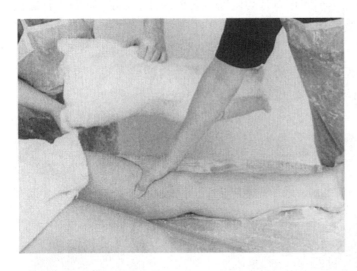

图 6.26　膝关节完成无任何阻力的全范围无痛伸展。

［采用开放式石膏维持全范围伸膝］

石膏矫正法治疗后的接下来几周内，通常需要帮助患者维持正常的膝关节姿势，或者借助支具或夹板进行日常站立，直到患者再次获得主动控制的能力。为了避免患者白天坐轮椅长时间屈膝，可以制作一个带有铰链装置的可拆卸石膏。在治疗期间，不佩戴石膏模型以充分刺激活动和易化正常的活动。夜间佩戴石膏模型非常重要，因为患者在睡觉时容易卷曲身体，并且保持膝关节屈曲数小时，这样重新获得的伸膝活动度很容易再度丧失。

制作开放式石膏

当患者达到全范围无痛伸膝后，治疗师用轻石膏（图 6.27a）将患者的下肢保持在已经矫正的位置。治疗师用剪刀的尖端，在整条石膏外侧扎出一排小洞（图 6.27b）。治疗师先用铅笔在石膏内侧画出一条笔直的线，再用石膏锯沿石膏内侧整齐切开（图 6.27c）。用撑开器轻轻将切口两端分开（图 6.28a），并用钝头的石膏剪刀将石膏下的衬垫剪开（图 6.28b）。

治疗师和助手小心地打开石膏，用拇指抵住那一排小洞作为运动的支点，将上部的石膏向上外侧旋转（图 6.28c）。当开口足够大时，可将患者的腿抬出来并取下石膏（图 6.28d）。用单层的石膏绷带或胶带修整切口和衬垫的边缘使其平整。

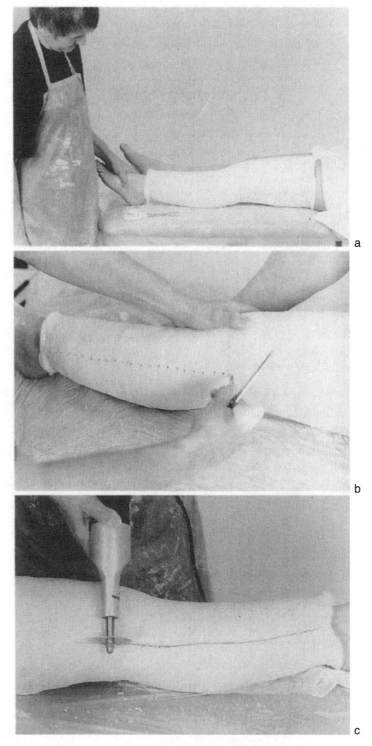

图 6.27 a~c. 制作开放式石膏。
a. 用于膝关节完全伸直时的轻质石膏；b. 用剪刀的尖端扎一排小洞；c. 剪开石膏模型内侧。

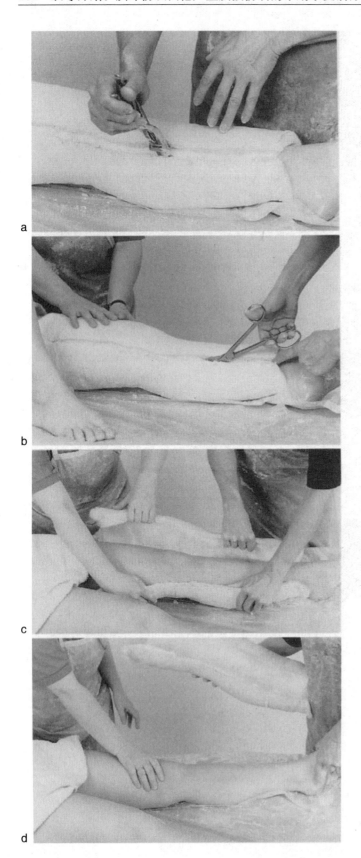

图 6.28 a~d. 取下石膏模型。
a. 分开两边缘；b. 剪开衬垫；c. 打开石膏模型；d. 取下石膏模型。

佩戴开放式石膏

将患者的腿放置在石膏壳内，小心地合上内侧的开口，以避免两边缘之间的皮肤被挤压（图 6.29a）。当患者存在水肿或者膝关节稍微屈曲的情况时，将患者的皮肤限制在石膏中是非常困难的。当治疗师用弹性绷带固定石膏时，助手需使用木制压舌板按压皮肤使其远离开口处（图 6.29b）。治疗师用弹性绷带固定石膏，从膝关节开始从上到下固定以确保其安全合适（图 6.29c）。

如果患者仍然焦躁不安，而且不能理解石膏固定的必要性，晚上他可能会自行解开绷带。在这种情况下，可以用浸湿的、窄的弹力绷带将石膏固定在恰当的位置。第二天需要取下石膏时，可以用剪刀很容易地将单层的石膏剪开。

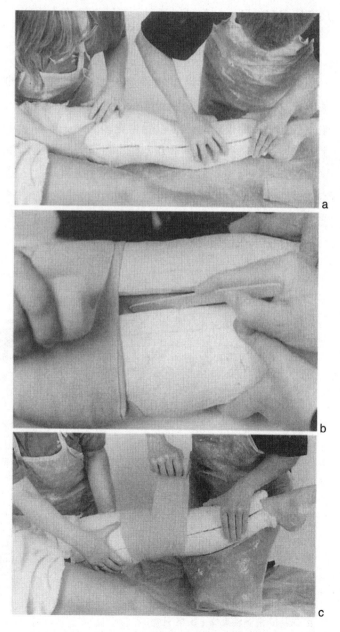

图 6.29 a~c. 将患者的腿放回开放式石膏中。
a. 小心地关闭开口；**b.** 用压舌板将皮肤压入边缘内；**c.** 用绷带牢固地固定。

在白天，逐渐延长不使用开放式石膏的时间，最终在夜间也不使用。只有在有伸展角度减少的迹象时才重新使用。如果在一个没有治疗的周末之后观察到伸膝恢复的角度有所丧失，那么我们可以用单层石膏绷带将开放式石膏固定，并且持续佩戴数天。经过一段时间，肌肉将会再次放松，并获得全范围的关节活动度。

（五）足部跖屈的石膏矫正

患者如果丧失了踝关节背屈的角度，那么他在站立时就很难将他的足跟放在地板上。因为重力会很快通过他的脚对地面产生压力，跖屈肌受到刺激，跟腱发生短缩的趋势。患者的重心经常在重力线的后方从而使髋关节不能伸展。无论是腓肠肌群的短缩还是显著的痉挛所引起的跖屈，都可以通过石膏矫正法来克服。

［制作石膏模型］

患者仰卧位，助手站在他旁边将他的腿放在合适的位置。治疗师屈曲并外展患者的髋关节，屈曲其膝关节，并用身体抵住，用双手保持踝关节最大限度地背屈（图 6.30a）。整个下肢处于屈曲模式时，可以获得更多的踝关节背屈角度，而且容易保持。治疗师为其裹上衬垫，一直裹到跖骨头下方，在覆盖踝关节周围骨性凸起时应格外小心（图 6.30b）。

当石膏模型完成后，将海绵垫放置于患者足趾之间的空隙内，确保它们有足够的活动空间（图 6.31a）。足趾外展可以帮助减少跖屈肌的高张力，继而促进足背屈。在实际操作之前，治疗师先进行测量，石膏层和衬垫材料的宽度要比患者的足掌略宽，这样可以在之后的程序中放在他的足趾下面（图 6.31b）。

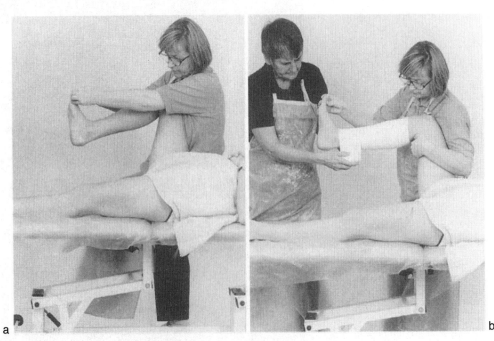

a　　　　　　　　　　　　　　　　　　　　　　　　　　　　　　　b

图 6.30 a,b. 准备用石膏固定跖屈的脚。
a. 保持腿完全屈曲位；b. 裹衬垫。

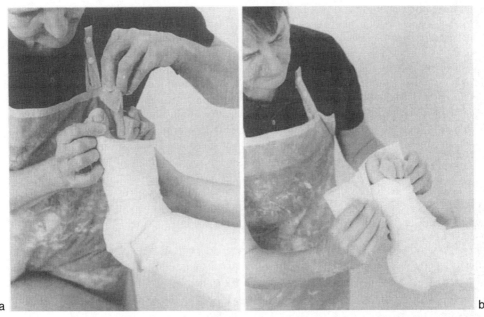

图 6.31　a. 在足趾之间放置海绵垫；b. 准备足趾下面的石膏层。

　　治疗师缠绕石膏绷带从小腿开始，过踝关节直至足底，趁石膏湿润时，仔细塑形，特别是在足跟及踝关节处，使其更贴合足跟和踝关节（图 6.32）。在距骨头处的石膏干燥之前，助手需握住患者的足趾并保持足部的位置。

　　一旦石膏凝固，助手可以将其固定患者足趾的手移开，这样治疗师就可以将准备好的支撑脚掌的石膏垫放在合适的位置（图 6.33a）。治疗师将裁剪好的石膏条弄湿后放在其足趾下，使它们与足趾下方已经变硬的石膏重叠，并延伸到足趾之外缠绕在脚的上方（图 6.33b）。用另一个石膏卷穿过板层下方且绕过足背将板层牢固地固定在适合的位置上。治疗师用拇指在患者足趾下向上按压石膏，并保持足趾于伸展位置，同时手指对患者足背施加对应的力（图 6.33c）。与此同时，助手卷起足趾近端的石膏边缘，特别注意拇趾可以自由活动，并且不与石膏边缘产生摩擦（图 6.33d）。

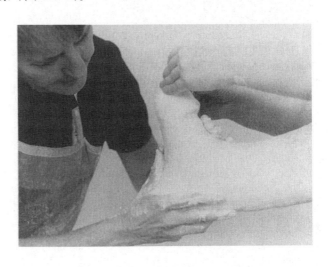

图 6.32　使石膏模型更贴合踝关节。

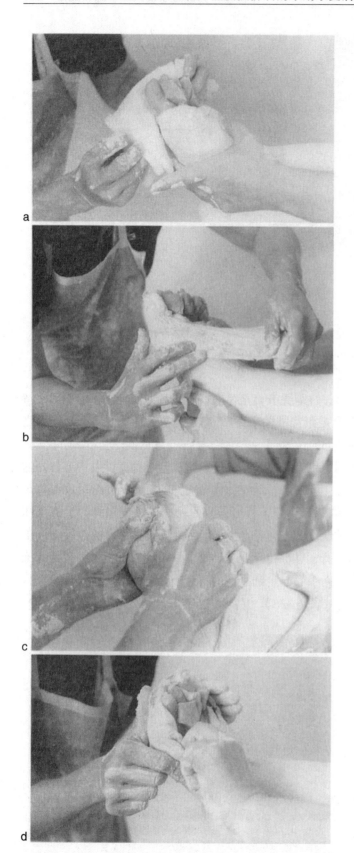

图 6.33 a~d. 纠正足趾的位置。
a. 湿润的石膏置于足趾下方；b. 将
额外的石膏敷在合适的位置；c. 从下
面握住患者的足趾，使其保持伸展；
d. 使拇趾可以自由活动。

助手必须确保患者小足趾可见并且不被石膏侧方压迫（图 6.34a）。最后移除足趾之间的海绵垫，观察其放松时的位置，必要时做调整（图 6.34b）。

在石膏干燥前，将患者的脚放置在枕头上，这样可以避免石膏在软的时候发生形变对小腿和足跟产生压力。患者不可以站立，甚至不可以向床上转移，因为前方的张力可能导致石膏模型爆裂。直到第二天之前，患者最好卧床，这样可以保证模型有足够的时间变得干燥和坚硬。石膏完全固定之前，即使患者坐在轮椅上，其足对脚踏板向下的跖屈也可能破坏石膏。对于一个完全性或严重功能障碍的患者，在卧床期间就为他制作足部石膏是明智的选择，这样转移过程中就可以不用考虑患者脚放在地板上的问题。

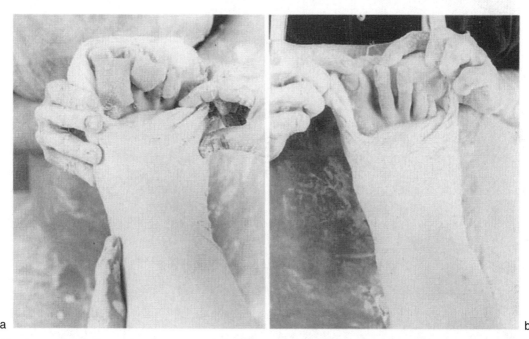

a   b

图 6.34 a. 拉开挤压小趾的石膏；b. 取下海绵垫后，足趾有足够的活动空间。

［为站立训练准备石膏的足底部］

如果患者足的背屈仍未达到 90°，石膏的足底部将不会是水平的，当站立时患者的全部重量将会作用于前脚掌（图 6.35a）。为了使患者整个足承受重力，石膏的底部要形成一个水平面。在前脚掌与足跟之间放一个浸湿的石膏卷。石膏卷被压成所需的形状，紧接着用石膏绷带将其固定牢固（图 6.35b）。石膏干燥后患者可以站立，而且持重面积将会扩大，持重的部位更靠近足跟（图 6.35c）。

一些足底装置可用于保护石膏，并且避免患者的脚在站立位时滑动或者坐在轮椅上时脚从脚踏板上滑落。使用小的橡胶垫可阻止石膏的断裂，但由于使用小的足底垫会使患者感到不安全，而且脚还会有向外旋转的倾向，所以令人不满意。与石膏合成一体的橡胶底的缺点是患者睡觉时也不可以取下。剪掉鞋面的大号网球鞋可以提供一个平的橡胶底。瑞士巴塞尔市的残疾人工作坊"Milchsuppe"制作了更具创造性的设备，用电动汽车的轮胎做成薄的橡胶鞋底。通过有弹性的鞋带绕过足的上方和踝关节，将结实的橡胶垫安装在合适的位置，并可沿着石膏的边缘固定（图 6.36）。

在应用石膏模型期间，应帮助患者完成日常的站立训练，如果患者不能保持膝关节伸展，可以在足部石膏外面用一个足够宽的夹板保证膝关节的伸展。当患者恢复了主动的控制，治疗师要鼓励他在保持髋关节伸展的情况下主动伸展膝关节（图 6.37）。

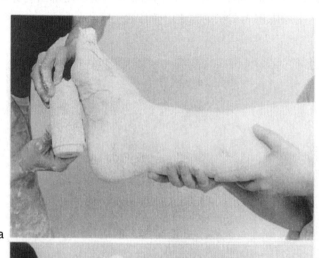

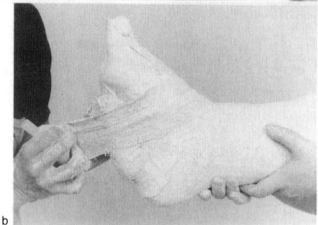

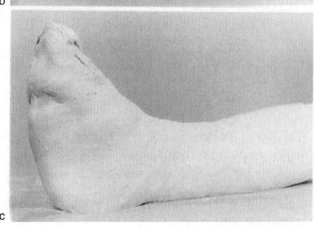

图 6.35 a~c. 使石膏底部变得水平。
a. 站立时，重力通过跖骨球；b. 用额外的石膏卷填补空隙；c. 持重区域增加。

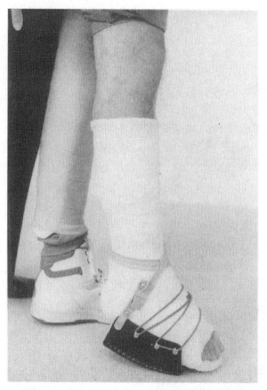

图 6.36 一个厚的鞋底被绑在石膏上。

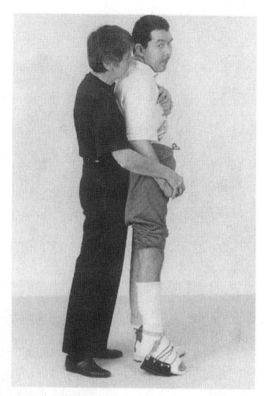

图 6.37 戴着足部石膏站立。

［更换石膏］

一周之后需要更换新石膏，通常在每一次石膏固定之后，踝背屈的角度会有明显的增长。治疗师用石膏锯锯开石膏时，应有一位家属或者一位帮助者负责和他聊天，使他安静地躺在床上（图 6.38a）。为了轻松取下石膏，可以从侧面由上到下打开石膏，这样患者不会用力向下蹬，上面部分可以轻松地取下（图 6.38b）。切开衬垫，然后轻松取下上面的部分（图 6.39）。

将患者的脚从下面的石膏壳内抬起之前，助手用手抓住患者足趾并保持踝关节最大限度地背屈（图 6.40a）。当石膏模型被取下，助手应尽力增加踝关节背屈的角度，并保持这一位置，以便治疗师立即开始为患者更换新的石膏（图 6.40b）。在患者再次强力跖屈之前，立即制作新的石膏，这样可以最大限度地纠正踝关节的跖屈。同第一次制作石膏一样，患者需要被转移到床上休息直至第二天，这样可以避免由于疏忽造成的压力或者是转移过程中椅子等给予的压力损坏石膏模型。

当挛缩被克服并且恢复了踝背屈角度，在随后的几个晚上，还需要用绷带固定下部的凹槽来保持姿势。用支具固定膝关节所进行的日常站立也可以维持踝关节的背屈角度。

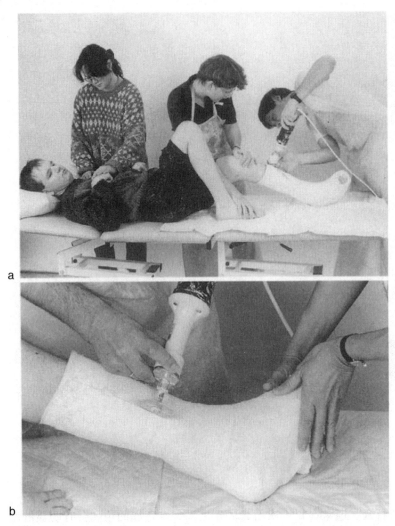

图 6.38 a,b.　更换石膏。
a. 切开石膏外侧时，家属与患者聊天；b. 内侧也切开，更方便取下石膏。

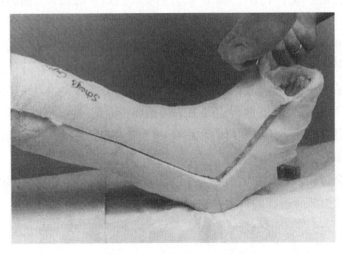

图 6.39　在取下上面部分之前剪开
衬垫。

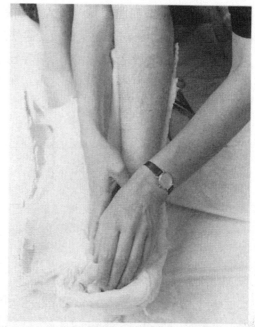

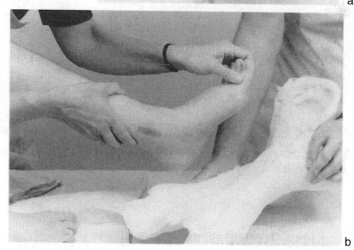

图 6.40 a. 在取下石膏之前助手准备好；b. 石膏被取下时，保证脚处于被纠正的位置。

（六）肘关节屈曲的石膏矫正

肘关节石膏模型比较容易制作，但是因为骨突部分的覆盖组织比较薄弱，尤其是当石膏向腕关节下滑时较容易引发压疮。正因为如此，一旦屈曲挛缩得到纠正，伸展不少于45°时，需用以悬挂膝关节石膏模型的方式（见图 6.23 和图 6.24）将支具悬挂起来防止下滑。

［制作石膏模型］

无论是最初还是间隔数周后的模型制作，程序都是一样的。患者仰卧位，助手举起患者上肢，保持肩关节屈曲约90°。在正确的部位裹上衬垫材料后，在靠近患者头和面部的一侧放置一块毛巾，防止脱落的石膏砸伤患者（图6.41）。衬垫应超过石膏模型的两端。

在涂抹的石膏变硬之前，治疗师应轻轻地去除肘关节后边的轻微凸起，从而避免对鹰嘴产生压力（图6.42）。在石膏干燥之前，保持患者上肢抬高并放在枕头上，防止产生压痕。

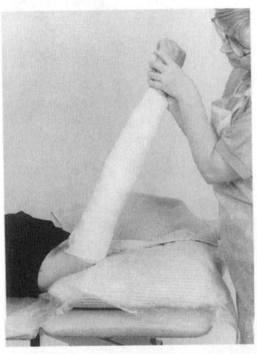 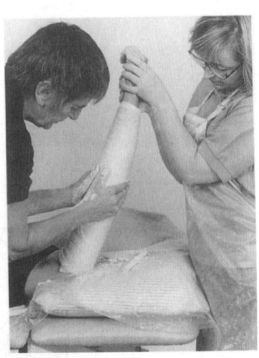

图 6.41　裹好衬垫被抬高的上肢，用一块毛巾保护患者的脸部。

图 6.42　石膏干燥前，治疗师整理凸起的地方防止鹰嘴受压。

［维持已经恢复的肘关节伸展］

当肘关节恢复完全伸展后可以取下模型，这样有助于功能性活动的再学习。如果患者不使用上肢，那么对抗屈曲牵拉肘关节是非常重要的，否则将会再次发生挛缩。在治疗中，鼓励患者使用肘关节持重伸展，在治疗师的引导下完成伸展肘关节的活动，并且学习维持被动活动范围的方法，直到患者可以使用该上肢执行功能性活动。在患者脱离监督时，尤其是晚上，需要将患者的上肢固定在一个铰链夹板上，直到不可能再发生挛缩为止。

［开放式石膏］

当患者的肘关节全范围伸展时，可以采用轻型石膏。在石膏完全干燥之前，治疗师用一把剪刀或者其他尖锐的东西在石膏模型的外侧面扎一排小孔发挥其开放的作用。在其正对面也就是石膏模型的内侧用铅笔画一道线（图6.43a），治疗师用石膏锯沿着画线整齐地切割石膏（图 6.43b）。

用撑开器小心撑开石膏的两边，助手用钝头石膏剪剪开石膏衬垫（图 6.44a）。治疗师和助手缓慢打开模型，用拇指按压小孔确保开放结构的正确位置，直到可以轻松地将患者上肢取出（图 6.44b）。修剪衬垫材料的边缘，并用单层石膏固定。

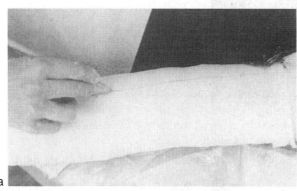

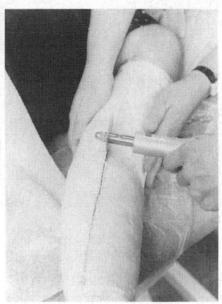

图 6.43 a,b.　取下肘关节石膏模型。
a. 在模型内侧面用铅笔画线；b. 沿着画线锯开模型。

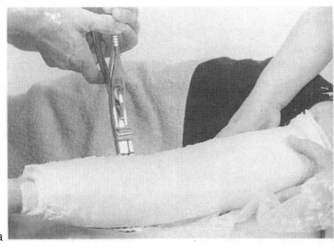

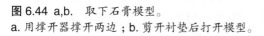

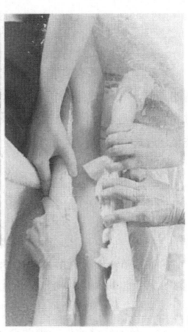

图 6.44 a,b.　取下石膏模型。
a. 用撑开器撑开两边；b. 剪开衬垫后打开模型。

将患者的上肢放回开放式石膏内，用弹性绷带保持其位置。如果佩戴有困难，可以使用木制压舌板轻压皮肤，以免使用绷带时挤压皮肤（图6.29b）。为了治疗，在功能性活动或者洗澡时，可以轻松地取下和佩戴该支具（图6.45）。

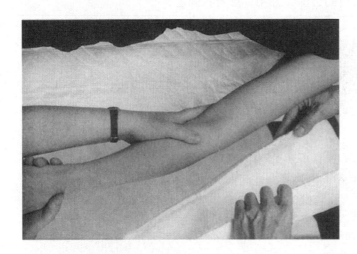

图 6.45 治疗后可以轻松地佩戴肘关节石膏模型。

在重症监护室的患者还处于昏迷状态时，如果治疗师感觉患者肘关节的全范围伸展受到限制，就可以使用一个筒状石膏模型。经过一段时间后，患者的上肢可以放松，然后可以使用开放式石膏，直到最后两者都不使用。这样既可以避免挛缩的发生，又可以避免任何可能导致异位骨化的软组织损伤。

（七）腕关节屈曲的石膏矫正

腕关节的屈曲挛缩常常合并指屈肌短缩。腕关节连续性石膏模型能够满足克服手指屈曲的需要，在佩戴腕关节石膏模型期间和之后，进行包括松动和引导的强化治疗，能够同时克服手指屈曲的问题。如果还是存在很明显的手指屈肌短缩，则可能需要在随后的石膏矫正治疗中包括手指部分。

［首次制作石膏］

患者取坐位，肘关节放于其前方的桌子上。助手站在他旁边用身体侧压住其肩部保持肘关节放在桌子上，举起患者的手同时调整抓握的方式，以便治疗师缠裹衬垫（图6.46a）。需要特别注意的是拇指的基底部要有足够的衬垫。

治疗师先采用6cm宽的绷带覆盖远端指间关节，接下来用8cm宽的绷带卷覆在肘关节前面折痕以下大概3指处以免影响肘关节屈曲。治疗师仔细地将石膏涂抹在其腕关节周围，在石膏做好之前保持腕关节正确的位置，并且当心不要让拇指或者手指在石膏上留下划痕（图6.46b）。

在石膏还没有完全凝固之前，治疗师从患者拇指基底部牵拉石膏边缘并确保衬垫超出石膏边缘（图 6.46c）。第一个石膏模型可能不能使腕关节达到理想的姿势，但是可以在不产生疼痛的情况下使其得到最好的纠正（图 6.47）。一般在使用石膏一两周后，关节活动范围就会有很明显的改变。

图 6.46 a~c. 制作腕关节石膏模型。
a. 在腕关节背伸到无疼痛最大角度时缠裹衬垫；b. 在腕关节周围仔细涂抹石膏；c. 拇指的基底部可自由活动。

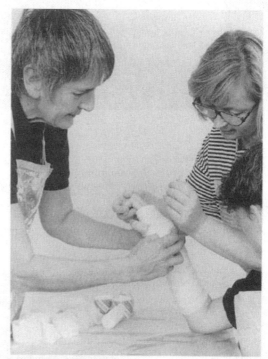

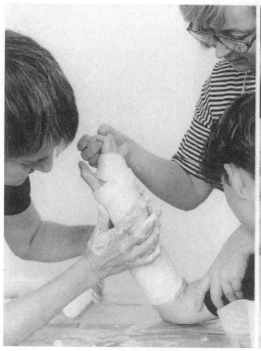

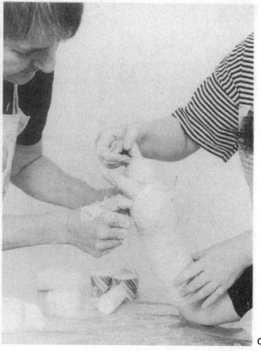

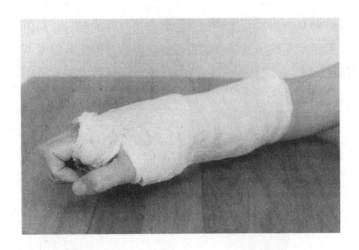

图 6.47　最初的模型允许拇指和肘关节自由移动。

[更换石膏]

　　为了在不引起患者腕关节屈曲的情况下很容易地取下石膏模型，建议做 2 个切口，一个在外侧，一个在内侧，类似足部的石膏模型（图 6.48a）。治疗师用石膏锯从拇指和示指之间沿前臂向上锯开，然后沿着石膏外侧锯开（图 6.48b）。

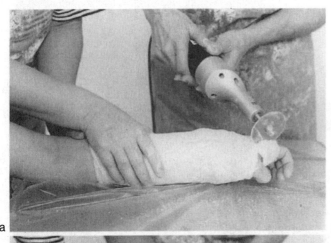

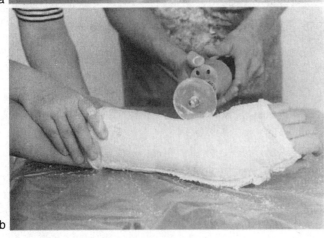

图 6.48 a,b.　更换模型。
a. 从拇指和示指之间切开；b. 切开对侧以便更容易取下。

　　用撑开器撬开模型，剪开衬垫取下模型。在治疗师进一步打开并取下模型时，助手应尽量保持腕关节的背屈（图 6.49a）。取下石膏后，治疗师立即通过伸展其他手指并下压腕部，同时外展拇指进一步扩大腕关节的背屈角度（图 6.49b）。快速地检查皮肤后，助手保持腕关节新的姿势，治疗师立即开始为新的模型缠裹衬垫（图 6.49c）。此时，花费时间给患者洗手或者做被动运动将不会达到预期目标，因为在短短几分钟内，被释放的腕关节将开始再次强烈地屈曲，并且丧失已增加的活动范围。

图 6.49 a. 取下模型时助手保持腕关节伸展；b. 治疗师扩大伸展的角度；c. 立即制作新的模型。

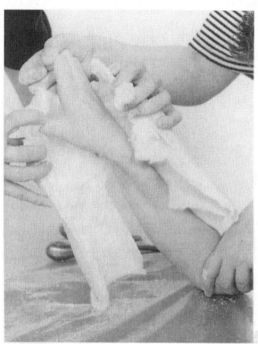

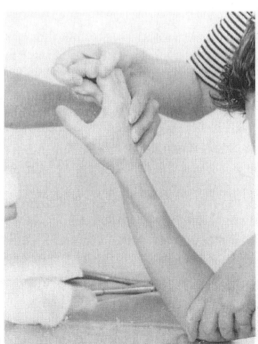

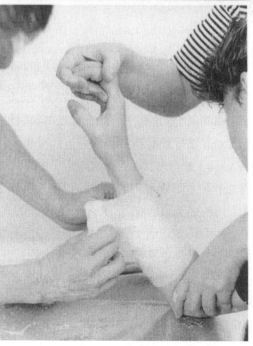

［系列石膏矫正后保持腕关节伸展］

开放式石膏的制作方式与前面描述的膝关节和肘关节的制作方式是一样的，一般用于患者的腕关节已经恢复全范围伸展时。最终在石膏模型尺侧扎一排小孔，石膏在桡侧被打开。然而，对于腕关节，可以制作一个更容易制作、更轻便、没那么烦琐的小手掌石膏夹板。当然，在患者学会主动伸展腕关节或者控制伸肌张力增高之前，其他形式的支撑是非常必要的。制动数周后，每当患者上肢抬离支撑面，腕关节就会处于屈曲位置，手也会垂下来（图6.50）。

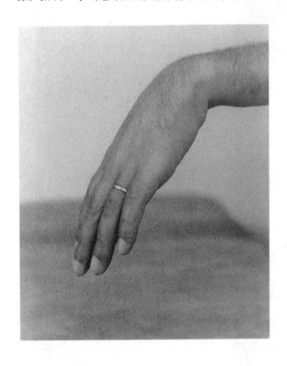

图6.50 连续几周的模型固定后，患者的手需要一些支撑。

［制作手掌夹板］

将10cm宽的石膏绷带折叠成7层，长度为掌指关节到肘下约5cm处。将患者肘关节放置于前面的桌子上，助手保持患者的肩部前伸，握住患者的手使其腕关节伸展。浸湿折叠好的绷带后，治疗师跪在桌子的旁边面对患者，将湿的石膏放在患者的手和腕关节下方（图6.51a）。助手松开患者的手，这样治疗师可以使患者前臂屈肌上的石膏变得平滑，同时也可以使腕关节和手部处于一个较好的姿势。用双手拇指按压石膏形成手掌托，其余手指按压背侧面，使腕关节保持伸展直到石膏凝固（图6.51b）。将拇指放于患者的手掌中，其余手指放在患者手背形成患者手正常的轮廓。一旦石膏凝固牢固，就取下夹板并进行修整。除用剪刀修平滑之外，还需要额外用一张湿润的石膏绷带平铺在内表面上，保证内侧面的舒适性。

待石膏完全干燥后，将其放置于患者掌侧面恰当的位置，末端接近掌指关节（图6.52a）。用略有弹性、窄的绷带将夹板固定。绷带不必缠绕太紧，以免产生不适的压迫（图6.52b）。放置夹板时，无论患者采取什么体位，要保证患者的手腕舒适地伸展（图

6.53）。弹性绷带可以帮助预防患侧手的水肿，特别是当患者站立和行走时。对于促进抓握和放下物品进行主动控制刺激训练时，可以轻松将其取下。

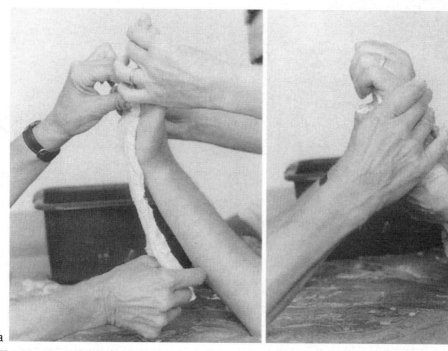

图 6.51 a,b. 制作手掌夹板。
a. 将湿石膏放置在恰当位置；b. 根据手的轮廓涂抹石膏夹板。

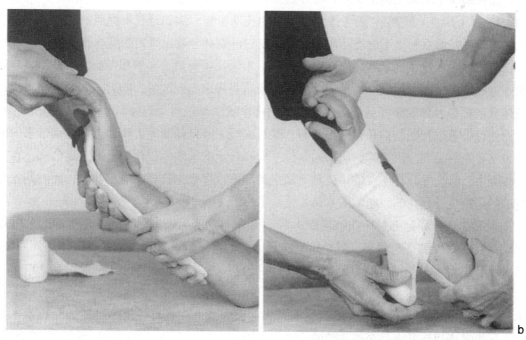

图 6.52 a,b. 将完成的夹板绑在恰当的位置。
a. 将手腕准确地放在石膏相应的位置上；b. 用绷带从远端向近端缠绕。

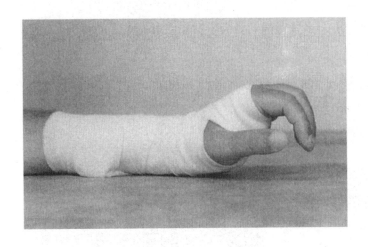

图6.53 手掌夹板将手腕舒适地支撑到纠正位，并且保证手指可以自由活动。

四、外科手术

应该尽可能避免使用外科手术来治疗肌肉挛缩，因为人体的每一块肌肉对于正常的运动模式都是必不可少的。如果肌腱被延长、切断或移植，将永远不会恢复到原有的功能。同时肌肉之间的协调性也会受到影响。

对于整个康复团队而言，在无法成功预防或克服挛缩时，外科手术因能够即刻起效而且效果明显，看起来是一个不错的尝试。然而，之后可能会后悔当初这个看起来正确的决定，而且如果手术未能纠正挛缩，将导致患者无法恢复完整的运动能力，结果是非常不利的。Evans（1981）强调："要考虑外科手术的长期影响，例如延长腘绳肌的肌腱后，一些患者很难进行站立和坐下这类动作，这些并发症可能会导致比原始挛缩更严重的问题。"

肌肉痉挛所导致的挛缩可能会通过外科手术延长肌肉消除痉挛和疼痛，但是如果导致肌张力过高的根本原因没有解决或者肢体的极端姿势未得到改善，随后痉挛会再次出现在身体其他部位并导致新的问题。踝部屈肌的痉挛或挛缩经常通过外科手术进行延长处理，从而使患者可以开始站立和行走。然而，踝跖屈能力降低甚至消失将给患者运动带来的困难也是显而易见的。因为腓肠肌为站立位平衡和防止向前跌倒提供重要的感觉信息。在一些案例中，将会导致在所有的体位和活动中脚部出现夸张的背屈，妨碍功能，同时站立时蜷缩的脚趾也是存在的问题（图6.54）。

在跟腱延长和足部趾屈肌被切断术后，部分患者因为失去了主动的足趾屈曲和踝跖屈，只存在很少的平衡障碍，但是整只脚会因为内部肌群缺乏拮抗肌的拮抗作用而缩短，足趾也会出现固定的伸展畸形（图6.55）。跟腱延长、分裂前胫骨肌腱转移（SPLATT）以及足部趾屈肌切断术并不能保证"形成前脚平衡"（Garland & Keenan 1983），尽管这类手术可能使某些患者获得一定程度上的治疗成功。因此，在进行任何不可逆的外科手术之前，仔细考虑以下几点是至关重要的。

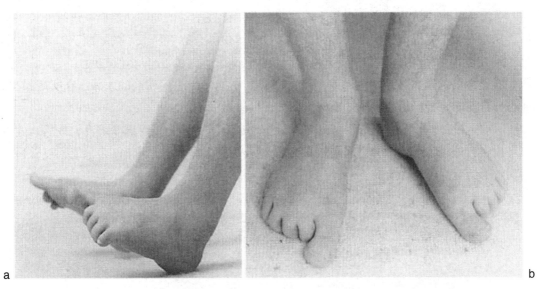

图 6.54 a. 跟腱延长术后患者的脚呈现持续过度背屈；b. 站立位时他的足趾强烈地弯曲。

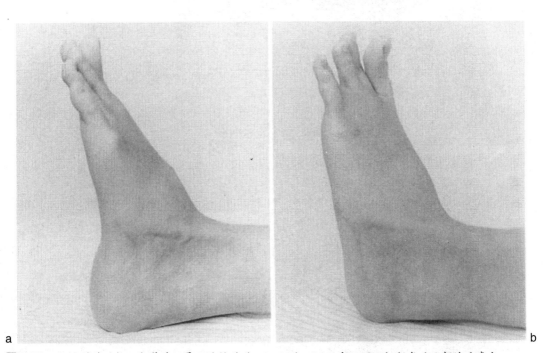

图 6.55 a,b. 跟腱延长、分裂前胫骨肌腱转移（SPLATT）以及足部趾屈肌切断术后足部的后遗症。
a. 整个足部缩短；b. 足趾呈现固定的伸展畸形。

　　我们很难准确地预测患者四肢功能最终的恢复程度，尤其是在损伤后的第 1 年。基于经验和统计学可以粗略地评估预后，但是一些患者的预后可能大大超出预期。即使外科手术的拥护者也强调避免过早进行手术干预。"初次损伤发生一年半以后，再考虑外科手术。"（Garland & Keenan 1983）。实际上，等待的时间长一点对患者来说没有任何损失，当患者整体能力有了更长足的进步，那些最终被证明有必要采取的手术才更有可能取得成功。

　　挛缩常常被误认为是导致患者不能执行某些功能性活动的原因，然而在进行外科手术后，功能仍然不能提高会使他们感到失望和挫折。例如，患者膝关节的屈曲挛缩本身并非是影响其行走的主要因素；对于类风湿关节炎患者来说，尽管有相似的明显关节活动受限，不能伸展的腕关节或肘关节，但这并不是其不能使用手部功能的原因。在实施昂贵、痛苦并且可能有害的外科手术之前必须整体评估患者的情况。

　　只有通过体位摆放、引导、神经松动、主动运动等方法尝试克服挛缩都无效后，才可以考虑实施外科手术。部分患者极端挛缩以致无法通过保守方法纠正时，只能通过外科手术缓解的情况除外（图 6.56）。

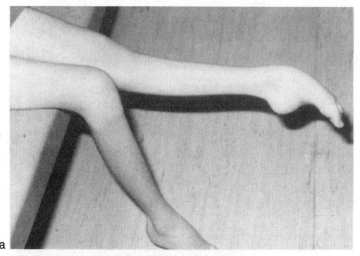

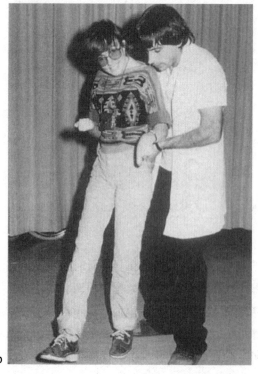

图 6.56 a.足部过度畸形，无法通过保守方法纠正；b.患者在手术纠正后学习行走。（档案照片截取于幻灯片）

五、抗痉挛药物和神经阻滞

对于存在张力过高和（或）挛缩的患者，因为用于减轻痉挛的药物没有特别好的效果，所以很少使用。这类药物只是起到一般的放松和轻微镇静作用。正如 Landau（1988）所说："目前没有对照试验表明中枢神经系统镇静药可以提高运动能力，即使当张力和牵张反射下降时，也没有试验表明其可以提高运动能力。尽管丹曲林削弱了所有横纹肌的张力，肌肉系统在执行任务时同样受到反射亢进的影响。目前没有对照试验证明一个备受痉挛折磨的患者在使用丹曲林减弱痉挛后，自主运动能力得到了提高"，使用其他的肌肉松弛药时也会发生同样的现象。Schlaegel（1993）报告称：在停止使用所有大剂量镇静药物后，没有患者出现肌张力的变化，相反患者的意识水平得到了改善。

神经和运动点阻滞

Landua 对局部麻醉药的效果同样表示怀疑，局部麻醉药通过提高肌腱感受器的阈值来抑制腱反射。他说："对于同时存在运动障碍和反射亢进的患者，使用局部麻醉药进行阻滞会抑制腱反射，但是运动障碍并没有得到改善，尽管反射亢进及病理征消失了"。

使用苯酚进行神经和运动点阻滞越来越受欢迎，但是这些方法应该仅仅在其他治疗无效的特殊顽固性患者中使用，而不应该将这些方法作为治疗痉挛症状的常规方法。例如，Petrillo 和 Knoploch（1988）描述了胫神经选择性酚阻滞对痉挛患者的有利影响。研究对象为 59 名神经损伤的患者，"研究发现苯酚阻滞对踝跖屈肌和足内翻肌的痉挛控制非常有效，并且踝阵挛全部消失，步行者和依赖轮椅者产生明显的功能恢复。对所有的患者都有持久的效果，只有 22 名（37.2%）患者在研究期间需要再次进行注射"。然而，文中除了指出 19 例患者通过注射缓解了先前的症状并且增加了关节活动度、避免了手术以外，并没有确切说明"明显的功能恢复"具体指什么。苯酚并没有永久改变神经传导的作用，而且在临床观察时，在某些病例里出现了麻痹的并发症，所以它的使用并非没有任何风险。

因为同样好的效果也可通过第 3 章和第 4 章所描述的有意义的活动来实现，对神经系统损伤的患者，避免采取影响神经传导的措施更加合乎逻辑。不应该应用不可逆转的神经切除术来治疗痉挛或者挛缩，因为外科手术是不必要的，并且对恢复功能没有任何意义。手术的固有风险涉及克服上肢痉挛性挛缩的星状神经节和其他易被破坏的自身结构，因此使得手术治疗难以被接受（图 6.57）。

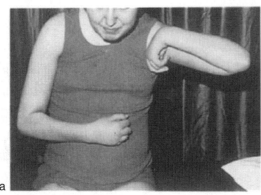
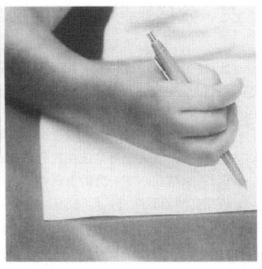

图 6.57　a. 头部损伤后克服痉挛的星状神经节遭到手术介入后，患者出现肩部外展和肘屈曲挛缩；b. 尽管如此，其他部位很好的运动恢复，上肢呈现颈₆平面的脊髓损伤。（档案照片截取于幻灯片）

六、骨折和软组织损伤的管理

遭受创伤性脑损伤的患者可能会同时遭受骨折或者其他肌肉骨骼的损伤。与脑部损伤综合考虑，这些额外的尖锐疼痛状况也很容易导致挛缩，尤其是禁止这类患者翻身、摆放体位、移动、从床上坐起或者在支撑下站立时。因此，基于长远考虑，合理地预防痉挛才能使患者重获行走和上肢功能。

［骨折］

很明显，四肢的骨折越早固定越容易摆放患者体位和移动患者，因此如果情况允许，应首先考虑内固定。然而，不应该因为患者存在脑部损伤或者为了使日常护理和物理治疗更加容易，就影响患者取得良好预后的机会。骨折的管理应该与其他没有头部损伤的年轻患者相同，不能只是进行维持关节活动度的运动练习。通过运动身体其他部位所进行的机械张力的松动将有助于减少制动期间结构的短缩。而且，一旦骨折被固定，就可以通过多种集中治疗使患者重获丧失的关节活动范围。恰当的内固定自然会促进护理和治疗性活动的实施。

永远不要因为患者处于昏迷状态无法移动或者他的上肢或下肢处于瘫痪，就置骨折于不顾，任其"自行愈合"。随后的骨折不愈合对于康复的整个过程都是一个重大的障碍。

［典型案例］

N.N.是一位高大魁梧的50岁男士，在一次道路交通事故中遭受严重头部损伤，并造成左侧肱骨远端骨折。于右侧臀部以下大约12cm处进行了下肢的截肢手术。随着N.N.慢慢恢复意识，坠床又导致左侧股骨颈骨折。神经系统的症状是左侧偏瘫。治疗中没有为N.N.的肱骨骨折采取任何措施，可能因为骨折的位置在肘关节近端，也可能是因为N.N.功能恢复的希望渺茫。

两年后，N.N.接受集中的康复训练。他的肱骨骨折仍未愈合，并且也没有为右腿安装假肢。治疗师不得不徒手固定肱骨骨折，避免肱骨远端皮肤下面的剧烈疼痛，这就意味着任何移动这位病情严重的伤残患者的尝试都是不可能的。可想而知，N.N.和治疗师都十分紧张，因为他们害怕肱骨会突然断裂从而引发剧烈疼痛。手指和腕关节的屈肌已经发生挛缩，但由于骨折的存在无法全关节范围内活动，因此没有办法增加关节活动度。事实上，有如此多的问题未能解决使得N.N.的康复没有实质性的进展，N.N.和他的康复团队感到十分无助和挫败。

在成功地实施了肱骨内固定手术后，N.N.能够积极地参与到康复锻炼中，治疗师也可以将更多的精力放在促进动作方面，而不是在固定骨折部位方面。遗憾的是，由于长时间的延迟，N.N.的手和腕关节造成新的问题。屈曲挛缩并没有完全克服，并且需要大量的治疗时间来增加手和腕关节的关节活动度。在最初的两年中，尽管左侧上肢的刺激强度很小，该上肢在日常生活活动中的作用和自我控制能力也很难恢复，但都在缓慢提高。

如果N.N.没有脑损伤，那么他将在早期固定肱骨骨折，他的左上肢功能可能恢复得更快，并且不必忍受如此多的痛苦。这位不屈不挠的患者最终学会了走路，内容在第7章中有所描述。

（一）颈椎损伤

许多患者在意外事故中颈椎同时受到损伤，正如Jull（1986）所指出的，"头部外伤的患者大多累及颈椎损伤。"颈椎损伤容易被忽略，但是却可能导致非常多的症状，最常见的是头痛和不同部位的面部疼痛。这类疼痛经常被误诊为"脑震荡后遗症疼痛"（Schultz & Semmes 1950；Knight 1963）。颈部区域的损伤不仅会引起疼痛，同时也会导致其他症状，比如包括眼球震颤、头晕、恶心和呕吐在内的视力问题，发音问题，舌头和嘴唇的麻木，注意力缺乏，甚至共济失调（Jull 1986）。普鲁卡因颈部肌内注射已经被证实会导致体位性的眼球震颤和身体定向障碍（Bower 1986）。

这些症状最常见的原因是上位颈椎的损伤，大部分位于第2、3颈椎，也可见于寰枕关节和寰枢关节（Trott 1986）。枕骨部的肌肉会产生适应性的缩短，临床试验证明上位颈椎的肌肉组织挛缩会产生头痛，头痛的部位实际发生在枕骨部和前额部（Trott 1986）。

　　患者经常会抱怨顽固性头痛、面部疼痛，或者其他无法解释的疼痛，如肩胛区域的疼痛或者手臂的疼痛。如果患者出现这样的情况，治疗师应该对其颈椎进行影像学检查并认真地对颈椎进行评估。其他一些使患者和医生感到疑惑的症状也可以考虑颈椎的病变。为了成功地缓解症状，找到确切的病因很重要。不应该用"丘脑性疼痛"或是"丘脑综合征"来作为诊断结果，因为这两种诊断结果会令人误解且是不正确的，还会使治疗进入误区。研究表明，Maitland（1986）提出的包括触诊、评估、治疗的诊断方案在治疗疼痛和其他症状时是非常成功的。

　　如果脑损伤患者在最初诊断中排除了颈椎损伤，那么颈椎也可能由于头部位置的固定而出现问题，特别是头部摆放时，颈椎下部屈曲而上部伸展（Lewit 1977）。"如果头部位置固定，头痛常常是由颈部上部伸展所导致的"（Magarey 1986）。脑损伤的患者，如果在头颈部伸展的情况下躺或坐的时间过长，当头转向一侧时可能发生严重的头痛。有气管插管和（或）进行头颅手术的患者由于会以同一姿势固定几个小时，患这种头痛的风险很大。随着患者的自主运动能力提高，他可能会在站立、行走或移动手臂时极力运用颈部来弥补缺失的功能，这种错误的运动模式也会导致颈椎问题（Janda 1980）。

［治疗］

　　纠正患者卧床时的体位摆放和站立或坐位时的习惯性体位，教会患者正常的运动模式，将会帮助患者减轻这些颈部症状。根据 Maitland（1986）的理论所做的颈椎被动关节松动术是最有效的，关节松动就像是作者所描述的"在关节活动极限处通过被动节律性振动进行的一种轻柔被动活动"。

　　神经系统松动对于缓解肌张力异常是非常重要的（Butler 1991b），Rolf（1993）主张通过松动疼痛部位附近的相关外周神经来缓解异常肌张力，两个常见的例子是枕大神经和面神经的分支。治疗师通过手指触诊定位神经，然后通过手指来回移动对深部神经进行刺激。Trott（1986）推荐"将对层间的增生软组织和关节周围增生组织（关节突关节周围）的深部按摩技术同被动运动技术相结合来进行治疗"。

　　当枕骨下肌肉紧张或短缩时，颈椎将通过上位颈椎屈曲结合下位颈椎伸展来放松紧张的结构。通过神经系统松动来恢复颈椎侧屈的内容已在第 3 章有所描述。

　　恢复颈椎全范围的运动是至关重要的，不仅因为其可以减轻上文所提到的疼痛和头晕等症状，还因为颈部在保持平衡方面发挥着非常重要的角色：在人体对抗重力移动时，颈椎椎体是重要的本体感觉信息来源。当人体的头部僵直在异常姿势时，全身的张力会因为紧张性反射而有所增高。

（二）其他软组织损伤

　　必须应用最新的技术来诊断和治疗受伤时所发生的关节脱位和其他软组织损伤，处理方法应该与没有神经损伤的患者相同。当脑损伤患者在恢复阶段意外坠床或者受到其他损伤时，也应该这样处理。

七、异位骨化（HO）

异位骨化是脑损伤之后可能发生的一个最令人烦恼的并发症，表现为异位的骨性物质出现在重要关节周围的肌肉、软组织当中。附着于大面积骨组织的肌肉更易普遍出现骨化。病理状态的骨形成在患者中的发生率接近 10% ~ 20%，普遍认为这是异位骨化（Garland 1991）。Sazbon 等（1981）报道了更高的发生率：一项关于长期脑损伤昏迷患者的广泛的关节周围新骨形成的研究，也包括起初非创伤性昏迷患者，45 人中有 36 人（76.8%）至少一个重要关节发生了骨化性肌炎。"骨化性肌炎"一词概括性地描述了多种情况下的异位骨形成，正确的描述应为肌肉中异位骨的形成。

（一）异位骨化的发生和发展

最早异位骨化的迹象出现一般在患者昏迷 4 ~ 8 周时，但是如果患者整个昏迷阶段持续很长时间，那么他第一次发生异位骨化的时间会晚一些。"且不论病因是什么，在两个月中，4 ~ 6 周是异位骨化高发期。很少发生在前 3 周或者 3 个月后"（Garland 1991）。Sazbon 等发现昏迷 7 个月的患者中异位骨化的发生率为 90%，所获得的最早的证据为 8.6% 的患者在 1 个月后发生了异位骨化。异位骨化一般发生在创伤性脑损伤后或者起初非创伤性损伤的昏迷患者中（Rothmeier et al. 1990；An et al. 1987；Sazbon et al. 1981）。

临床上，关于异位骨化的特征描述如下：

· 一般情况下，物理治疗师会在其他临床表现之前发现患者不寻常或者突然的被动活动范围减少。

· 运动时出现疼痛，如果患者不能说话，要注意观察其痛苦的表情、烦躁或其他痛苦的表现，例如心率增加或者呼吸频率增加。

· 典型的是局部明显的肿胀，可能合并局部急性炎症，例如发红、发热。下肢的肿胀可能与下肢深静脉血栓或血栓性静脉炎所导致的水肿类似，需要进行鉴别诊断（Ragone et al. 1986；Venier & Ditunno 1971）。

· 受累的肢体多存在痉挛。Garland 等（1980）声明，事实上，所有异位骨化的患者均存在局部的肌肉强直。可以感觉到强直状态或者肌肉的保护增强。

· 碱性磷酸酶通常会升高，但并非所有患者的该项指标都会升高。"临床上发生显著异位骨化的大多数患者会有 SAP（血清碱性磷酸酶）的升高"（Garland 1991），此作者曾提出，骨折愈合阶段患者的 SAP 水平也会增高（Garland et al. 1980）。然而，即使 SAP 在正常范围，也会有新的骨形成（Grüninger 1986）。

- 骨化持续发展，关节活动会越来越受限，继而发生关节僵硬，导致部分或者全部关节活动度丧失（Mital et al. 1987）。
- 早期临床症状 X 线影像显示是正常的，但是 2～3 周后则会显示在骨的邻近处有成骨形成（Garland 1991；Garland & Keenan 1983）。几个月之后的 X 线影像显示有大量的新骨形成。
- 在特定位置，形成的骨是可以在体表触摸到的，例如，髋关节前面、肘关节周围和腋窝的位置。

由于 HO 所导致的关节活动度丧失会阻碍患者的康复，会影响到本应该恢复主动活动的肢体的完全功能性使用。因为最终可恢复的关节活动角度无法预测，并且还没有发现关节活动度与 HO 发生的关联，尤其未有研究证明应用于治疗骨形成的方法是有效的，因此预防是最重要的。"我们还没有可靠的治疗方法用来减少骨量"（Puzas et al. 1989）。

一旦骨化稳定，手术切除对于一部分患者来讲是非常有效的选择，但是很多患者在切除术后显示出再次形成异化组织的倾向。例如，"如果关节持续痉挛，异位骨化的复发率会很高，运动的改善并不明显"（Garland & Keenan，1983）。然而，有报道称在切除肘关节后部导致僵硬的异位骨化物后，成功地恢复了关节活动范围（Garland et al. 1985；Mital et al. 1987）。Mital 及合著者也描述到在手术后的当天就预防性地使用水杨酸盐类药物成功减少了切除异位骨手术后的复发。基于这些发现，作者另外建议："水杨酸盐在骨化进程的一开始就使用，可能的确会阻碍异位骨形成的进程，并且应尽可能早地使用，因为这样可能避免之后的手术治疗。"

由于手术和复发率的风险，不要太早考虑这样的介入方法，只有确定这样的介入能够取得功能方面的恢复才给予考虑。因此，Garland 强调，如果功能持续恢复，手术可以被推迟到 5 年以后（Garland 1991）。必须认真考虑所有的因素并且评估后认为利大于弊时，才可以采取手术治疗。

完全避免异位骨的形成或者最小化骨化的程度和数量无疑对于治疗团队里的每一个人来说都是一个重要的目标。同样，非手术治疗措施成为处理活动受限问题的更佳选择。预防异位骨化的发生是基于对其可能的发生及发展原因的了解。

（二）引起或者激发异位骨化（HO）发生的因素

遗憾的是，如前所述，"异位骨化的发生原因并不是很清楚"（Ragone et al. 1986），并且"不管是临床还是实验性研究，异位骨化的发病机制都没有被完全弄清楚（Michelsson & Rausching 1983）或者是得到令人满意的解释（Rothmeier et al. 1990）"。至今为止提出的各种各样的假说也是比较相近的，也有很多与临床发现是相矛盾的。

例如，有人认为 HO 的发生有遗传倾向。因为形成 HO 的倾向在个体之间是高变异的，所以有人认为可以用一些内在因素、遗传因素或者是其他原因来解释变异性。然而，也有相反的论点，那就是单病灶的异位骨化发生率很高。一篇综述中描述了 496 名严重脑损伤患者中 57 名患者发生了明显的异位骨化，涉及 100 个关节。其中 27 名患者（接近一半）单关节受累（Garland et al. 1980）。Mital 等报道了更高的发生率：22 名异位骨化患者中有 17 人发生了单病灶的骨化，只有 5 个人是多病灶的。

诱发因素只影响身体的一个关节是不可能的。而且，已有研究表明"近端关节和远端关节 HO 的发生是不成比例的"（Puzas et al. 1989）。创伤性脑损伤患者的 HO 大多数发生在髋关节、肩关节、膝关节和肘关节，很少发生在其他部位。

双侧损伤的患者单关节的高发生率也反驳了这个理论，即制动所引发的血管收缩、新陈代谢和营养的改变也可以使组织转化为骨（Mielants et al. 1975）。基于同样的原因，大多数患者 SAP 水平升高是其对本身病理状态下的骨的形成或者某种引发骨化的因素的一种应答，而并非它本身就是引发骨化的原因。

另一个常见的理论假设为早期的创伤是促成 HO 发展的因素，而其他肢体的骨折增加了风险。这一理论已经不再被接受。太多存在异位骨化的实例被报道，但其昏迷并非是由于暴力性事故所导致，而是由于缺氧、血栓、出血或者感染引起的。例如，痉挛本身不引发 HO，因为 HO 也发生在迟缓性截瘫当中。

一个似乎合理的假设得到了密切的关注，因为即便它只能解释 HO 的部分原因，但也起到了阻止 HO 发展的作用。

> 制动的软组织尤其是肌肉，如果遭受反复创伤，也会导致异位骨化。

脑损伤和脊髓损伤患者在接受治疗时，被动关节活动练习或者护理程序中发生小的创伤有可能导致 HO 的发生，此说法尚存在争议。下面的观点似乎证实了这一假说，并考虑到了它和预防 HO 之间的关系。

［保护性疼痛反应的丧失］

神经性 HO 易发生在那些除了瘫痪以外，还无法感知疼痛，或者即使能够感知疼痛也不能自我保护或采取躲避动作者身上。因此，处于昏迷状态的完全性脊髓损伤患者或者是其他处于恢复意识当中的患者无法口头诉说、出于保护发出尖叫或者用肌肉的收缩来阻止导致疼痛的运动。

基于临床目的，Fields（1987）这样定义疼痛："是一种不愉快的感觉，发生于身体的某个部位，一般由身体组织的损伤引发。"他接着解释，"疼痛的一项主要功能是阻止损伤"，由于"伤害性刺激会引发一系列行为来保护未受损伤的组织"。除此以外，Fields 建议，"由于避免损伤的连锁性行为的存在，这样我们就可以认为疼痛其实是人们躲避伤害性刺激的一种正确的感觉反应"。没有了疼痛的保护，完全性脊髓损伤的患者无法意识到软组织的损伤；当患者处于昏迷状态时，他也不能感知到疼痛；或者他能感到疼痛，但不能做出反应或者使用躲避伤害的动作避免伤害性刺激。疼痛作为一种防卫机制以避免 HO

发生的证据很充足。

患有其他严重神经系统疾病但能够感知疼痛的患者不会发生骨化，所以多发性硬化和脑瘫患者一般不会发生异位骨化。即使是脑血管意外所引发的偏瘫患者也没有 HO 的发生。脑卒中患者，即便损伤了部分感觉，如果在治疗中或在床上被移动时感到了疼痛，他会一直强烈地自我保护。只有在脑卒中发生之后长时间处于无意识的状态下，才可能发生异位骨化。

虽然脊髓损伤的患者有发生 HO 的风险，但是通常发生在损伤平面以下（Rush 1989）。因此，上肢很少会出现 HO，因为这部分可以感觉到疼痛。C₅ 平面以下损伤的四肢瘫患者不会出现肩关节或者肘关节骨化，因为他常会抱怨被动活动或者牵伸运动使他疼痛。而另一方面，骨化可能会发生在感觉不完整的手指。

值得注意的是，一旦脑损伤患者恢复意识到能够充分自我保护的程度，将不会有 HO 发生的危险。没有任何病例记录称患者恢复意识后有异位骨化的发生（Mital et al. 1987）。

[反复的小的创伤]

在没有神经系统损伤的患者中，"因受到轻微创伤而产生异位骨化者并不多见，但是，职业或娱乐活动中遭受重复性轻微创伤的部位发生异位骨化却是常见的"（Puzas et al. 1989）。从事骑马、步枪、射击、击剑和舞蹈的人士，形成异位骨化的现象时有报道（Conner 1983），一名年轻、健康的运动员在马拉松运动后出现广泛的骨化（V. Kesselring 个人交流）。此类情况的始作俑者是那些难以避免地、反复发生的小的血肿的骨化。

[反复暴力性牵伸经制动的软组织]

为探索脑损伤患者发生 HO 的原因而开展了一项非常有意义的基于 216 只成年家兔的研究，首先用塑料夹板制动兔子的四肢（Michelsson & Rausching 1983），每天取下夹板进行全范围的被动活动，必要时可使用暴力，"2～5 周，在关节周围的软组织和肌肉损伤部位发生了异位的软骨和骨的形成"。骨化尤其好发于肌肉附着于骨的位置，2～3 个月，在形态学和 X 线上显示出逐渐发生类似人类骨化性肌炎的改变。

有趣的是，动物被制动在伸展状态的关节，其伸肌发生骨化；而制动在屈曲状态的关节，其屈肌发生骨化，这与脑损伤患者 HO 发生在肩关节、肘关节和髋关节有一定的关联（Garland 1991；Garland & Keenan 1983；Garland et al. 1980）。制动和被动关节活动的组合一定是明确的危险因素，因为在实验性研究中，只接受了夹板制动和没有接受夹板制动，但接受了暴力被动关节活动的兔子都没有发生异位骨化。引起争论的是脑损伤患者并没有用夹板固定，但由于瘫痪和昏迷肢体长时间处于一种固定的体位，这实际上是一种无形的固定。

对于大多数患者而言，每天例行的被动活动是相当暴力的，尤其是对于痉挛状态的关节。痉挛被公认为是所有患者发生 HO 的常见因素，它常常将患者的肢体制动在屈曲位或者伸展位。虽然很少见，但是也在脊髓损伤后迟缓性瘫痪患者的肢体上发现了 HO（Hernandez et al. 1978；Hardy & Dixon，1963）。这些案例中，静止不活动的肢体也被认为是制动。

［肌肉损伤和疼痛与离心收缩选择性相关］

痉挛状态与 HO 发生密切相关，HO 发生的位置往往是高张力的部位，"大量研究者已经证明，离心收缩训练将引起肌肉的损伤和疼痛"（Lieber 1992）。此外，已经证实"单独的骨骼肌，离心形式的激活比等长形式的激活更容易形成更高的张力，即使仅仅是被动牵伸也会比等长收缩产生更高的肌肉张力"（Lieber 1992）。骨骼肌的活动不仅与肌肉收缩的长度（离心收缩）相关，还与肌肉收缩的力量相关。

Evans 等（1985）证明，由于离心收缩所造成的肌肉损伤往往会被延误治疗。研究发现正常受试者离心运动几天后肌酸酶的水平提高，5 天后达到顶峰，并在接下来的几天保持很高的水平。这表明"肌肉经历某些形式的损伤，纤维断裂时肌酸酶水平也会迅速升高"（Lieber 1992）。Lieber 基于更深层次的研究假定："机械损伤引发最初的损伤，而继发的损伤归因于之后的炎症反应"。Mital 等（1987）强调了炎症与 HO 的发生相关："记录到的共同特征是无论之前是否有创伤，发生 HO 的位置在异位骨形成之前和活跃期都有局部炎症"。

离心活动中所产生的损伤普遍与被动活动痉挛的肢体所产生的小的创伤类似，因此会促进 HO 的发生。就像移除夹板后兔子会抵抗肢体的被动活动一样，患者痉挛肢体同样也抵抗被动的屈曲或伸展。两个案例都需要离心收缩来克服被动活动。

描述脑损伤患者发生 HO 的位置时，自始至终强调痉挛肌肉主要的牵拉方向和骨化形成的位置之间的关联。与上肢屈曲痉挛模式一致，由于肩关节的内收和内旋，"所有患者发生 HO 的位置在盂肱关节的前下缘"；在肘关节，"6 名屈肌痉挛的患者肘关节前方发生了 HO"（Garland & Keenan 1983）。相反，当肘关节伸肌僵硬时，HO 发生在肘关节的后方（Garland 1991）。

髋关节是 HO 最易发的部位，当内收肌痉挛时骨化常发生在内收肌区域，而当患者存在屈肌模式时，骨化则发生在髋关节的屈肌。膝关节的伸肌痉挛是常见的，尤其是在急性期，骨化可能发生在股四头肌从而限制膝关节的屈曲。

［HO 几乎都发生在近端关节周围］

姑且不论病因，"近端关节和远端关节骨化发生率严重不成比例"（Puzas et al. 1989），这个事实仍然没有解释清楚。Garland（1991）提出了相关的问题："为什么仅有近端关节受累？"，如果反复的小的创伤被公认为是引发 HO 的重要原因，那么以下两个因素应该是神经系统疾病患者近端位置骨化的主要原因，第一，作用在近端关节的肌肉在骨上附着的面积较大是促进 HO 形成的因素；第二，更有可能的理由是肢体的力臂的长度掩盖了一个事实，那就是在被动活动中大量的力作用在关节及其周围组织上。长杠杆创造的机械优势使我们低估了支点造成的杠杆作用。

骨化一般不会发生在腓肠肌或者是比目鱼肌，因为足部提供的短杠杆使高张力的腓肠肌过度伸长几乎是不可能的。而另一方面，当护士或者治疗师活动患者 HO 高发生率的髋关节时，会不经意地在支点处施加较大的力。例如，护士为了能插入导尿管，在没有充分考虑机械作用的情况下，常外展昏迷患者的下肢，用手在患者的大腿上施加压力，保持两腿分开；治疗师实施被动活动时，常把手放在患者膝关节和踝关节的内侧，不经意地用身体的体重来获得外展的范围，或者做直腿抬高来牵伸腘绳肌。在没有盂肱关节的充分支持或伴随肩胛骨的内旋时，我们在预防肩关节疼痛性僵硬的尝试中可能存在过度活动的现象（Davies 1985）。此时，在物理治疗或者护理常规中组织可能会受到损伤，而且如果患者存在肩关节内收肌和内旋肌高张力时，HO 的发生风险将增高。对于肘关节，当前臂被用来当作杠杆时，可能会出现肘关节前面的骨化。当护士或者治疗师为了实施关节活动范围训练、测血压、静脉注射或者将患者的上肢放到休息夹板中活动时，对抗屈肌的牵拉，向下压患者的手伸直其肘关节而将患者的上臂放在床上，这种杠杆影响更大。

可以想象，小的创伤很容易在这些病例中发生，而且就像 Ragone 等（1986）已经提出的："另一种关于 HO 和血肿发生可能的解释是，粗暴的被动关节物理治疗操作和对抗肌痉挛的牵伸活动对相应的肌群造成反复创伤。这种理论认为创伤可以引起局部的渗血，引起受伤后周围肌肉和结缔组织的改变，最终导致骨性的改变。"上肢和下肢的长杠杆可以导致小的创伤持续存在，不仅仅在物理治疗时，还包括给无意识的患者翻身、摆放体位、擦洗或者在床上移动时，而此时的患者没有疼痛保护反应或者主动运动控制。

[与 HO 相关的其他风险因素]

其他增加 HO 的风险因素包括压疮、切开复位术和骨折固定，尤其是前臂或股骨骨折后的固定。最初创伤所造成的持续存在的局部损伤以及对抗肘关节挛缩的强制性操作均会启动这个过程。

（三）预防 HO 的注意事项

许多人仍然怀疑制动所带来的小的创伤是导致 HO 发生的原因之一，这种可能性一直存在争论："肢体的被动活动是预防性的措施还是增加了 HO 发生的倾向，尚存在争议"（Lynch et al. 1981）。在一项有关长期昏迷患者关节周围新骨形成的研究中，Sazbon 等（1981）断然否认物理治疗是引发 HO 的原因，但又没有有力的证据来证明他们的观点，仅叙述道："包括被动运动和使用斜板的物理治疗对所有患者都是相同的。因此，物理治疗的类型和骨化性肌炎的发展之间没有联系"。

然而，这样的论点不会被接受。因为即使应用相同的治疗方法，物理治疗本身也不能保持相同。例如，同一个治疗师无法在很长一段时间内独自治疗大量的患者，并且即便她这样做了，也不能保证每一位患者都接受到同样的治疗，甚至是同样的治疗时间。实际上，不止一名治疗师参与治疗。任何一个富有经验的治疗师都承认，在处理关节和肢体时所采取的方法中，治疗师之间有很大差异，即便是相同形式的手法治疗。"被动活动"被不同的治疗师实施都会组合成很多形式，更不必说"站立床"的治疗性活动。不是否认某些物理治疗活动可能加速或者引发 HO，至少可以说明关节活动范围练习可能是影响因素，不一定是直接因素，正如 Stover 等（1975）所述。

前面提到的所有关于 HO 发生原因的假说中，仅有一种假说的 HO 发生机制能够采取预防措施，那就是当患者没有保护性疼痛反应或者没有躲避损伤性行为时，小的创伤引发的 HO 发生。虽然支持这一假说的证据并不确凿，但是它是有说服力的，至少通过相应的治疗和护理程序的改变可以大大降低危险因素。鉴于 HO 对神经功能缺损导致的严重后果，减少其发生的概率和影响的范围变得非常重要。

［预防措施］

体位摆放

规律翻身和纠正体位，可以有效减少痉挛和压疮的发生。这样两个明显被公认的危险因素就避免了。一旦不需要人工通气就可以开始采取俯卧位，这样可以防止髋关节的屈曲挛缩，并且减少关节前面 HO 的发生。俯卧位还可以减少很多压疮好发部位的压力。避免仰卧位可以有助于抑制伸肌痉挛。

不强迫患者采取所期望的体位，因为这可能会遇到很大的阻力。与其冒着损伤组织的风险费力纠正患者的姿势，不如让患者处于屈曲的体位。当患者在新的体位下放松时，我们就可以做进一步的姿势调整。

规律地使患者离开床坐到轮椅上可减少痉挛和肢体长时间的刻板姿势。处于昏迷时就离床的患者和在斜板的帮助下早期站立的患者很少发生 HO。

翻身

两个小时翻一次身对于减少压疮或者痉挛是最理想的。如果要消除一切可能损伤患者肢体的危险，那么至少需要两名护士帮助一名昏迷的患者翻身。如果一个人尝试靠自身的力量来帮助患者变换体位，患者的上肢或下肢就会轻易滑落，或达到最大的活动范围从而造成小的创伤。这样看似可以节省人力和时间，但是可能会在某一阶段有意想不到的动作发生并造成损伤。

为了缩短力臂，为患者翻身时，先将其肢体处于屈曲位，一旦将他翻至侧卧位，就可以轻松地逐渐调整至正确的姿势。

移动患者

当移动患者离开床时，第 2 章所提到的其中一个方法可以用以避免患者的肩关节和肘关节受到任何损伤。若治疗师或者护士在完成独自移动患者时有所顾虑，都应借助一个助手的帮助，或者至少站在旁边必要时提供帮助。决不允许在将患者移动到轮椅上、纠正患者姿势、帮助其上厕所或者返回床上的过程中，从患者肩关节下方将其抬起或者是拽拉患者的手。护士也要使用所推荐的正确转移方式，从而保护自己的背部。

其他护理程序

当患者的痉挛状态很复杂时，有些护理程序是很难完成的。插尿管或者护理尿失禁患者都需要患者的下肢外展并且保持住该体位。为了不损伤易发生异位骨化的外展肌，在将患者两腿分开之前治疗师有必要抑制患者的痉挛。执行某些操作时，治疗师和护士之间密切的合作是至关重要的。如果患者的下肢低张力，两腿会分开至过度伸展位，此时必须在其腿的外侧放置一个枕头以避免关节活动到末端时可能产生的创伤。

在肘关节伸直状态下测血压和静脉注射时，要额外注意易受损伤的屈曲的肘关节。有可能的情况下，尽量选择其他部位进行操作。肘关节处的液体渗出可以引发炎症，继而增加异位骨化的危险因素。

肢体的被动活动

只要患者仍处于昏迷或者尚不能表示不舒服或疼痛时，在对其关节受限部位进行活动时都应格外小心，动作要轻柔。治疗师不要将患者的肢体活动至关节活动的终末端，而是应该完全支撑其上、下肢，以保持在安全的范围内。多次重复每个动作可以改善循环、维持软组织的活动性并且适应神经系统的长度。不要对髋关节、膝关节以及肩关节进行全关节的活动范围，而是每次屈曲至接近 90°。然而，治疗师每天都要尽力达到患者踝背屈的全范围，因为这一区域不会发生上述伤。

另一方面，肘关节是极易受损的，无论患者是因为屈肌痉挛，还是出于保护将这部分主动维持在屈曲位，都不应该抵抗阻力强制将其肘伸直。因为肘关节对骨化性肌炎非常敏感，如果治疗师在将其全范围伸展时遇到了很大的困难，应采用筒状的石膏模型预防性地固定几天上肢。因为随着其骨化的形成往往会出现关节屈曲活动范围的丧失，所以肘关节邻近的 HO 非常容易导致关节功能受限。

手腕和手指也要通过被动牵伸维持伸展的角度，但决不允许同时屈曲腕关节和手指，因为跨过手背部的手指的伸肌很容易受到创伤。不经意的过度伸展可能会促进指骨的骨化。

在关于中枢神经系统疾病的治疗方面，无论是文献还是物理治疗的教学中，一直以来都非常强调大力地进行关节全范围的被动活动的重要性。因此，治疗师经常感到不得不为了完成其目标，尽最大努力去帮助患者。然而，应该用最新的知识和风险的评估来重新考虑是否应该这样处理。

导致 HO 发展的诱发因素很可能是发病前患者之间的关节活动范围和软组织情况就有所不同，而治疗师无法了解患者个体在受伤前的活动能力。因为没有任何的疼痛反应，尤其是存在痉挛时，治疗师很难评价患者舒适和安全的活动范围。HO 单病灶发生的解释是相比其他部位此部位的局部机械活动范围相对受限。多病灶的可能解释是普遍缺少关节或软组织的活动。

活动范围明显减少的关节进行被动活动的情况与上文的解释相一致，例如当髋关节屈曲仅有 90° 时，发生异位骨化的概率大幅度降低。有趣的是，减少的关节被动活动范围并不像预期的那样会增加挛缩的危险。无论何时都应该知道，所丧失的轻微的活动在之后是可以被克服的，但异位骨化将导致永久的关节活动受限甚至关节僵直。

1. 应用近端杠杆臂进行被动运动　通过应用近端杠杆臂进行被动运动替代从末端举起肢体来减少施加于关节的力，并且神经系统的紧张也可以起到保护作用。可以通过移动患者的躯干来达到活动其肩关节或髋关节的目的，而不是非要抬起他的上肢或下肢。这样既可以活动各关节，又可以将创伤的风险减至最小。例如，长坐位下向前移动患者的躯干优于反复的直腿抬高；侧卧位时通过伸展的上肢外展 90° 逐渐向后移动躯干，而不是侧方抬起患者的手向侧方移动。

患者借用膝后支撑板在保持膝关节伸直的状态下进行站立，可以减少痉挛和维持下肢的活动范围，同时也是通过患者躯干来活动末端结构的一个比较好的起始位置。仔细观察所有疼痛和过度牵伸的迹象，有助于引导治疗师很好地移动昏迷患者并且提供额外的保护。治疗师一定要时常关注患者生命体征的变化，例如血压、心率、呼吸节律改变以及汗出增加和反射性痉挛加重。

2. 石膏矫正法后的被动运动　关于被动活动训练，尤其对接受石膏矫正法来克服痉挛的患者来说，在进行活动时应格外小心。绝对禁止在水肿和炎症消退之前做被动屈曲运动。

骨折和软组织损伤的管理

手术复位和骨折后的内固定被认为是增加 HO 发生的危险因素。必须对需要手术介入的肢体予以精心的护理，待到肿胀和急性炎症消退后再进行邻近关节的被动活动。同样，外伤所导致的软组织损伤而继发的炎症也是全范围被动运动的禁忌。目前比较推荐的是将此部位支撑在最理想的体位，并且在炎症迹象消失后，再开始进行损伤部位邻近关节的被动运动。

在这两个实例当中，通过活动患者的近端关节可以保持关节的活动范围，并且避免进一步炎症发生的风险。近端关节活动和正确体位摆放结合关节近端的神经松动能够避免关节严重挛缩的发生。

（四）克服已有的 HO 问题

当 HO 不幸地发展至运动范围显著减少时，治疗师必须通过恰当的治疗方法来帮助患者克服困难。然而，HO 的存在并不会像常规认为的那样会阻碍患者完成任务或者动作。事实上，这样的失败更可能与知觉障碍有关。康复团队应时刻记住，即便全关节运动丧失，一个其他方面健康的个体仍然可以移动和显著恢复功能，下面的例子清楚地阐明了这一点。在瑞士为医生、物理治疗师和作业治疗师举办了一个有关人体肌动学的研究生课程。其中的一位参与者是一名作业治疗师，因童年时的疾病导致一侧髋关节接受了关节融合术。尽管这是一个实际操作的课程，包括正常运动的详细观察和评估，但无论是讲师、她的助手还是其他参与者都没有发现这位治疗师的残疾。直到第二周，当要求学生们对坐在体操球上的运动进行分析时，由于该作业治疗师所采取的补偿性动作才使得融合的髋关节被发现了。此名治疗师随后参加了另外一个课程，同样没有人知道她髋关节问题，而且也没人发现她的问题。直到做步态分析时，她因为轻微的异常被注意到并且由此展开讨论。直到作业治疗师自己做了解释后，大家才明白其异常源于摆动相起始时膝关节的屈曲比较夸张。

就像上面的例子所提到的，一个正常人能够用替代动作来代偿大关节运动的缺失从而自由地移动，日常生活能够完全独立，并且胜任她作业治疗师的职责，轻易不会被发现。而该课程的其他人受到了很大的启发并且学习了经验，这是一次影响深刻的课程学习。

依此类推，治疗 HO 患者某一个关节运动受限，应将目的定为提高其认知功能的同时活动身体的其他部位，使他也像那位作业治疗师所做的一样，来补偿运动范围的缺失。

［治疗措施］

在 HO 的活动期，治疗师不要试图直接运动受累的关节，因为这些可以引发炎症或创伤，然后增加骨形成的数量。反而应将注意力集中在使患者其他身体部位获得最大范围的运动，之后可以用来弥补骨化后运动受限的部分。调动腰椎的活动可以弥补僵硬的髋关节；全范围活动的胸椎和自由移动的肩胛骨能够使手臂和手进入功能状态。

当患者充分地恢复意识并更多地主动参与治疗时，仰卧位、坐位和站立位躯干的运动能够抑制痉挛、调动软组织，从而允许受 HO 限制的部位获得更大的活动范围。Garland 等（1983）发现"28 个关节中的 23 个在麻醉的情况下有了关节活动范围的增加"，证明了 HO 并不是造成丧失关节活动度的唯一原因。神经系统显著的异常张力是引起受限的主要原因之一，松动神经系统水平方向和垂直方向上的结构可以增加患者总体活动能力。站立、行走和主动运动可以帮助患者恢复功能性的活动范围，有时甚至能够使 HO 减少或消失。在一项长期的随访案例研究中，发现大约 36% 的患者异位骨化消失了（Thorndike 1940）。

知觉障碍，尤其是影响触觉/运动觉的知觉障碍，是导致创伤性脑损伤患者无法完成日常生活活动或者功能性动作的主要原因，而不是 HO 存在所导致的活动范围减少。典型地，即使髋关节没有 HO，存在严重脑损伤并伴有四肢瘫的患者也会拒绝坐位时重心前移并且会用力向后伸展，因此，不能将问题归结于骨化。据报道，这样的患者 HO 的发生率很高，"脑干有中等损伤伴随痉挛型四肢瘫的患者尤其倾向于发生 HO，并且多关节受累"（Garland et al. 1985）。通过第 1 章所描述的考虑知觉障碍和应用治疗实施原则，治疗师能够更加成功地克服下面这则典型的案例所遇到的问题。

一位 7 个月前遭受创伤性脑损伤的患者，因其髋关节广泛的 HO 导致关节活动范围严重受限（图 6.58a）。治疗师在调整他在轮椅上的体位为站立做准备时，很难使患者的躯干向前移动。患者前方没有阻挡，治疗师却遇到了她无法克服的巨大阻力（图 6.58b）。因为 X 线影像显示髋关节大量的骨化，很容易想到它就是使髋关节屈曲活动受限的原因，尤其阻碍了躯干向前运动。但是当治疗师跪在患者的前方，从前面靠近他的腿时，阻力显著减少，而且治疗师也可以使患者的躯干向前移动更大的距离（图 6.58c）。只需在患者的前方放置一个桌子并且将其上肢放在上面，治疗师就可以轻松地使患者向前移动（图 6.58d）。当引导患者的手去完成一个向前够物的实际任务时，同样能感受到很小的阻力，并且那种强大的向后推的力消失了。这样增加髋关节和躯干的屈曲成为可能（图 6.58e）。

图 6.58 a~e. 知觉的问题而非 HO 的问题，坐位时阻止躯干前移。
a. 髋关节的 X 线片显示大量的 HO；b. 患者抵抗向前屈曲，阻力逐渐减少；c. 治疗师跪在患者前方；d. 在患者上肢下方放一个桌子；e. 一个引导性的任务。

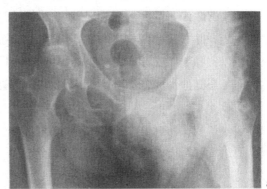

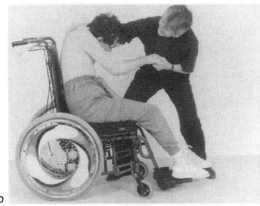

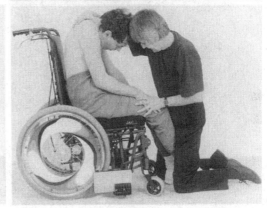

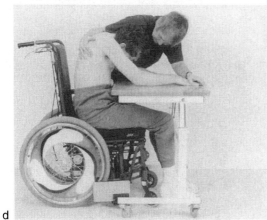

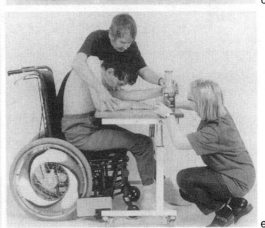

　　患者肘关节支撑在桌子上，举起他的手放在他的脸上和嘴边，在没有阻力的情况下促进该运动（图 6.59）。

　　如果患者长期仰卧床或者坐在轮椅上时前方没有桌子支撑，他将时常强力推压身后的支撑面从而强化躯干后倾。规律地采取俯卧位可以改变这种状况，并且应该告诉他的家属怎样完成躯干向前的运动，以及患者坐在椅子上时躯干的体位（图 6.60a）。这样短暂的体位改变成为可能并可以保持（图 6.60b）。当患者坐在桌子旁时，可以引导他去完成任务，这将在治疗时为其提供更合适的刺激，而且如果家属能够在其余时间也这样做，那么他将会取得更大的进步。

　　逐渐地引导患者完成更加复杂的任务，而且随着其认知能力的提高，他将有能力补偿关节运动的缺失。治疗项目中应该包含站位下的持重训练，因为它们能够强化患者战胜骨化的决心，并且在患者直立的状态下引导其完成适宜的问题导向任务。因为没有任何治疗显示可以去除 HO 或者减少骨化的程度，而麻醉和外科切除术反而增加了它复发风险。因此，在考虑其他治疗之前应该严格地按照所讲到的方法给予治疗。

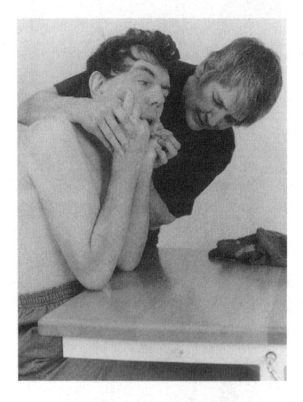

图 6.59　患者肘关节支撑在桌面上，举起他的手放到他的脸上。

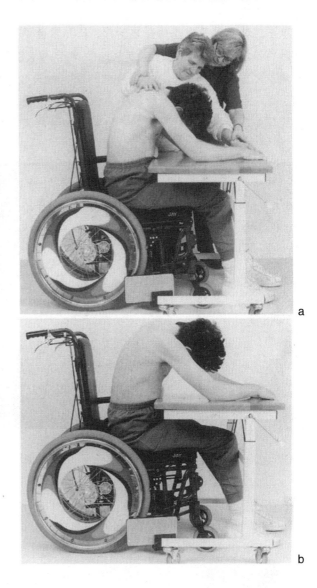

图 6.60 a. 患者的妈妈学习辅助其躯干向前运动；b. 能够独自保持正确的体位。

［典型案例］

F.D. 是一位有两个孩子的年轻美丽的妈妈，在一次交通事故中她遭受了严重的脑损伤，并昏迷了很长时间。她的右侧髋关节有一个明显的 HO（图 6.61a）。切除异位骨的手术并没有改善她的功能，而且还在她大腿的前面留下了瘢痕。她在坐位时仍然存在髋关节过度的伸展，并伴有明显的驼背（图 6.61b）。由于她对轮椅后背的挤压，压力区很明显在她的腰段。持续两年的躯干屈曲之后，她已经不能主动伸展她的脊柱，而代偿性的颈部伸展导致了她进食和发音的问题。坐位时对靠背的推力使得她的椅子随时有翻倒的可能，所以需要有人帮她把椅子固定。行走更是不太顺利，因为当她试图站立或者回到坐位时她就会完全失去平衡。因为髋关节和膝关节过度的伸展使她不可能将重心保持在前脚掌。在第三年末，她接受了规律的强化治疗，F.D.学会了主动伸展躯干，并且学会了在站立位和坐位时将重心前移。在她的前方放一个桌子用于被动伸展其脊柱，进而将进行主动的选择性伸展（图6.62a）。当她的坐姿被纠正，她进食和发音的能力都随之改善了（图6.62b）。F.D.很好地前移重心使她能够安全的站立和坐下，并用助行器开始行走。随后她可以在肘拐的帮助下行走，这样她可以走出家门和她的家人在餐厅共进晚宴。

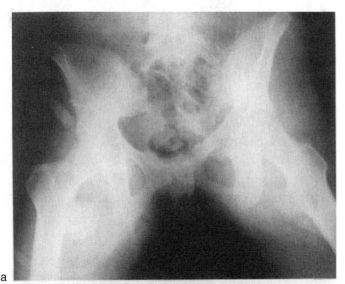

a

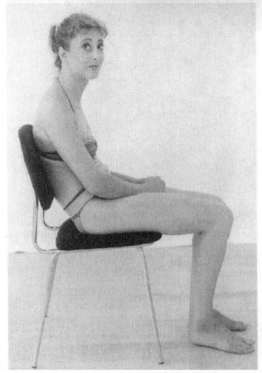

b

图 6.61 a. 右侧髋关节的 HO；b.HO 切除术后患者坐位时髋关节仍然处于过伸状态。

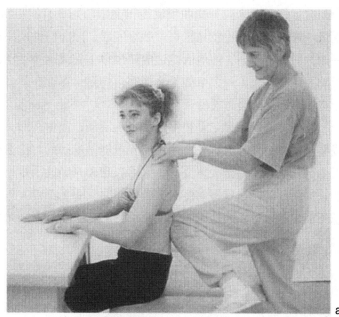

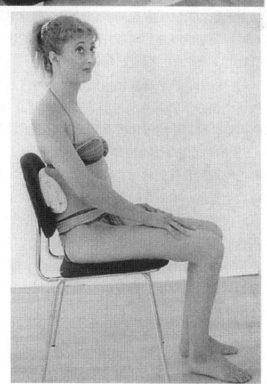

图 6.62 a. 在患者前方放置一个桌子后她的姿势改变了；b. 纠正后的坐姿。

［HO 导致肘关节屈曲受限］

肘关节的 HO，不论是在肘关节的前方还是后方均会影响肘关节的屈曲，继而引发一系列的问题。然而，肩关节和髋关节的活动范围减少有代偿的可能，但是肘关节没有可选择的替代性运动来弥补屈曲活动范围受限。因此日常生活活动中手的功能性使用如洗涤、吃饭、修饰或使用化妆品将很难独立完成，除非借助使用长柄的辅助器具。如果患者只有一侧的肘关节受累，而他恰能适应使用单手完成这些活动，那么在其日常生活独立方面的影响并不是很大（肘关节如果不能完全伸展，那么在其日常活动中将不会受太大影响，对于患者来讲可能会考虑外观）。

若患者重新获得了手和手臂的自由活动，而由于肘关节屈曲活动的丧失使他不可能完成某些特殊的任务时，外科手术切除可能是唯一的解决途径。执行任务时，肘关节屈曲所需要的长柄工具是至关重要的，它可以帮助判断此困难是由于知觉障碍还是关节活动范围的缺失引起的。当仅有一侧肘关节受累时，手术治疗并不是必要的，但是如果双侧肘关节都不能屈曲以致不能功能性地使用手，那么手术治疗是无可替代的。

八、结论

无论患者的状况看起来多么严重，都应尽最大的努力避免挛缩和畸形的发生。因为挛缩和畸形会造成额外的痛苦并且阻碍患者的恢复和获得独立。虽然预防性的措施似乎看起来既耗时又要求高，而且花费较高，但绝不能在问题出现后再想办法来克服。

每一位患者都享有在无痛的情况下再次自由活动的机会，所以，有时候尽管挛缩已经发生了，也必须将其克服并重新开始。不正确的康复干预可能让一个年轻人被疼痛和畸形所囚禁，没有任何改善的希望，这时不采取任何行动是不符合道德的。Maier（1988）认为，"爱的对立面不是恨，而是漠不关心"。即便是挛缩长期存在，并且康复的希望渺茫，患者也应得到积极的治疗。任何努力都不会白费，因为结果可能令人振奋，他的生活满意度可能会提高。第 2 章的典型病例提到过 T.B. 就是很好的例子。

好像对于 T.B. 来说，再次行走的可能性很小，在车祸 9 个月后才第一次走进康复中心使用他的手，并且再次享受生活。由于他四肢严重的挛缩他还无法独立移动（图 6.63a）。在使用本章提到的石膏矫正法和强化治疗后（图 6.63b），T.B. 不仅仅获得了独立，而且在经过一段长时间艰难的康复后，他又可以去约会、跳舞、驾驶，并且可以在乡下长时间步行（图 6.63c）。

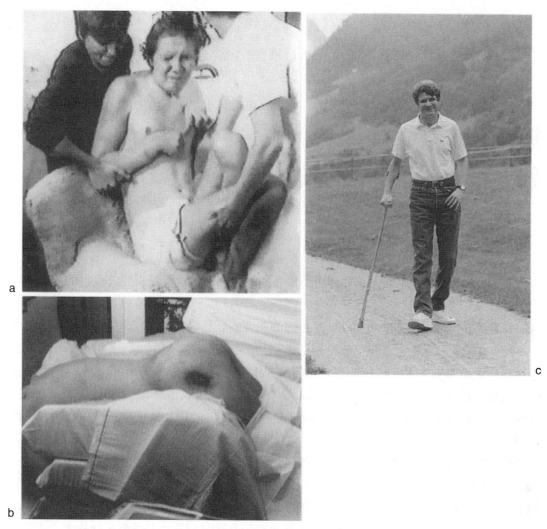

图 6.63　a. 四肢严重挛缩；b. 俯卧位，膝关节石膏矫正；（从视频上截取的图片）c. 能再次享受行走。

第 *7* 章
独立行走：准备及促进

能够再次行走是每一位患者的梦想，也是家属迫切希望他在将来能够获得的能力。行走曾经被描述为"人体运动的最高荣誉"（Morris 1987）。这样的描述使我们更容易理解患者需要再次获得行走能力的重要性。通过观察正常的婴儿我们会发现，他需要不断地努力练习站立，并且跟着爸爸妈妈一起走路，最后才能实现步行。然而，行走是一个非常复杂的过程，正如 Morris 所描述的那样："如此复杂以至于专门研究肌肉学的专家们仍然对肌肉是怎样运转操作、怎样协调得如此成功，存在很大的争议。"研究表明，一个孩子在 7 岁的时候才能够完全发育为成人的行走模式（Okamato 1973），为了实现这一目标，在此之前，她/他至少需要重复三百万步的练习（Kottke et al. 1978）。因此，脑损伤的患者需要花费相当长的时间来恢复此功能并且需要长时期的强化治疗就不足为奇了。

由于行走这项机械活动如此复杂，所以不能只通过单纯练习行走这一项活动或者依靠两个帮助者强迫患者一直练习走路就能恢复。就像玩乐器一样，不会只通过每天单调地练习一两个音符就能在技能上有所提高，而是要在勤奋练习的基础上结合各种技术、技巧的训练才可能有真正的进步。

一、治疗需要考虑的问题

为了使患者能够实现安全的功能性行走，在治疗过程中需要考虑以下几点：
· 平衡反应。
· 下肢的选择性运动。
· 躯干的选择性运动。
· 行走训练与任务导向性活动结合起来。

需要针对患者的个性化问题来制订治疗策略才能够达到这些治疗性目的。一些患者通过早期的促进方法指导后就取得了较好的行走能力；一些患者需要循序渐进的特定活动训练才会获得行走能力；还有一些患者则需要通过行走结合治疗师引导下的导向性任务来进行训练才可以实现这一目标。通过实际观察分析得出的结果，将会指导治疗师为患者在最短的时期内进行最合适的个性化治疗，同时也帮助治疗师确定患者开始进行行走训练的时机，另外治疗师也要考虑符合患者需求的辅助器具。

二、何时开始行走

决定患者何时开始行走是所有治疗项目中最困难的一个，因为它具有个体化差异并且依赖很多因素。尽管如此，还是有些要点能够帮助治疗师做出正确的决定并且避免错误的尝试。

- 练习行走时，治疗师尽可能地不要给患者提供过多的辅助支持。让治疗师冒着背部可能受伤的风险去努力保持患者直立或者由于治疗师保护患者不到位而使其摔倒，这些对于行走训练来说都是不可取的（图 7.1）。即使一个强壮的保护者可以避免这些风险，但是过多的保护只能使患者像木偶一样，不能独立完成这些动作，这也是不可取的。
- 如果患者在适当的帮助下能够不引出异常的动作和姿势，也不会有显著的痉挛增加，那么就可以帮助其进行行走训练。这样的行走会促进正常的活动，而且当患者能够非常清楚地了解目标并且知道大家对自己的期望之后，会非常配合，心理上也会得到极大的鼓励。家属也会因此受到鼓舞，另外，尽可能地教会家属在治疗时间以外的其他时间来帮助患者进行行走训练也是必要的。

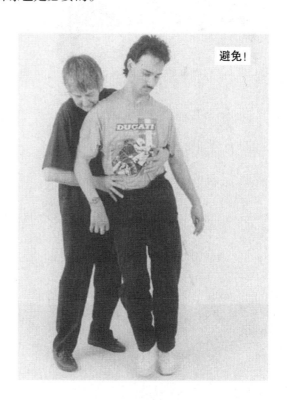

图 7.1　治疗师很难避免如此运动失调的患者摔倒。

· 如果患者在行走周期的站立相时膝关节持续过伸，则不应该继续训练行走，直到通过不同的促进方法或者分离运动的练习将此问题解决（图7.2）。行走时总是伴随一侧或两侧膝过伸，这会导致一种异常的运动模式，一旦形成则很难纠正，这种模式是通过不断重复形成的，并且这也使得正确的肌肉不能被激活（Kottke 1982a,b）。正如Bach-y-Rita和Balliet（1987）所强调的："如果不控制，错误的运动模式将会形成一种高度强化的程序！"此外，膝过伸将会加重踝关节跖屈，因为持重的踝关节不会产生背屈，长此以往，患者可能需要佩戴踝足矫形器，甚至需要进行延长跟腱的治疗来改变这种状态。因为在支撑相初期患者的膝关节被推向后方，他的重心不能落到脚上，此时的踝关节是跖屈的（Bobath1990；Davies 1990），髋关节是屈曲的，而正常步行模式下髋关节是伸展的（Klein-Vogelbach 1987）。在接下来的摆动相膝关节屈曲会非常困难，患者不得不努力提髋、画圈来摆动僵硬的下肢，并且缓慢、费力地完成迈步的动作。这样，患者不能产生自发性的迈步并且获得平衡，同时也不能用正常省力的一步一阶的方式来上楼梯。

· 尽管有治疗师的帮助和鼓励，患者每次尝试行走时还是会害怕，所以即使患者运动能力是足够的，也不应强迫患者行走或者责骂他缺乏勇气。产生这个问题的原因是感觉障碍，这对患者来说是最可怕的体验（图7.3）。他们走路简直如履薄冰，或者像在一个十层楼高的窄木板上保持平衡去到下一楼层。这种孤立无援的行走训练只会加重患者的恐惧，并且有可能导致与他人争吵和发生暴力事件。

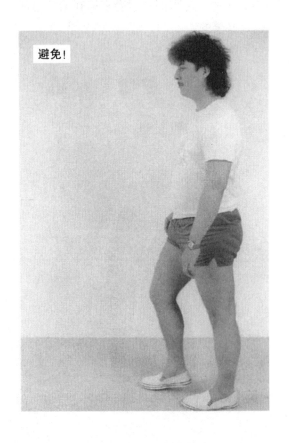

避免！

图7.2　患者以持续的膝过伸的姿势行走。

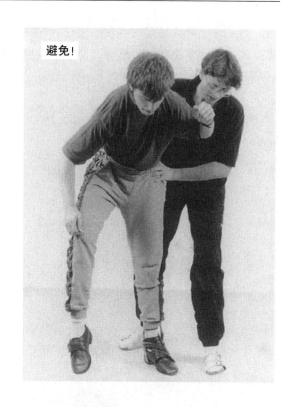

图7.3　伴随感觉障碍的行走是一种可怕的体验。

感觉失调的患者在进行行走训练时，可能会由于动作不协调而出现短时头晕、恶心等（Benson 1984）。这种恐惧或者头晕的问题不会随着时间慢慢消失，反而会导致患者更想长时间坐在轮椅上。解决这些问题的唯一办法就是在行走训练中加入一些目标导向性活动和通过第1章所描述的治疗方法来改善患者的感知觉。

［典型案例］

M.C. 曾因一起道路交通事故导致脑外伤并接受了为期9个月的常规康复治疗。虽然他的病情得到了改善，但是他不善社交的行为仍然是一个严重的问题，日常生活活动能力仍然是有限的，而且独立的行走对他来说完全是不可能的。任何步态训练的尝试，都会引起他的恐惧从而导致他骂人或使用暴力，而且一直没有改善（见图7.3）。当时唯一的解决办法就是把他永久性地安置在精神病治疗机构。幸运的是，这名年轻的患者在第11个小时被一个专门进行严重脑损伤患者康复的中心接收，他们决定给他最后一次机会。在相对较短的时间内，通过对 M.C. 使用第1章描述的方法处理后显著改善了他的感觉障碍。步态训练结合行走所需要的任务导向，才能够避免惊慌的反应（见图1.21a,b）。

M.C. 迅速进展到可以用两个肘拐以适当的步速进行行走（图7.4）。他也学会了不费力地一步一个台阶地上楼梯（图7.5）。最重要的是，他的行为完全改变了。他现在很配合，愿意用任何可能的方式来接受帮助，并且在所有的场合都可以很正常地有适当的行为表现。所有的帮助者都喜欢和他一起工作。他从康复中心出院回家，成功接受工作再训练计划。如果这个勤劳可爱的年轻人去了精神病院而不是来到这里，那么他也许就错过了用这种方式改善并享受生活的机会，那将会是很大的遗憾（图7.6）。

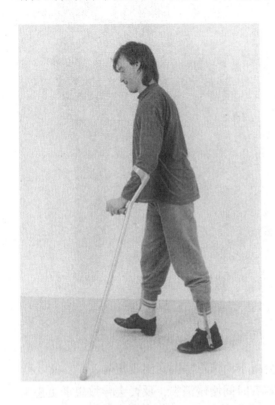

图7.4　经过合适的治疗，M.C. 可以自信地用肘拐走路（与图7.3 对比）。

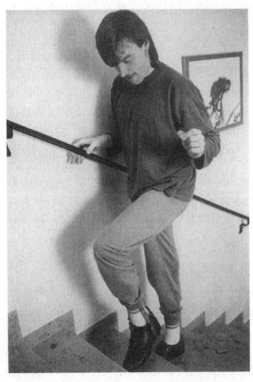

图7.5　M.C. 用正确的方式上楼梯。

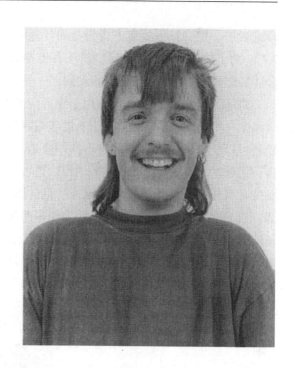

图 7.6 M.C. 再次有机会享受生活。

三、准备活动

适当的活动能够帮助患者重获行走能力，或者当患者已经开始行走时可以改善其步态模式。在每一个康复阶段的后期，随着患者取得的进步，治疗师需要个体化评估每一个患者的主动活动能力，如果仍然存在困难或者有不可能完成的动作，则根据现阶段患者的情况调整治疗计划。许多为步行做准备的下肢及躯干的选择性控制训练以及为了改善行走质量的活动都对患者的不同恢复阶段有用，这些已经由作者通过阐述和插图清楚地描述过（Davies 1985, 1990）。下面这些活动已经被选择性运用，因为这些对于大多数的患者来说是有意义的，并且为他们提供了良好的行走基础。

（一）下肢的选择性训练

［选择性髋关节伸展（桥式）］

一旦患者表现出有恢复意识的迹象，就可以在物理治疗的时候训练其将臀部抬离床面，并且可以在常规护理的时候进行此动作。比如换床单的时候，翻身之前将患者移动到床的一边，或者帮助其把裤子拉上的时候，都可以让患者主动抬起他的臀部。此时由于患者的膝关节是屈曲的，而踝关节是背屈的，所以臀大肌可被选择性激活，而不是最大限度地协同伸展。

患者仰卧于床上，双腿屈曲同时双脚平行，足跟尽量回收垂直放在膝部下方。治疗师或者护士把一只手放在患者骨盆的任意一边，在他尽力抬高臀部的时候给予帮助（图7.7）。为了将患者移动到床旁，护士在他抬离床面的时候给予一些帮助以便于将他移动到合适的位置，然后再把其肩膀移动到同一侧。

简单而言，"桥式"运动可用于患者向床上或者床下移动的时候。"桥式"运动是发育过程中一项相对简单的运动，患者能够很容易理解怎样去做。正常的婴儿在 6 个月大的时候就可以反复完成抬高臀部的动作，这是为了将来进行站立做准备。随着患者能力的提高，他可以练习更有难度的同一动作。患者抬高臀部并保持住，然后一只脚离开床，同时保持骨盆任一侧不下沉，或者保持持重的脚不下滑。治疗师将她的一只手放在患者的膝部，向下拉过其足部，同时向下施力使得患者在抬高对侧腿之前重量通过足跟传递来促进正确的动作（图 7.8a）。当患者抬起一条腿在空中的时候，治疗师应通过拍打另一侧臀肌来刺激其主动活动，或者用手帮助其稳定骨盆（图 7.8b）。

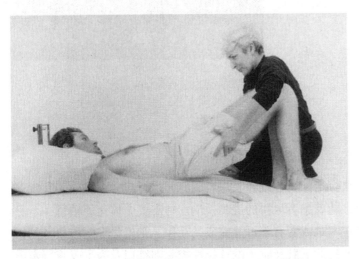

图 7.7　急性期进行的桥式运动，促进选择性的髋关节伸展。

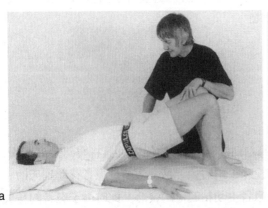
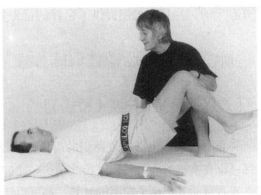

图 7.8 a,b.　一只脚抬离床面的"桥式"运动。
a. 向下压患者的膝盖超过足部；b. 一只脚抬离的时候保持骨盆稳定。

［选择性膝关节伸展］

膝关节的选择性伸肌收缩对于正常行走来说是最重要的能力，应该认真激活伸肌的等长收缩并且进行练习。患者必须学会在没有踝跖屈的情况下绷紧大腿伸肌或者做此动作时放松足趾。这个动作对于站立相重心转移到持重腿是最重要的，并且在摆动相的末期足跟先于其他部位着地来维持正常步长也同样重要。重获股四头肌选择性收缩能力的患者将来几乎很少需要用足部支具帮助进行踝背屈。

患者仰卧，同时治疗师把患者的腿慢慢向下伸展，将其脚放在治疗师的大腿或下腹部保持充分的背屈。患者的足跟放在床上，治疗师身体前倾利用身体的重量保持患者的脚处于背屈位，同时要求患者主动收紧膝关节并且用手指指出确切的用力位置（图7.9）。

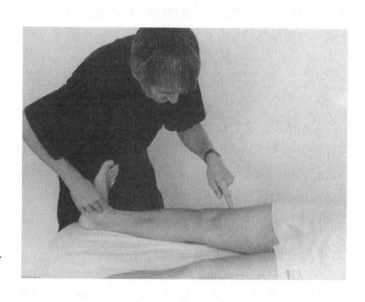

图7.9 踝关节完全背屈的同时，膝关节伸肌等长收缩。

建议当患者能够很好地理解指令并且可以很好地控制运动时，应首先进行腿部的活动练习。通常患者会过度用力，这种过度用力会导致同时形成伸髋和踝跖屈这种协同运动。治疗师通过斟酌言辞和适当调整声调来帮助患者引出正确的选择性、等长性的活动动作。

［持重阶段髋关节和膝关节的选择性伸展］

患者取坐位，双脚平行放置于地面上，治疗师坐在患者正前方的凳子上，用她的双膝扣紧患者的一侧膝盖，股骨内侧髁位于患者股骨内侧髁的后方。治疗师将患者的患侧上肢放于她的上肢下方，并且用力使之紧贴她的身体，一只手放于患者肘部下面给患者以支撑，从而维持姿势。治疗师的另一只手放于患者的下胸段向前拉动患者躯干，以使其臀部离开座位后重心转移至双足（图7.10a）。

因为当患者开始用他的双腿持重时，由于踝关节跖屈导致患者的膝关节有向后运动的趋势，所以治疗师用她的双膝将患者的膝盖向前推动超过足尖，并且保持患者的足跟不离开地面。当患者直立站起时，治疗师松开患者的上肢，然后用自己的手向前拉动患者的髋关节使之伸展，从而达到更好的站立姿势。然后患者可以练习抬起和放下另一只脚的足跟（图 7.10b）。为了避免出现患者身体后倾来弥补髋关节伸肌主动活动不足，治疗师可以将另外一只手放在患者的下肋骨前面并且向脐部推动，促进腹肌的运动。如果踝跖屈持续存在，可以在患者的足趾下面放置一卷弹力绷带，这样还可以防止脚趾抓地或者足底无法平放在地面上（图 7.10c）。

一旦患者可以毫不费力地进行单腿站立时，可以尝试将另外一条腿短暂的离开地面，并且不断延长其在空中保持的时间（图 7.10d）。一开始，治疗师很有必要用自己的腿夹住患者的膝关节来防止其膝过伸，但是当感觉到患者膝过伸不是很严重的时候就要将双膝离开，从而逐步减少对患者的帮助。患者要学着在单腿持重时控制膝关节不产生过度后伸。当患者可以很自信地这样做的时候，行走训练就可以加快速度进行了，并且可以不断移动下肢来改变预期的方向而不是一直锁定在一个位置。

（二）重获平衡反应和选择性躯干控制

早期阶段，患者在维持平衡方面会很困难。事实上，每次要摔倒的时候患者都不会采取任何措施来保护自己，所以看起来他好像并没有意识到自己正要摔倒。一旦患者开始进行坐位训练，促进平衡反应的训练将激活头和躯干的翻正反应并且刺激肌肉的活动。对于行走来说，必需的躯干和下肢选择性肌肉控制能够通过平衡训练来获得，并且随着患者能力的改善，需要逐步提高平衡训练的难度。

［向一侧倾斜后恢复至直立体位］

即使在患者还没有恢复意识时，治疗师也可以把他的腿垂到床边进行坐位训练，同时也可以将患者向左右或者前后移动再回到中立位，通过这些活动将促进患者正确的运动。

当治疗师已经将患者转移至床边坐位时，她需要站在患者的前面用自己的大腿顶住患者的膝关节来防止其由于髋关节的突然伸展而坠床。治疗师将患者的躯干向一侧倾斜直到患者的肘部可以碰到床，而她的上肢则放到患者另一侧肩膀上来为患者的体重和躯干的位置提供支持（图 7.11a）。之后治疗师要求患者再次坐直，同时用她的上肢紧紧压在患者的肩胛带上来帮助其完成这个动作。施向肩胛带的压力可以在患者试图回到垂直位的时候引出头的翻正反应（图 7.11b）。

当患者回到中立位的时候，治疗师交换手的位置向患者的另外一侧重复进行这个动作。通常，重复几次之后，患者就会有一些主动参与，例如头向中立位移动（图 7.11c）。如果患者能够使用上肢，他将会通过支撑床面或者拉治疗师的手回到中立位。为了促进躯干的活动，治疗师应从上方轻轻地握住患者的手并跟随他一起移动，而不是紧握着。

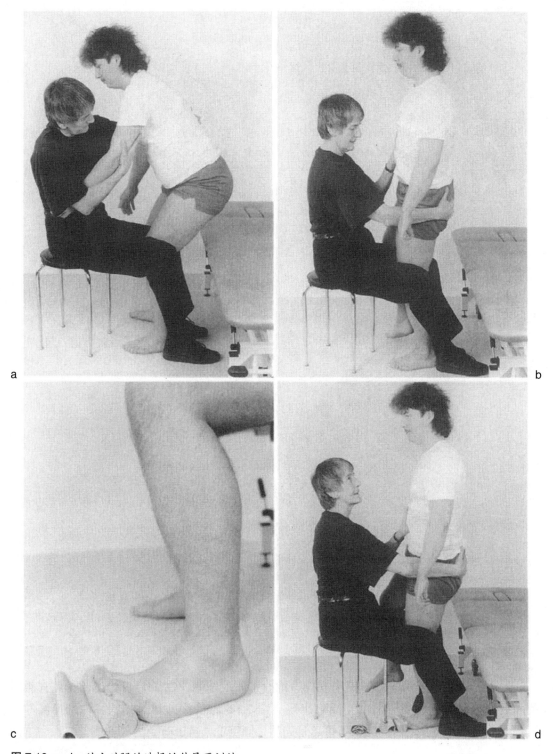

图 7.10 a~d. 站立时腿的选择性伸展再训练。
a. 重心转移到该腿上；b. 保持膝关节向前屈曲；c. 将一卷弹力绷带放在足趾下面抑制跖屈；d. 另一只脚离开地面时保持髋关节的伸展。

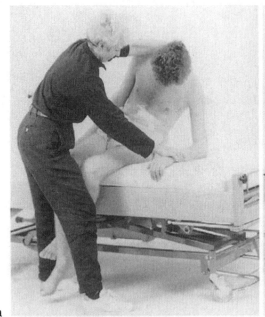
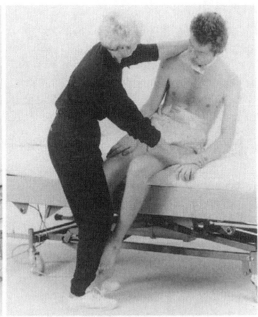
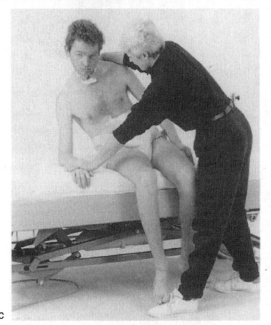

图 7.11 a~c. 恢复坐直的姿势。
a. 患者从一侧起来时给予支撑；b. 帮助患者再次坐直；c. 刺激头的翻正反应。

　　一旦患者能从任意一侧回到中立位，治疗师就应该减少帮助，仅将她的手放在患者的肩膀上来刺激头和躯干的翻正反应出现（图7.12）。治疗师通过加快移动的速度和不可预知的运动方向来增加难度，不再总是先从一侧倒下，再进行到另外一侧。

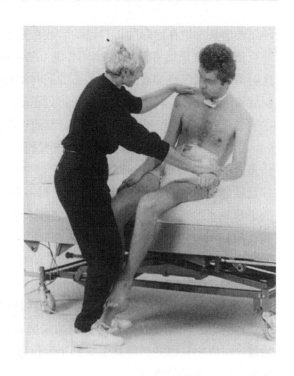

图 7.12　在较少的帮助下，头和躯干主动调整恢复到中间位置。

[坐位下侧向重心转移时维持平衡]

在大多数的功能性活动中坐位平衡的维持是至关重要的，同时正常反应的训练也会改善患者行走的安全性和步态模式。治疗师帮助患者在床边或者高座位上坐着进行正确的动作训练，直至平衡反应自发地在正常模式下出现，这时患者的脚不能接触地面或者用任何东西支撑双脚。因为一旦有支撑，患者将会完全阻止这种反应出现或者通过用双脚在地面上出现不正常的反应。之后坐在椅子上练习平衡也是必不可少的，因为日常生活中双脚通常是放在地面上而不是悬在半空中。

治疗师坐在患者的旁边，将手从后面放到离自己较远的患者身体那侧的肋弓上。之后把另外一只手放在患者腋窝的位置将其拉向自己以此来支持肩胛带并且防止躯干的侧屈。通过放在患者胸廓上的那只手向下推动肋骨来促进其腹肌的活动（图 7.13a）。如果患者的上肢保持在一个固定的姿势或者试图放在座位上，治疗师可以把自己的手从他的腋窝处拿开，用自己的肩部来维持患者肩部的位置，然后把手伸到患者前面来指导他做出正确的肢体反应（图 7.13b）。

一旦患者的体重充分转移到一侧，另一侧的下肢就会反应性地外展并抬起来。如果患者不能自动做出这样的反应或者下肢主动屈曲以固定在座位上，治疗师应该用身体支撑患者的躯干，同时用自己的手引导患者抬起腿（图 7.14a）。这个活动练习一直持续到患者学会每次重心充分转移时对侧腿都可以在伸展位下抬起来。当患者抬起一条腿的时候，持重腿的膝关节将会由于屈肌的强烈收缩而屈曲，这个动作实际上是一种反射（图 7.14b）。这种屈曲应该发生在治疗师将自己的脚放在患者的足跟下，并通过伸展膝关节和在足跟施加一点压力来纠正患者腿的位置时出现（图7.14c）。有时持重腿不只是屈曲也会向内旋转，这时治疗师可以在伸展患者膝关节的同时用自己的脚把患者的足跟移动到中间的位置来抑制旋转。治疗师在将患者的下肢纠正到正确的姿势下，抑制膝的屈曲和向内旋转，并令患者侧屈几次，产生一些正常的反应，继而逐渐减少给予的帮助。

当治疗师不再需要用脚来纠正患者腿的位置后，就可以站在患者的前面，轻轻地扶住患者的上肢将他的重心移向一边（图7.15）。一旦患者学会治疗师所诱导的这个动作并且能够充分地做出时，治疗师就不再需要拉动患者的上肢。而且此时治疗师应该清楚的了解患者的反应是否充分。在此之前，治疗师都要继续通过作用于患者的躯干来诱导其移动。

为了将患者的重心转移到另一边，治疗师可以改变自己的位置以便像之前那样坐在患者旁边给予帮助，或者可以在同一侧将患者移到远离自己的位置。治疗师将手放在患者靠近自己的那侧胸廓上，在将患者向对侧转移的同时向下活动其肋骨（图7.16）。患者躯干伸展的同时，同侧腰椎也会伸展。如果患者的下肢不能自动抬起或者运动控制尚不充分，治疗师可以用自己的腿将其引导到正确位置，如果下肢的重量对于患者来说太重的话，治疗师可以支撑部分重量。

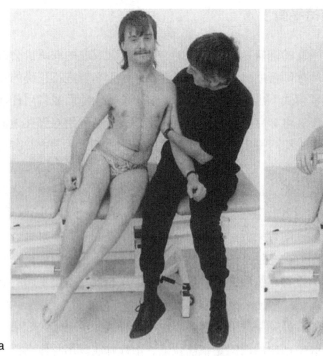
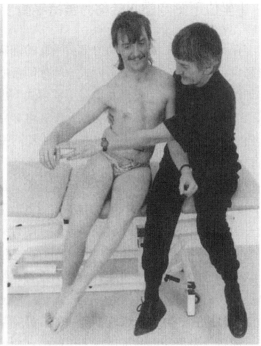

图7.13 a,b.　坐位平衡。
a. 侧屈患者一侧的躯干；b. 鼓励患者一侧上肢的反应。

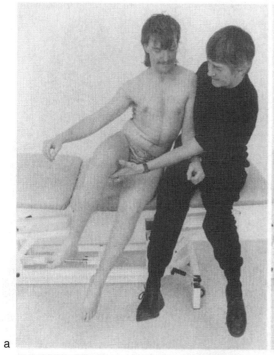
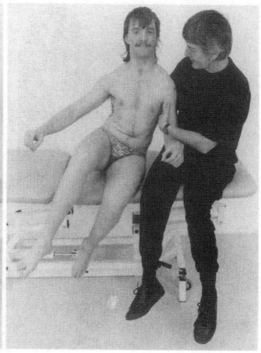
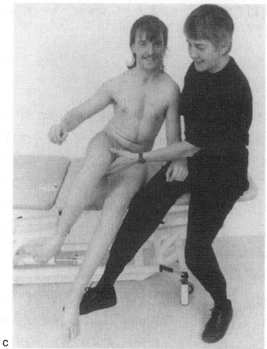

图 7.14　a~c.　帮助患者引出正常反应。
a.帮助患者的腿做出反应；b.持重腿膝屈曲；
c.治疗师把脚放在患者足跟下方纠正其膝关节
位置。

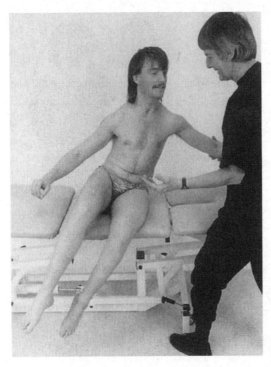

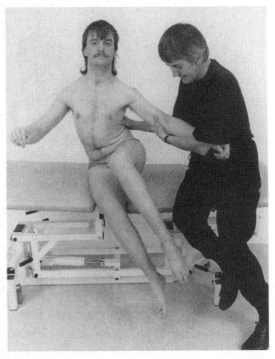

图 7.15 向一侧过度倾斜时，患者的自发反应。

图 7.16 治疗师将患者向受影响较少的一侧移动时，帮助其进行侧屈。

［腰椎的选择性侧屈］

在正常行走过程中，胸椎的稳定可以促进骨盆的活动以及有效增加腹肌的运动。当患者将一只脚离开地面向前迈步的时候，同侧骨盆必须通过部分腹肌收缩进行上提并保持，这是因为这条腿可能太长以至于在摆动相时不能很轻松地迈出去（Davies 1990）。在坐位下进行所需要的躯干控制训练能够使患者在行走的过程中重复有节奏的步伐，而不需要努力上提骨盆以缓慢向前拖动下肢。患者走路时如果脚部能够离开地面而避免一只脚的压力对抗地板，那么走路这一活动将会变得比较容易。患者腿部任何伸展活动的过度活跃会影响骨盆和腰椎的节律性运动。一旦患者能够正确运动躯干，就应该坐在较低的治疗床或者合适高度的椅子上，一只脚平放在地面上，练习相同的动作。

患者坐位，一条腿交叉放在另一条腿上面，治疗师站在他的前面并且用她的大腿固定患者腿的位置。然后，治疗师用自己的一只手压在患者上面腿的大转子上，来帮助该侧臀部抬离座位（图 7.17a）。患者的臀部抬离座位之后再放下去，如此反复多次缓慢而有节奏地练习抬起放下臀部的动作。当患者重心转移到一侧臀部时，应该尽可能地通过臀部的旋转来产生腰椎的活动，然后再将身体转回到中间位置。治疗师把手环放在患者的肩膀上以便能用她的手指来帮助患者胸椎伸展并且防止胸腰椎结合区域产生侧屈（图 7.17b）。进行这一活动时患者的肩膀应该保持水平，而且头应该在没有颈椎过度屈曲的情况下保持垂直。患者的上肢应该放松地放在身体两侧，因为此动作不会引出平衡反应。

当进行另一侧的活动时，患者应改变腿的位置，这样腿在上面的一侧臀部被抬高。治疗师要求患者只使用腰部区域的肌肉做出很小的动作（图 7.17c）。通常当较少受到影响的一侧躯干收缩时，患者更容易进行局部的动作，但是髋关节周围肌肉的选择性激活自然也发挥着重要的作用。

图 7.17 a~c.　腰椎的选择性侧屈。
a. 治疗师用自己的大腿固定住患者交叉的双腿；
b. 帮助上面的腿抬高骨盆；c. 腰椎侧屈的同时稳
　定胸椎。

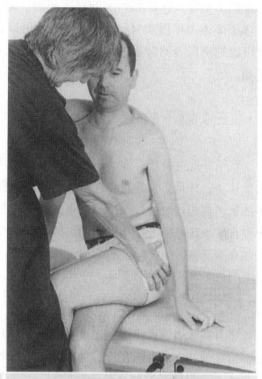

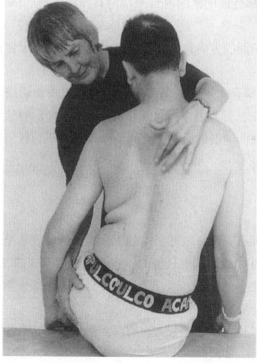

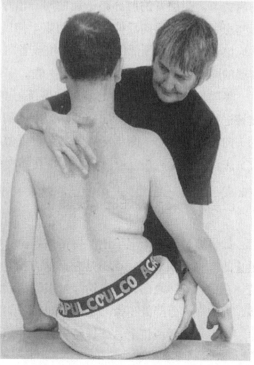

〔腰椎的选择性屈曲和伸展〕

不仅仅是侧屈的选择性控制对于患者的行走很重要，不伴随胸椎屈曲的腰椎屈曲和伸展的能力也同样重要。患者的躯干应该保持直立，而且腰椎的局部屈曲不应该伴随下腹部的活动以及胸椎和颈椎的过度屈曲。重获选择性屈曲和伸展的动作次序在第 3 章中有详细描述（见图 3.34a,b）。一旦患者可以在坐位下很容易地进行选择性运动，治疗师就可以鼓励患者站起来进行活动，保持患者膝关节微屈，同时进行骨盆节律性的前后倾活动。

（三）躯干的松动和激活

在很好地进行选择性动作和维持平衡以及训练行走功能之前，患者的躯干必须能够自由地移动，并且必须抑制在控制躯干运动过程中出现的任何紧张或者肌肉的过度活跃。患者的躯干在屈伸时通过保持僵硬来代偿不充分的控制，其肢体的肌肉张力也会增高，结果导致自然流畅地行走是不可能的。因此，治疗师在治疗的时候，需要在不同的起始姿势下调动和激活躯干为行走做准备。

〔屈曲和伸展〕

患者在床边或者座位上坐着把腿垂下来并且把上肢伸展外旋，手平放在身后的支撑面上。治疗师站立或者跪在患者的后面，当患者主动伸展脊柱的时候用手向后、向前活动他的肩关节。当患者的肘部趋于屈曲时，治疗师可以用她的前臂来帮助其伸展（图 7.18a）。起初患者可能需要向后仰头来辅助躯干伸展，但是一旦这一动作对他来说变得比较容易，就应该让他尝试将颈部保持在中立位或者向不同的方向自由移动。患者也可以在躯干保持伸展的同时将重心从一侧转移到另一侧。

伴随肩胛骨内收活动的躯干伸展练习与结合肩胛骨的前伸活动的脊柱屈曲练习应当交替进行。治疗师尽可能向前活动患者的肩部，并且要求患者尽量完全不抵抗，同时让他的头向前保持放松（图 7.18b）。患者重复做屈曲伸展的活动，直到治疗师感觉不到任何抵抗，患者上肢很放松且可以自发保持在伸展位为止。

〔坐位下躯干的屈曲 / 旋转〕

如果患者的躯干牢牢地保持在伸展位，那么正常行走所必需的下胸椎精细的旋转是被阻止的。患者用手去完成不是在正前方而是在中线两侧的任务时，也要求胸椎有屈曲 / 旋转。在主动旋转之前，需要治疗师被动活动患者的躯干。治疗师首先向抵抗较小的一侧旋转，因为在充分降低了张力之后，向另一侧会更加容易。

患者端坐于座位上，腿保持轻度外展位。体重均匀地分布在臀部两侧，患者转身使其双手都可以平放在身体一侧的座位上，并且保持与肩同宽。治疗师帮助患者达到正确的体位，如果有必要可以把患者的手放在治疗师的大腿上。

治疗师通过将一只手放在患者较差的一侧上肢肘部的后上方，给予患者支撑使之保持伸展，同时将肩胛骨和患者的一侧躯干向她的方向拉动。与此同时，治疗师用前臂的背侧面向患者的胸骨施加压力，并且通过腕背伸屈曲患者的胸椎，使患者的重心能够重回到臀部两侧（图7.19a）。治疗师用另一只自由的手将患者的头从一侧移动到另一侧、向前移动来抑制张力过高，并且确定患者不是特别紧张地将头部固定在一个位置。她也可以交叉碰到对侧的腿，外展到离她最远的位置，通过推拉来使患者的腿进行内收动作。之后要求患者轻轻地呼气并且放松，尝试让患者把手平放在桌子上而不是主动地向下推。

当向另一个方向旋转患者躯干时，治疗师可以站在患者的后面，用一只手保持其肘部伸展。治疗师不仅要保持其肘部伸展，同时通过给予患者上肢向下的压力来保持其手平放在支撑面上。治疗师把另一只手放在患者的肩膀上，跟其同侧躯干一起同时向后方拉以促进患者身体旋转，同时用前臂将患者的肩胛骨向内下方移动（图7.19b）。由于患者通常只有很小的屈曲和旋转，所以远侧臀部将会抬离座位。治疗师坐在患者的后面，用一只手臂从前面环绕住患者的下段肋骨并且给予压力使患者的胸廓向后靠近自己（图7.19c），而用另一只手继续保持患者的肘部伸展。

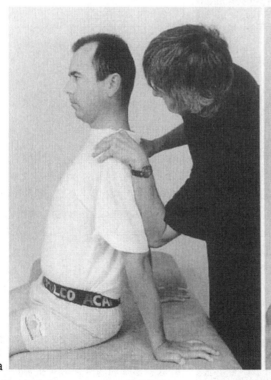
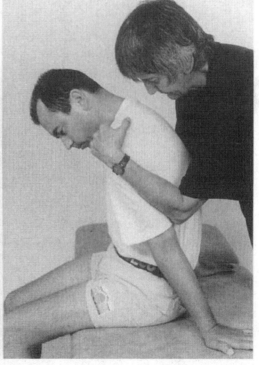

图7.18 a,b. 坐位下调动躯干的运动。
a. 躯干伸展的时候治疗师保持肘关节的位置；b. 躯干屈曲合并肩胛骨前伸。

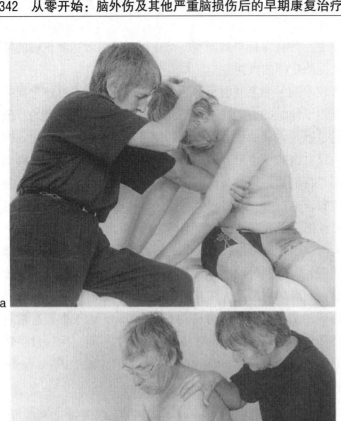

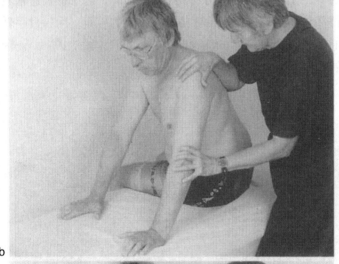

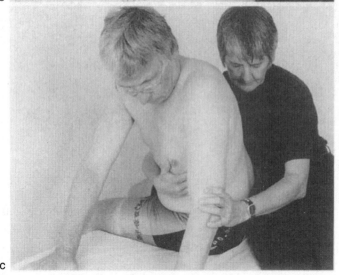

图 7.19 a~c. 促进患者坐位下的躯干旋转，并且双手放在同一侧。
a. 放松患者的颈部同时将受影响的手臂和手放在合适的位置；b. 朝着有更多影响的一侧旋转同时将肩移动回来；c. 增加躯干的屈曲。

[伴随激活腹肌时的腰椎旋转]

一个值得推荐的活动就是，从早期阶段开始让患者练习下段躯干旋转，逐渐增加腹部肌肉的控制，之后患者可以自己或者在家属的帮助下进行这一活动。这个活动的优点就是胸部固定在床上，使旋转定位于腰椎部分。

患者仰卧，双腿屈曲，双脚平放于床面。治疗师帮助患者把一条腿的膝关节交叉放在另一条腿的膝关节上，下方的腿放置于中线并保持足跟垂直于膝关节下。患者头部枕在一个大的枕头上，手放松地放在身体两侧。治疗师把手放在患者的膝关节上，并且缓慢而有节奏地将他内收的腿从一侧移动到另一侧，要求患者一起做这个运动（图7.20）。治疗师将另一只手放在患者的胸骨下段来帮助稳定胸部，并且当患者尝试更加主动地完成这一动作时肩膀不要离开床面。治疗师逐渐减少所给予的帮助，通过运动的协调进行引导。注意观察任何张力的增加、相关的反应或者患者过度用力的迹象，一旦发现应立即给予干预，以确保此动作能够再次平稳而有节奏地进行。

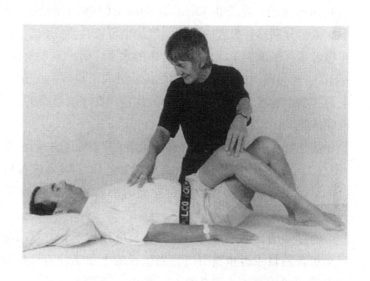

图7.20　帮助患者将膝盖有节奏地从一侧移动到另一侧。

起初，患者缓慢地移动膝关节，向两侧摆动范围较大。随着患者控制能力的改善，逐渐减少摆动的范围并且增加移动的速度，这些都会增加所需要的肌肉活动量。对于患者来说，目标就是以正常步态合适的速度不费力地从一边移动到另一边，每分钟约120次。

四、促进行走

帮助患者练习行走时，治疗师应该尽量使其步态正常化，这是为了让患者在开始时就体会到正确的运动。治疗师可以尝试各种各样的方法，然后从中选择出最好和最有效的办法，让护士或者家属在帮助患者行走时使用。促进的方法对于不同的患者也是不同的，并且随着患者能力的提升需要做出调整或改变。令人惊讶的是恰当的帮助能够使患者的步态模式正常化并且走路时很轻松。以下几种促进方式经证明，对于大多数患者重新开始行走时是最适合的方法。

（一）稳定胸部，诱发反应性跨步

尽管许多患者下肢运动功能恢复到足以行走，但是他们在稳定胸椎方面仍然有困难。如果不解决这个问题，那些包括共济失调在内的患者没有足够的平衡和稳定性，将很难独立行走，将来很有可能要坐轮椅。一些人可以行走是通过努力将重心后移，保持躯干屈曲来维持平衡，并且用僵硬的上肢耸肩来代偿躯干控制的缺失。但是持续用这种方式行走，恢复正确的活动将会受到阻碍（图7.21a）。

一个可以让患者学习正常步态的有效方法就是治疗师用手稳定患者的胸廓，并且帮助其向前移动。这个由Klein-Vogelbach（1987）研发、示范的促进方法最初需要两个助手，他们分别站在患者的两侧，但是也可以独自完成。治疗师站在患者的旁边，一只手放在患者前面的胸廓上，大概胸骨角的水平，另一只手放在其肩胛骨下角下方的胸椎上（图7.21b）。通过前面的手将患者两侧的肋骨向下拉向中线位置，同时在患者行走时通过双手向上提拉整个胸腔带动患者的一部分体重。在患者后背的手给予一部分支撑，同时也维持胸椎的伸展。

治疗师保持双手用力，引导患者的胸椎向前运动来诱发跨步反应，进而启动行走（图7.21c）。治疗师无须口头指导患者迈步，因为患者自己会主动抬腿迈步，而且躯干会向后倾斜。治疗师可以通过向前时患者重心轻轻地朝向哪一侧，决定患者先迈哪一只脚。

治疗师用自己正常的步速和步长继续行走，并且引导患者胸椎向前运动，重复多次直至患者的自主迈步被引出。当患者的下肢是反应性移动而不是刻意运动时，他的整个行走模式就改善了（图7.21d）。很慢、很费力地行走时，每个人都需要不同的肌肉活动并且要求有很高的平衡能力。合适的行走速度是促进患者体会真正的行走感觉的一个重要特征。

行走时需要拄拐的患者，尤其是运动失调的患者，他们在向前移动拐杖时倾向于向前放置得过远，并且向两侧伸出以寻求额外的安全，结果躯干向前倾而髋关节是屈曲的（图7.22a）。因此，这样一个患者仅仅是经历异常姿势和异常步态模式，很快就会形成一种习惯。通过治疗师控制患者的胸椎辅助行走，将会使患者在不用拐杖的直立姿势下形成一种正常的步态模式（图7.22b）。如果患者要学会正常的运动顺序，这种感觉是至关重要的。

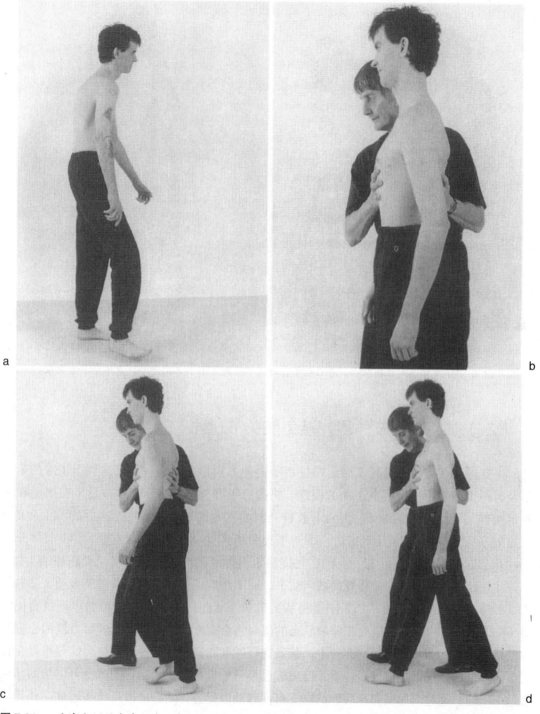

图7.21 a.共济失调的患者行走时躯干和肩关节保持僵硬；b.治疗师稳定胸部；c.向前移动躯干引发跨步反应；d.在帮助下正常行走。

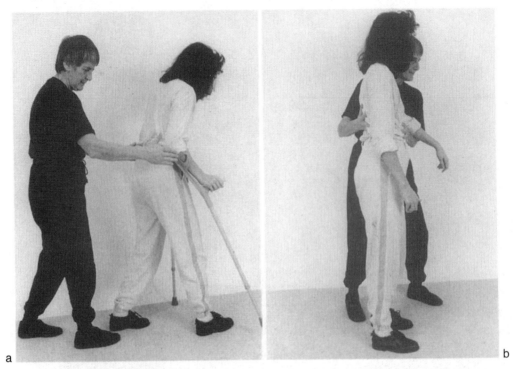

图 7.22 a.共济失调患者拄拐行走，并且躯干、髋关节屈曲；b.胸部固定时，身体处于直立位。

（二）辅助髋关节伸展，避免膝关节过伸

许多患者在重新练习行走时，在控制膝过伸方面存在困难，如果这种不正常的运动不及时纠正或者不能形成更正确的模式，将会有很严重的影响。膝过伸发生在摆动相末期足前伸与地面接触的时候，因为下肢伸直时协同足跖屈，并且胫骨向后，所以膝关节被迫处于完全伸直位（图 7.23a）。跖屈不充分所产生的阻力会限制患者重心前移开始新的步态时相。练习者每走一步在足底接触地面时所受到的刺激会增加踝跖屈的力量。

站立相期间，膝过伸使得臀部被向后推，而不是像正常的那样不断向前移动。站立相末期的膝过伸使屈肌放松，如果不能将膝关节快速屈曲到30°，摆动相的启动将会很困难（图 7.23b）。患者向前迈处于伸展状态的腿时将会缓慢费力地划圈或者努力使用一些其他的代偿运动。为行走所做的准备中，认真进行髋和膝选择性伸展训练将会使得患者在膝关节锁不住的情况下能够进行持重，若患者已经开始进行不正常的行走，也可以帮助其克服这一问题。通过引导髋部在后伸状态下向前移动以促进行走，可以避免膝过伸，并且帮助患者从一开始就学会正确的运动或者改变异常模式。

治疗师跟在患者身后行走，将一只手放在患者靠近自己的那侧骨盆带的后面，另一侧手臂从后面环抱住患者，并将手放到其对侧下部肋骨上。患者的下肢向前摆动时，治疗师将他的髋部向前移动，这样他的脚会立即向前落地，治疗师可以通过对角移动他的髋部和骨盆向前超过足部，防止踝跖屈不充分，从而避免膝关节被后推到过伸位（图 7.23c）。

在站立相，治疗师继续引导患者髋部向前使得对侧下肢反应性地向前摆动。在站立相末期，膝关节没有过伸且可以轻松地屈曲，这是便于重心转移到前面的脚上时，为启动摆动相做准备（图 7.23d）。为使这种促进得以成功进行，治疗师手的位置最重要，在尊重患者的前提下，于合适的时机、从准确的运动方向给予帮助也是至关重要的。

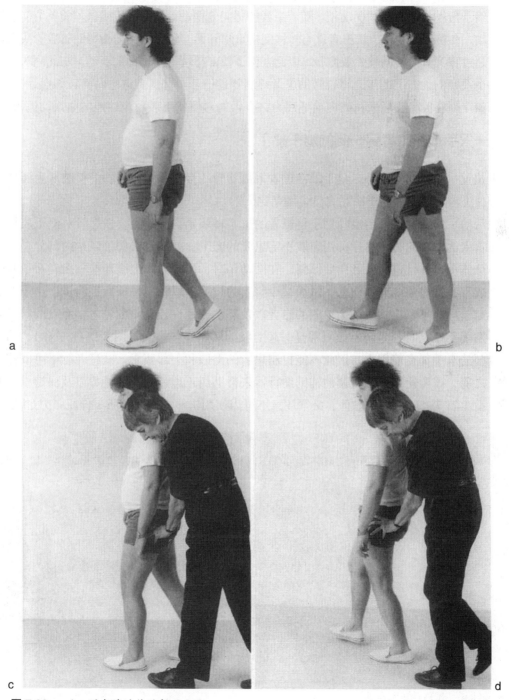

图 7.23 a~d. 避免膝过伸的帮助方法。
a. 摆动相末期出现膝过伸；b. 站立相时髋和膝向后移动；c. 髋部前移超过足尖；d. 持重过程中协助髋伸展。

［一只手放在患者的骨盆带的后方］

·位置：治疗师将一只手的拇指直接压在髋关节后边的股骨头上。通过腕关节的背屈将其余手指放在患者骨盆的侧面（图 7.24a）。

·活动：膝关节通过站立相末期伸肌的放松而屈曲，这时通过治疗师向前下方推动骨盆给予帮助，继而启动摆动相。随着患者的腿向前摆动，治疗师也确保其髋关节向前运动。在整个站立相，从患者重心转移到持重腿开始，治疗师用拇指帮助其股骨头向前超过膝关节来帮助髋关节伸展，以此来保证髋部持续不断地向前运动。与此同时，一个很轻的、向下的压力将会帮助患者抑制膝过伸。一旦患者重心向前转移得足够远，治疗师在股骨头后面持续向前地用力将会帮助对侧的下肢反应性地向前摆动迈出。

［一只手放在患者另一侧的躯干部］

·位置：治疗师的另外一只手放在患者下部肋骨约腰部水平，屈曲的上肢从后面环抱住患者，使患者躯干贴紧自己（图 7.24b）。

·活动：站立相时，治疗师用手将患者的重心转移到自己这边，使患者对侧下肢可以自由活动。同时，治疗师用上肢稳定患者的躯干，如果有必要可以帮助其分担一部分体重，并且避免患者向后倾斜。在摆动相时，治疗师用上肢环抱住患者帮助其完成重心沿对角线充分前移，从而减少脚上的持重，以防引发反应性跨步。这个方法对于那些主要症状表现为单侧的患者以及躯干有稍许控制力的患者是有效的。患者躯干不稳定时容易向后倾斜并且引起上肢的屈曲痉挛模式（图 7.25a）。这时，治疗师的双手都在使用中，因此不能控制患者的上肢和上部躯干。在患者躯干可以控制之前，需要使用扶手可调的辅助助行器来帮助纠正患者的上肢姿势以及保持重心向前（图 7.25b）。无论如何，必须注意不可因使用机械支撑而刺激下伸肌张力过高。

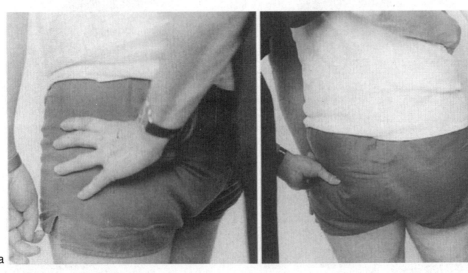

a   b

图 7.24 a,b. 手的位置与运动。
a. 拇指在髋关节的后面将股骨头向前推；b. 另一只手放在对侧腰部将重心推向持重侧的腿。

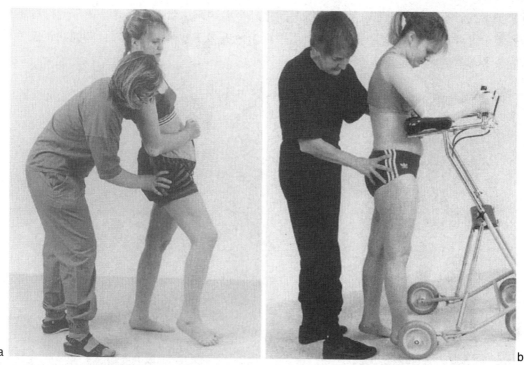

图 7.25　a.痉挛患者躯干向后倾斜过多，上肢处于屈曲模式；b.用助行器纠正躯干和上肢的位置，促进下肢伸展。

（三）带轮子的助行器

许多治疗师担心患者借助助行器行走将会产生依赖，将来独立行走会受到限制，导致患者在没有辅助器具的情况下不敢走路。患者家属甚至患者自己也因为同样的原因拒绝使用辅助器具，这种现象是很常见的。然而，这种担心是没有根据的，而且这可能导致患者待在轮椅的时间长于所必要的时间。实际上，即使是使用助行器行走，多进行行走训练也会增加恢复其他活动的机会，并且加快康复的速度。

正常婴儿学习行走的时候，首先要做的事情就是抓住某件东西或者某个人，比如小床的床边、家具、妈妈的手或者带轮子的玩具。一旦婴儿的运动控制经过以上准备阶段之后达到合适的水平，它在没有任何支撑的情况下便开始练习迈步，并且很快就可以在不需要帮助下行走。同样的，一旦患者有足够的控制能力就可以丢掉助行器开始行走。长时间的轮椅坐位将会阻碍患者取得独立行走能力的进步，而不是因为助行器的使用。

如果患者很难在直立姿势下进行站立和行走，或者很难抬起一只脚进行迈步，那么他将完全没有机会练习行走（图 7.26a,b）。那些害怕患者自己会摔倒或者曾经受到过损伤的人更愿意帮助患者进行行走训练。而那些用助行器走路的患者有显著的不同（图 7.26c）。由于助行器给他指引了方向，他的身体被拉向前并且躯干保持直立且位于中线，患者会很有安全感。推荐使用带轮子的助行器，因为它会提供一个持续向前的正常步态。当患者使用助行器，仅需要很少的帮助或者仅需要有人站在旁边，甚至他可以自己独立向前走几步时，护士或者家属就要准备在康复训练时间之外更多地陪患者一起行走。由于治疗师不再需要整个过程都给予患者支撑，她可以用手给予他更多正常步态的指导，例如纠正髋关节内旋或者骨盆的侧向提升等（图 7.26d）。

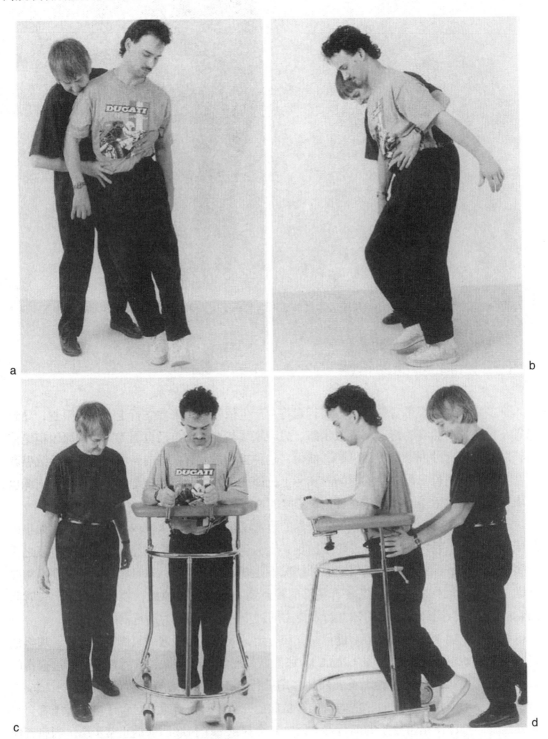

图 7.26 a~d. 用带轮子的助行器克服困难。
a. 直立行走非常困难；b. 尽管受到帮助但仍很难迈步；c. 用助行器直立行走；d. 能够轻松迈步。

　　用助行器的另一个优点就是可以帮助患者从椅子上站起再坐下，患者可以用这样的方式学会正常的运动顺序。当患者准备站立时，鼓励患者在抬离坐位之前向前推助行器，以便他的头可以超过膝盖和足尖，而且背部是伸展的（图7.27a）。用这种方式站起来之后患者的第一步也将会比较正常（图7.27b）。为了用正确的方法坐下，患者应该转一下身，这样椅子就在身后，然后把脚放成一条直线，放低臀部，在没有将助行器用力拉向自己的情况下慢慢坐下（图7.28）。治疗师将一只手放在患者的背部帮助其躯干伸展，并且引导其坐下的速度。

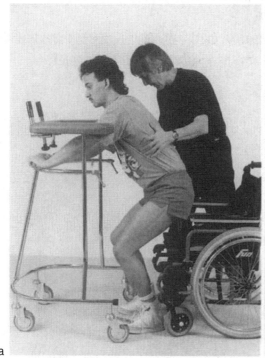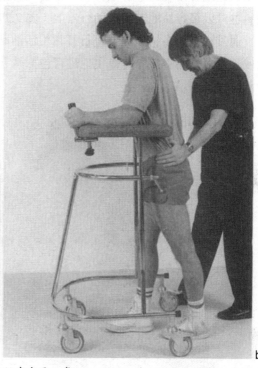

图7.27 a.站立时向前推助行器；b.正确站立之后初始步态更正常。

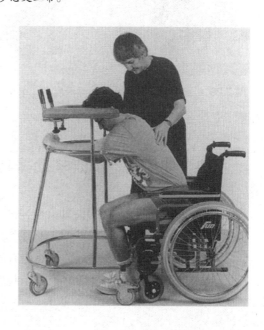

图7.28 坐下时通过助行器引导患者重心向前保持一个正常的运动模式。

［为了功能性任务调整助行器］

为了使患者用助行器进行更多的功能性活动，则需要在助行器上另外安装一个托盘或者多种类的容器（如果没有配的话）。这种改造可以使患者在多项任务中将物品从一个地方拿到另一个地方。例如，患者穿衣服之前需要将衣服从橱子里拿到床上或者椅子上，从机器里选好饮料后需要拿着它坐到桌子旁边。如果患者需要在床上铺新的亚麻制床单之类的东西，或者带着肥皂、毛巾和衣服进行淋浴，也需要同样的配置。一个托盘、篮子或者塑料盆可以很容易地安装在助行器上（图7.29a）。

通过调整，在站立位下进行日常生活活动的治疗性引导是可行的。治疗师或者护士将会发现更多机会引导患者自主地进行包括站立和行走在内的实际活动（图7.29b）。

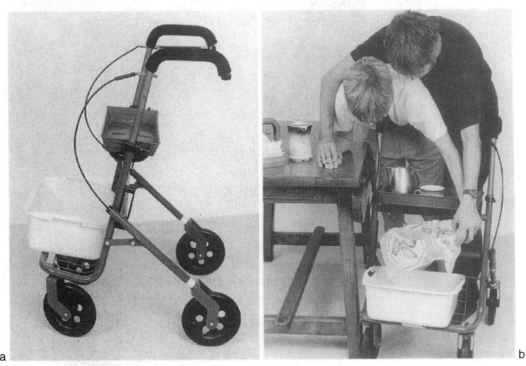

图7.29 a.标准助行器上安装托盘和容器；b.附件使治疗师引导患者在真实的生活情境中活动。

（四）使用其他行走辅助器具

有各种有效的行走辅助器具类型，治疗师需要根据每一个患者的需要选择出最合适的辅助器具。

- **鞋**：治疗师不应该忘记鞋子对患者的行走能力和步态的显著影响。一些患者穿厚的橡胶底运动鞋会走得很好；而一些患者在穿上皮革底和鞋跟比较轻的鞋后会进步比较快。在选择特殊助行器之前，治疗师首先应该尝试找到适合患者需求的鞋子，因为这样可能就完全不需要辅助器具了。

· 拐杖：如果患者最大的困难是平衡，那么肘拐可以使患者更加安全地独立行走，尤其是在他离开房间后。缺点就是用拐杖的时候手不能同时持物。当不可避免地出现非对称性姿势和步态的时候，不推荐仅用一个拐杖。这同样适用于手杖。

· 足托：如果患者从一开始练习站立时就如第4章描述的那样非常刻苦，那么就不需要使用足托来把脚固定到适当的位置。如果患者足内翻得厉害，那么无论怎样，都要用足托来保护他的踝关节以防损伤，并且足托的使用可以抑制明显的踝跖屈来帮助足背屈。足托的选择，要求既轻便又有可塑性但又不失去其支撑功能。一旦患者开始行走，他的进步是非常快的，这时可以用在踝关节侧面扭伤时提供支持所使用的弹力绷带简单缠绕足部来延迟足托的使用（Davies 1985）。

五、促进站起和坐下

为了实现功能性行走，患者必须能够安全省力地从椅子上站立起来并且再次坐下。如果患者不能经双腿持重或者躯干伸展后仰，他将会因失去平衡而摔倒。这时，治疗师需要考虑花时间教会患者用正确的方法站起和坐下。这是非常值得去做的，因为这些运动也会训练患者躯干和下肢的选择性活动。患者从床上、椅子上或者坐便器上站起时若需要帮助，也同样需要这一促进方法。

帮助者站在患者的旁边，两只手分别放在患者两侧骨盆上，鼓励患者离开座位之前身体前倾到恰当的位置。帮助者用自己的肩膀抑制患者在躯干直立时向后倾斜。当患者站直的时候，帮助者放在患者骨盆上的手协助其髋关节伸展，并且确定双脚都在持重。一旦患者站立，治疗师会更加靠近患者以帮助其维持平衡。

可以用同样的方法让患者以一种控制的方式返回坐位，帮助者像之前那样用自己的肩部引导患者的躯干向前，同时令患者慢慢放低臀部直到坐到身后的椅子上。用手刺激患者髋关节屈曲，并且避免骨盆的侧向移动而导致患者坐下的时候偏到椅子一边。

治疗师或者其他帮助者都不应该站在患者前面给予帮助，因为这样会形成不正确的模式并且很容易成为一种习惯。患者将会通过抓住帮助者将自己拉起来，或者不管治疗师的手放在哪里他都会通过向下压站起来，这两种情况下患者都会双下肢协同后伸，膝关节和躯干会向后移动，而不是向前移动，从而不利于患者的功能改善。

解决方法 如果患者很难找到中立位，那么支撑他将会非常困难，尤其是从坐位站立时明显偏到一边的患者。若患者身高很高，困难会更大。这时将一个凳子或者椅子放在他的前面能够帮助他找到中间位置。

在患者依旧处于坐位时，将一个坚固的凳子或者椅子放在他正前方适当的位置，以便于当患者双上肢伸展，双手平放在上面时，头可以超过双足。治疗师像之前那样站在患者的旁边，用一只手放在其对侧的骨盆上，另外一只手放在患者靠近她这一侧的膝关节上。这时要求患者双手保持原来的姿势，臀部离开座位。治疗师此时将患者的膝盖向前移动超过他的双足，保持其躯干向前，之后用自己的肩膀从后方推动患者的躯干使其伸展（图 7.30a）。之后治疗师用自己的髋关节顶住患者的髋关节，以此来辅助患者达到直立位所需的伸肌活动（图 7.30b）。治疗师的身体越贴近患者的身体将会越容易维持其平衡。

坐下时，患者再次将双手放在前面的凳子上，并且缓慢地坐在椅子的中间。治疗师将自己对侧的那只手放在患者的大转子下面，同时用肩部向下压患者的背部，这样既能保持患者躯干向前又可以控制运动的速度。治疗师另外一只放在患者膝盖的手也能将膝盖向前、向外拉以超过足尖，从而避免在伸肌协同模式中会出现的腿的伸展和内收（图7.30c）。

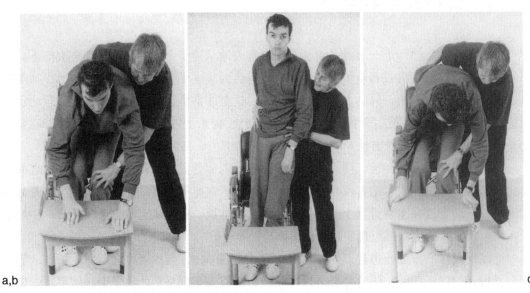

a,b　　　　　　　　　　　　　　　　　　　　　　　　　　　　　　　　　　　　c

图 7.30 a~c. *使得患者从坐位站起来更容易。*
a. 患者前面的凳子提供帮助；b. 治疗师用自己的髋关节帮助患者关节伸展；c. 坐下时重心向前。

六、处理限制行走的其他问题

因为行走在患者的整个康复过程中至关重要，所以应该克服一切困难来恢复其行走功能。如果患者脚或者膝盖出现挛缩，并且已经影响到了患者的站立，那么可以用第 6 章描述的方法成功地解决。除了直接的脑损害之外，外源性损伤如果在初期或之后的时期没有恰当地处理，依然会影响患者的站立和行走。外伤后最影响患者行走的因素常常是下肢骨折的不愈合。急性期，严重头部外伤的患者下肢股骨或者胫骨的骨折不能够得到应受到的精细治疗。事实上，一些例子显示骨折会被忽略，并且在这两种情况下会导致骨不连发生。不管患者的脑损伤如何，尽管以后患者可能不会恢复到充分行走的能力，也应该考虑采用内固定或者其他类似的治疗。此原则同样适用于那些从床上或者轮椅上摔下来发生股骨颈骨折的患者。这样的患者也应该进行最合适的治疗，如果有必要，可以进行股骨头的置换，而不应该简单地躺在床上等待骨折愈合，因为他具备活动的能力。如果患者除了创伤性脑损伤之外还不幸截肢，那么他想学习走路的话就需要配备一个合适的假肢。

应该清楚，尽管由于一些原因患者不能独立行走，或者没有适当的帮助和密集的训练的话不能走得很快或者不能走很长距离，但是站立和行走一小段距离对于他的生活和照顾他的人来说就会有很大不同。站立和行走能够明显改善患者其他的功能。

［典型案例］

曾在道路交通事故中遭受严重脑损伤的 N.N. 终于在两年后进入了一所专门从事大脑损伤患者治疗的康复中心。他和他的康复团队遇到的许多康复问题已在第 6 章中描述（见第 6 章 "典型案例"）。

两个主要问题仍然严重地影响其站立和再次行走，即股骨颈骨折不愈合和高位截肢的右腿没有合适的假肢提供。但遗憾的是，手术没有想象中那样成功，因为髋关节置换术后明显的内收肌痉挛而出现了脱位。第二个操作通过酚注射成功抑制了内收肌痉挛，并且通过后侧的夹板来帮助左膝伸直成功解决了持重问题。第一个人工假肢令人非常失望，并且导致了无尽的挫折，每当 N.N. 主动移动或者在帮助下站立时，都要承受压迫的痛苦或者小的残端弹出袜子。最终，在很多人的帮助下，终于找到一个有耐心和决心的整形外科技师，他制作了一个合适又先进的假肢，发挥了很大作用。在坐了三年之后，N.N. 终于可以用两只脚再次站起来了（图 7.31a）。该技术人员不仅提供了人工假肢使其稳定地站起来，而且可以使膝关节在摆动相弯曲，但同时也带来了问题，那就是如何让它尽量看起来和另一条腿一样（图 7.31b）。由于假肢的紧密配合，N.N. 可以很自信地把所有体重压到那条腿上，尽管有很短的残端也可以在控制下很好地向前迈步（图 7.31c）。他目前还在练习在没有拄拐的情况下如何控制平衡（图 7.32a）。虽然他仍然需要使用一个肘拐和另一个人的帮助，但是他可以站起来并且用双脚行走有限的距离（图 7.32b）。

N.N. 继续慢慢地改善但是可以确定这将逐渐减轻他妻子的辅助用力。为了能够行走和上楼梯，他仍然需要大量的帮助并且不能进行很长的距离，但是这对于 N.N. 的生活质量来说仍然有很大的改善。他曾在自己的家里开心地居住了多年，但是由于在三层他没有能力去上下楼梯，而被迫搬到其他住所。在最近的一个假期，他与妻子租住在他选择的公寓，尽管通道对于他的轮椅来说太窄而且入口还有一个高的台阶（图 7.33）。但令他高兴的是，N.N. 可以每周带着一个轻的防水假肢走到池边去游泳。

所有那些阻碍他而且看起来不可能解决的困难，因为他艰苦卓绝地努力而被克服，从而使得这些成就和类似的效果对于 N.N. 来说成为可能。

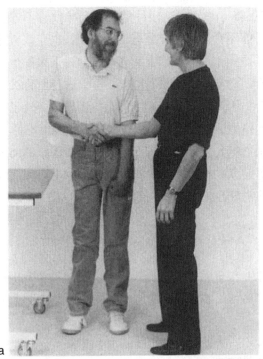

图 7.31　a. N.N. 三年后从坐位站起来；b. 假肢看起来跟另一条腿一样；c. 高位截肢者安装合适的假肢。

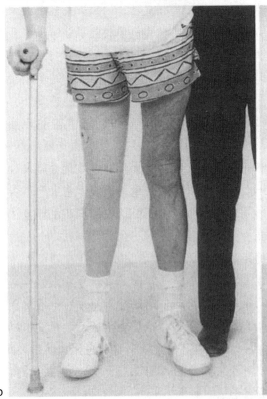

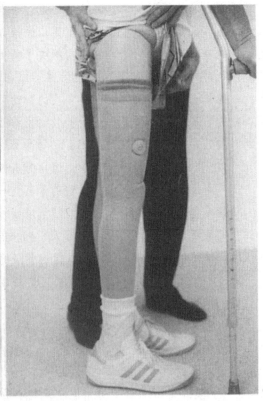

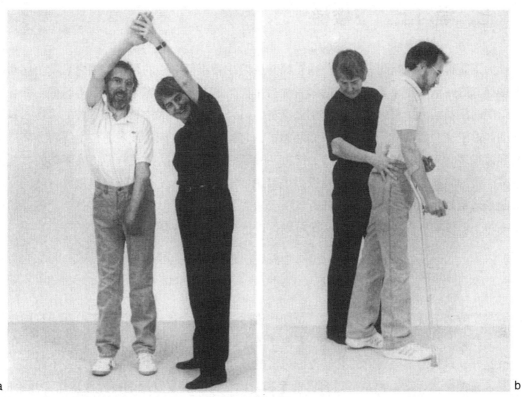

图 7.32　a. N.N. 在没有拐的帮助下学习平衡；b. 能够在另一个人的帮助下用肘拐行走一小段距离。

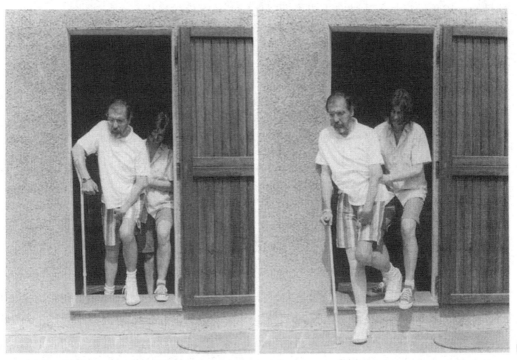

图 7.33　a,b.　N.N. 成功跨过一个有高台阶的出口。

七、学习上、下楼梯

为了获得功能性行走，患者往往在离开医院或者康复中心的保护范围之后就要面对上下楼梯。这一活动越早出现在他的康复项目里面，那么对于患者来说就越容易成功并且形成正确的模式。为了将来功能性使用做准备，可以通过上下楼梯来训练下肢的多项选择性活动。由于这个活动对于患者来说太熟悉了，它远比患者在床边或者座位上练习分离运动要容易得多。Ritchie Russell（1975）指出一种新的记忆机制的建立肯定比唤醒旧的要复杂得多。楼梯紧挨着墙并且有扶手可以提供给患者很多信息，使得他不仅仅依赖自己的反馈机制来确定是否能够去执行这项任务。不要求患者在上楼梯开始之前能够行走。相反，通过练习上下楼梯可以提高控制力从而可以促进行走能力的恢复。

（一）上楼梯

治疗师站在楼梯旁的患者身边，帮助他进行必要的运动，例如当患者抬起一只脚放到第一个台阶上时，治疗师通过环绕患者躯干的上肢来帮助患者维持平衡。治疗师需要在患者抬起另一只脚向上迈台阶的时候控制患者的膝盖。练习上下楼梯时，治疗师不要口头告诉患者去做什么运动，而是通过自己的手和身体帮助患者重复跟随自己做动作。开始前，患者应该抓住扶手，如果患者有足内翻的情况，可以用绷带缠住鞋子的外面做恰当的固定。开始尝试的时候，如果治疗师不确定如何控制患者，可以要求一个助手站在患者后面来帮助她，避免治疗师无法独自支撑患者时任何不良事件的发生。

（二）下楼梯

下楼梯对于大多数患者来说更困难，所以初次尝试时应该考虑到同样的注意事项。像上楼梯时那样，一只脚迈一个台阶可以用正确的方式进行，当患者仍然难以去做或者没有治疗师的帮助不可能进行的时候，治疗师用手帮助患者分解动作来完成这一活动。不管别人给予多少帮助，成功到达楼梯的下一层对于患者来说都会有巨大的精神鼓舞。患者能够完全理解并且根本感觉不到治疗师一直在帮助他，这是一种巨大的成就。

八、促进主动运动的娱乐活动

不能独立行走的患者将没机会自己移动，结果就是他大部分时间都会坐在轮椅上一动不动。在治疗之外的时间，找到一种不但使患者在其家属的帮助下可以很享受地进行，还能够尽可能地用正确的运动模式来刺激患者恢复运动功能的活动是非常重要的。根据患者本身的能力和必要设备的可用性，可以有广泛的选择性，比如从乒乓球到射箭、骑马等为残疾人选择的活动。一些活动费用高、费时间并且要求专业人员指导，但是有两项活动对于患者来说既有益又有乐趣并且没有额外的费用，那就是游泳和骑车。这两项活动既能让患者自由发挥，又可以让他们与身体健全的家属和朋友有一个愉快的经历分享。

（一）游泳

为了教会患者游泳，值得推荐的方法就是 Halliwick 方法，这种方法避免张力和相关反应的增加，并且在尽可能没有帮助的情况下促进患者用正确的模式去游泳。治疗师可以参加此方法的很多课程，或者向那些已经参加了这种训练并且在神经损伤患者方面有工作经验的人寻求帮助。有一本书介绍了如何教患者游泳，包括 Halliwick 方法以及许多有帮助的小提示和很多珍贵的信息。目前这本书仅在德国才有，其中有很多患者活动的图片以及关于水中治疗的简洁说明（Weber 1993）。能够游泳为患者提供了一种机会，那就是不需要害怕跌倒也不需抵抗，而且也将会是最愉快的体验。

（二）骑车

能够行走但速度很慢并且很吃力的患者，或者外出时需用轮椅的患者或许可以尝试骑自行车或者三轮车来满足特殊的需求。骑车时，患者可以与他的同伴们并驾齐驱，这使他看起来没有明显的残疾，并且他将会很享受这项主动运动。

- 成人三轮车：有一系列的现代体育三轮车有可使用的价值，这些三轮车有各种颜色的车座来满足患者的个性化选择，还有特殊的脚踏板配件。三轮车满足了患者对平衡的要求，不管两个轮子是在后面还是在前面，都被 Freewiel Techniek（DE Eersel, Holland）称为三轮车。
- 并联双人自行车系统：通过一种巧妙的方式将两个标准的自行车简单而又廉价地结合起来，从而实现残疾人和健康人一起并排骑行（Nava 1986）。两个自行车通过上下坚硬的横杠从前面连接至尾部，有一个简单的程序可以让朋友或者其他家庭成员来操作。如果有需求，可以改装一个适合的车座。平衡不再是问题，而且陪同人员能够尽可能多地进行操作，这样的话，即使是一个严重痉挛性四肢瘫患者，也能够骑车。
- 串联双人自行车：串联自行车可能会使患者有足够的随意行动去控制和保持平衡，这可以通过一个家庭成员或者朋友在前面的座位上掌舵来实现。两个标准自行车或许可以组合成一个，也可以购买特殊的串联自行车。
- 手动自行车：一种单个的扶手，并要求上肢有足够力量操作的自行车叫作手动自行车，为下肢存在明显障碍的患者发明（Schwandt et al. 1984）。如果患者不能独自完成整个过程，那么手动自行车可以固定在标准自行车的前面来组成一个串联。

对于患者来说，在他能够独立安全行走之前能够骑某些特殊类型的自行车，去外面自由地移动更多的距离将会变成可能。这项活动或许可以帮助患者达到独立行走的最终目标。

九、结论

在大多数医院或者康复中心，治疗人员考虑的重点是患者行走的能力或者患者朝着独立行走目标的进步。医生经常会反复问治疗师患者获得行走的能力进展如何。这个问题可以理解，因为这项活动是完全可以量化的，比治疗师提供的其他内容包含更多客观信息，比如平衡和肌张力，"这周好一点了"就不具备量化性。患者家属急切等待每一次行走尝试，因为他们会将行走与生活独立联系起来，尽管这两者之间没有必然联系。至少当他们数着患者可以走的步数以及与上周相比患者能走的距离时，他们看到了患者的进步。患者自己也会一直要求治疗师让他行走来代替其他训练，因为这是他真正能明白的活动和一直渴望达到的目标。

不断强调行走，对于从运动观点来考虑认为早期进行行走训练并不合适的治疗师来说是并不认同这样的做法。尽管如此，治疗师并没有表现出任何的不耐烦，而是慢慢适应这种情况，并且在每个治疗时间段留下足够的时间来和患者一起练习行走，因为收获的利大于弊。从患者心理上来说，行走能够有更多好处，因为这让患者感觉到了进步，同样对于他的家人来说也是一种鼓舞。因为患者明白这项活动的目的，所以能够充分地配合，并且为更加艰难的任务做好准备。行走的时候，每一块肌肉都参与这项活动从而克服长期不动所带来的不利影响。如果患者在没有任何可以强化肌张力或者是异常运动模式的帮助下行走，那么，他将会从活动中受益。开始行走之前等待的时间过长会导致患者越来越害怕在站立位自由运动，并且由于患者不使用他的腿，那么其腿部的自主运动控制将会远远延迟。正如有人在学习说一门外语时，期待完美的表现可能意味着从未开始。对于患者来说，给予帮助进行行走训练，即使仍有异常步态，也远比他一整天坐在轮椅上不让双腿持重要好得多。

只要有可能，就要帮助患者练习行走、进行站立位下的日常活动，如同病前一样。他可以走到浴室，站着刷牙或梳头，每天早上走过去把衣服从柜子里取出来，走进餐厅坐在餐桌旁进餐，把轮椅留在走廊里而自己多走几步。进行作业治疗的厨房设施，为患者提供了很好的机会去准备食物、清洗餐具，在做这些的过程中进行站立和行走。为了进行这些目标导向的活动，不仅仅是不同的治疗师，护士和家属也需要知道如何帮助他从坐位站起来、如何帮助他正确行走。结合实际的功能性活动会使患者在整个白天有更多的机会行走，而不只是在治疗室的短暂时间。他的行走将成为他日常生活的一部分，而不只是一项在治疗室进行的训练。

对于每个患者来说，练习功能性行走如同通向独立生活的新起点，他们要在漫长的道路上重拾失去的独立，并且能够开始一个更充实、更正常的生活。

参考文献

Ackerman S (1992) Discovering the brain. National Academic Press, Washington

Affolter F (1981) Perceptual processes as prerequisites for complex human behaviour. Int Rehabil Med 3(1):3–9

Affolter F (1991) Perception, interaction and language. Springer, Berlin Heidelberg New York

Affolter F, Bischofberger W (1993) Wenn die Organisation des zentralen Nervensytems zerfällt und es an gespürter Information mangelt. Neckar-Verlag, Villingen-Schwenningen

Affolter F, Stricker E (eds) (1980) Perceptual processes as prerequisites for complex human behaviour. A theoretical model and its application to therapy. Huber, Bern

Agnew D S Shetter AG, Segall HD, Flom RA (1983) Thalamic pain. In: Bonica JJ, Lindblom U, Iggo A (eds) Advances in pain research and therapy, vol 5. Raven, New York, pp 941–946

American Academy of Paediatrics (1983) The Doman-Delecato treatment of neurologically handicapped children. The Exceptional Parent (October)

American Academy of Physical Medicine and Rehabilitation (1968) Doman-Delecato treatment of neurologically handicapped children, 1967. Arch Phys Med Rehabil 49:4

An HS, Ebraheim N, Kim K, Jackson WT, Kane JT (1987) Heterotopic ossification and pseudoarthrosis in the shoulder following encephalitis: a case report and review of the literature. Clin Orthop 219:291

Arbib MA (1981) Perceptual structures and distributed motor control. In: Brooks VB (ed) Motor control, part 2. Williams and Wilkins, Baltimore, pp 1449–1480 (Handbook of physiology, sect 1; the nervous system, vol 2)

Armstrong KK, Saghal V, Block R, Armstrong KJ, Heinemann A (1990) Rehabilitation outcome in patients with posttraumatic epilepsy. Arch Phys Med Rehabil 71:156–160

Atkinson HW (1986) Principles of assessment (chapter 6). Principles of treatment (chapter 7). In: Downie PA (ed) Cash's textbook of neurology for physiotherapists. 4th edn. Faber and Faber, London

Bach-y-Rita P (1981) Central nervous system lesions: sprouting and unmasking in rehabilitation. Arch Phys Med Rehabil 62:413–417

Bach-y-Rita P, Balliet R (1987) Recovery from stroke. In: Duncan P, Badke M (eds) Stroke rehabilitation: the recovery of motor control. Year Book Medical, Chicago, pp 81–82

Baker LL, Parker K, Sanderson D (1983) Neuromuscular electrical stimulation for the head-injured patient. Phys Ther 63(12):1967–1974

Bannister D (1974) Personal construct theory and psychotherapy. In: Bannister D (ed) Issues and approaches in psychotherapy. Wiley, New York

Basmajian J (1979) Muscles alive. Their functions revealed by electromyography, 4th edn. Williams and Wilkins, Baltimore

Basmajian J (1980) Biofeedback in clinical practice. Unpublished lecture given during a course on EMG-Biofeedback, University Hospital Geneva

Basmajian J (1981) Biofeed-back in rehabilitation: a review of principles and practices. Arch Phys Med Rehabil 62:469–475

Bass NH (1988) Neurogenic dysphagia: Diagnostic assessment and rehabilitation of feeding disorders in the neurologically impaired. In: Eisenberg MG (ed) Advances in clinical rehabilitation, vol 2. Springer, New York, Berlin, Heidelberg, pp 186–228

Bass NH (1990) Clinical signs, symptoms and treatment of dysphagia in the neurologically disabled. J Neuro Rehab 4:227–235

Bass NH Morrell MM (1984) The neurology of swallowing. In: Groher ME (ed) Dysphagia — diagnosis and management, 2nd edn. Butterworth, Boston, pp 1–29

Benson AJ (1984) Motion sickness. In: Dix MR (ed) Vertigo. Wiley, Chichester, pp 391–426

Bentham J (1789) Introduction to principles of morals and legislation. London

Beukelmann DR, Traynor C, Poblete M, Warren G (1984) Microcomputer-based communication augmentation systems for two non-speaking, physically handicapped persons with severe visual impairment. Arch Phys Med Rehabil 65: 89–91

Biquer B, Donaldson IML, Hein A, Jeannerod M (1986) La vibration des muscles de la nuque modifie la position apparente d'une cible visuelle. Acad Sci Paris, series 111, p 303

Biquer B, Donaldson IML, Hein A, Jeannerod M (1988) Neck muscle vibration modifies the representation of visual motion and detection in man. Brain 111:1405–1424

Bobath B (1968) Abnorme Haltungsreflexe bei Hirnschäden. Thieme, Stuttgart

Bobath B (1971) Abnormal postural reflex activity caused by brain lesions. Heinemann, London

Bobath B (1978) Adult hemiplegia: evaluation and treatment. 2nd edn. Heinemann, London

Bobath B (1990) Adult hemiplegia. Evaluation and treatment, 3rd edn. Heinemann, London

Bobath K (1966) Motor deficit in patients with cerebral palsy. Clinics in Developmental Medicine, No. 23. William Heinemann Medical Books, London

Bobath K (1988) Neurophysiology 11. Unpublished lecture given during a course on the treatment of adult hemiplegia. Post-graduate Study Centre Hermitage, Bad Ragaz

Boivie J, Leijon G (1991) Clinical findings in patients with central poststroke pain. In: KL Casey (ed) Pain and central nervous system disease: the central pain syndromes. Raven, New York

Booth BJ, Doyle M, Montgomery J (1983) Serial casting for the management of spasticity in the head-injured adult. Phys Ther 63(12):1960–1965

Bourgeois BFD, Prensky AL, Palkes HS, Talent BK (1983) Intelligence in epilepsy: a prospective study in children. Ann Neurol 14:438–444

Bower KD (1986)The patho-physiology and symptomology of the whiplash syndrome. In: GP Grieve (ed) Modern manual therapy of the vertebral column. Churchill Livingstone, Edinburgh

Bowsher D (1991) Neurogenic pain syndromes and their management. In: Wells JCD, Woolf CJ (eds) Pain mechanisms and management. Churchill Livingstone, Edinburgh (British Medical Bulletin Series, vol 47, no. 3)

Bowsher D, Lahuerta J, Brock L (1984) Twelve cases of central pain, only three with thalamic lesion. Pain Suppl 2: 83

Breig A (1978) Adverse mechanical tension in the central nervous system. Almqvist and Wiksell, Stockholm

Brodal A (1973) Self-observations and neuro-anatomical considerations after a stroke. Brain 96:675–694

Bromley I (1976) Tetraplegia and paraplegia. Churchill Livingstone, Edinburgh

Buchholz DW (1987) Neurologic evaluation of dysphagia. Dysphagia 1:187–192

Burghart W, Schepach W, Hofmann K, Weingartner P, Kleine B, Ptok M, Kasper H (1989) Perkutane endoskopische Gastrostomie: Erfahrungen mit 124 Patienten. Akt Ernähr 14:179–184

Butler D (1991a) The component concept. Lecture given during a course on abnormal neural tension. Postgraduate Study Centre Hermitage, Bad Ragaz

Butler DS (1991b) Mobilisation of the nervous system. Churchill Livingstone, Melbourne

Butler D, Gifford L (1989) The concept of adverse mechanical tension in the nervous system. Physiotherapy 75(11):622–636

Charlton JE (1991) Management of sympathetic pain. In: Wells JCD, Woolf CJ (eds) Pain mechanisms and management. Churchill Livingstone, Edinburgh (British Medical Bulletin Series, vol 47, no. 3)

Conner JM (1983) Soft tissue ossification. Springer, Berlin Heidelberg New York

Coombes K (1995) Rehabilitation of the face and oral tract. Springer, Berlin Heidelberg New York, (to be published)

Cope DN, Hall K (1982) Head injury rehabilitation: benefit of early intervention. Arch.Phys Med Rehabil 63:433–437

Creech R (1980) Do you like your larynx? Communication Outlook 2(4):1, 10 ff

Damasio A (1992) Mapping the brain. Newsweek CXIX (16):April 20

Damasio A, Damasio H (1992) Brain and language. Sci Amer 267(3) September

Davies PM (1985) Steps to follow. A guide to the treatment of adult hemiplegia. Springer, Berlin Heidelberg New York

Davies PM (1990) Right in the middle. Selective trunk activity in the treatment of adult hemiplegia. Springer, Berlin Heidelberg New York

Dennet D C (1991) Consciousness explained. Penguin, Allen Lane

Dikmen S, Reitan RM (1978) Neuro-psychological performance in posttraumatic epilepsy. Epilepsia 19:177–183

Donner MW (1986) The evaluation of dysphagia by radiography and other methods of imaging. Dysphagia 1:49–50

Donner MW, Bosma J, Robertson D (1985) Anatomy and physiology of the pharynx. Gastrointest Radiol 10:196–212

Downing AR (1985) Eye controlled and other fast communicators for speech and physically handicapped persons. Australas Phys Eng Sci Med 8(1):17–21

Espinola D (1986) Radionuclide evaluation of pulmonary aspiration: Four birds with one stone — esophageal transit, gastroesophageal reflux, gastric emptying and bronchoopulmonary aspiration. Dysphagia 1:101–104

Evans CD (1981) Rehabilitation after severe head injury. Churchill Livingstone, Edinburgh

Evans WJ, Meredith CN, Cannon JG, Dinareilo CA, Frontera WR, Hughes VA, Jones BH, Knuttgen HG (1985) Metabolic changes following eccentric exercise in trained and untrained men. J Appl Physiol 61:1864–1868

Fields H L (1987) Pain. McGraw-Hill, New York

Foutch PG, Haynes WC, Bellapravalu S, Sanowski RA (1986) Percutaneous endoscopic gastrostomy (PEG). A new procedure comes of age. J Clin Gastroenterol 8(1):10–15

Franz SI (1902) On the functions of the cerebrum: the frontal lobes in relation to the production and retention of simple sensory-motor habits. Am J Physiol 8:1–22

Friday N (1981) My mother my self. Dell, New York

Garcin R (1968) Thalamic syndrome and pain of central origin. In: Soulairac A, Cahn J, Charpentier J (eds) Pain. Academic, London, pp 521–541

Garland DE (1991) A clinical perspective on common forms of acquired heterotopic ossification. Clin Orthop Related Res 263:13–29

Garland DE, Blum CE, Waters RL (1980) Periarticular heterotopic ossification in head-injured adults: incidence and location. J Bone Joint Surg [Am] 62(7):1143–1146

Garland DE, Keenan MAE (1983) Orthopedic strategies in the management of the adult head-injured patient. Phys Ther 63(12):2004–2009

Garland DE, Hanscom DA, Keenan MA, Smith C, Moore T (1985) Resection of heterotopic ossification in the adult with head trauma. J Bone Joint Surg [Am] 67:1261–1269

Gibson JJ (1966) The senses considered as perceptual systems. Houghton, Boston

Giles GM, Clark-Wilson J (1993) Brain injury rehabilitation. A neurofunctional approach. Chapman and Hall, London

Gold L (1990) Improving communication in the medical team. Lecture during a course organised by the Post-graduate Study Centre Hermitage, Bad Ragaz

Goldman A, Lloyd-Thomas AR (1991) Pain management in children. In: Wells JCD, Woolf CJ (eds) Pain mechanisms and management. Churchill Livingstone, Edinburgh (British Medical Bulletin Series, vol 47, no. 3) pp 676–689

Goldsmith E, Golding RM, Garstang RA, Macrae AW (1992) A technique to measure windswept deformity. Physiotherapy 78(4):235–242

Grosswasser Z, Stern MJ(1989) Dynamic cognitive and behavioral changes during the rehabilitation process of traumatic brain injury. International Rehabilitation Medicine Association Monograph Series April

Grüninger W (1986) Die Rehabilitation bei Querschnittlähmung. In: Schirmer M (ed) Querschnittlähmungen. Springer, Berlin Heidelberg New York, pp 538–547

Guttmann L (1948) Bedsores. Br Surg Practice 2:65

Guttmann Sir L (1973) Spinal cord injuries: comprehensive management and research. Blackwell, London

Hagen C, Malkmus D, Durham P (1972) Levels of cognitive functioning. Rancho Los Amigos Hospital, Los Angeles

Hardy AG, Dixon JW (1963) Pathological ossification in traumatic paraplegia. J Bone Joint Surg [Br] 45:76–87

Heimlich HJ (1978) The Heimlich maneuver. Emergency Med 10:89–101

Heimlich HJ (1983) Rehabilitation of swallowing after stroke. Ann Otol Rhinol Laryngol 92:357–359

Hernandez AM, Forner JV, De La Fuente T, et al (1978) The para-articular ossifications in our paraplegics and tetraplegics: a study of 704 patients. Paraplegia 16:272–275

Hobson EPG (1956) Physiotherapy in paraplegia. Churchill, London

Horner J (1984) Communication for the speechless patient. N C Med J 45(8):505–509

Ideström C, Schalling D, Carlquist U, Sjöqvist F (1972) Acute effects of diphenylhydantoin in relation to plasma levels. Psychol Med 2:111–120

Ignazzi V, Ramsden VS (1984) Eye operated keyboard. Australas Phys Eng Sci Med 7(2):58–62

Jacobs HE (1988) Yes, behaviour analysis can help but do you know how to harness it? Brain Inj 2(4):339–346

Janda V (1980) Muscles as a pathogenic factor in back pain. Proceedings of the International Fedration of Orthopaedic Manipulative Therapists, 4th Conference. Christchurch, New Zealand, pp 1–23

Jeannerod (1990) The neural and behavioural organisation of goal-directed movements. Clarendon, Oxford, (Oxford Psychology Series No. 15)

Jennet B (1979) Post-traumatic epilepsy. Adv Neurol 22:137–147

Jennet B (1987) Epilepsy after head injury and intracranial surgery. In: Hopkins A (ed) Epilepsy. Chapman and Hall, London, pp 401–441

Jennet B, Teasdale G, Galbraith S, Braakman R, Avezaat C, Minderhoud J, Heiden J, Kurze T, Murray G, Parker L (1979) Prognosis in patients with severe head injury. Acta Neurochir Suppl 28:149–152

Jennet B, Snoek J, Bond MR, Brooks N (1981) Disability after severe head injury: observations on the use of the Glasgow Outcome Scale. J Neurol Neurosurg Psychiatr 44:285–293

Johnson JR, Higgins L (1987) Integration of family dynamics into the rehabilitation of the brain-injured adult. Rehab Nurs 12(6)

Jull GA (1986) Headaches associated with the cervical spine — a clinical review. In: Grieve GP (ed) Modern manual therapy of the vertebral column. Churchill Livingstone, Edinburgh

Karbowski K (1985) Epileptische Anfälle. Phänomenologie, Differentialdiagnose und Therapie. Springer, Berlin Heidelberg New York

Kesselring J (1992a) Wandel der Physiotherapie in der Neurorehabilitation — ein ABC der Neurorehabilitation. Unpublished lecture given at the farewell ceremony for Dr Busch, Gailingen, March 21

Kesselring J (1992b) Eine neurologie des Verhaltens als Grundlage der Neurorehabilitation. Schweiz Med Wochenschr 122(33):1197–1205

Kesselring J (1993) Taktil-Kinästhetische Wahrnehmung und die Organisation des Zentralen Nervensystems. In: Affolter F, Bischofberger W (ed) Wenn die Organisation des zentralen Nervensystems zerfällt und es an gespürter Information mangelt. Neckar-Verlag, Villingen-Schwenningen

Kirby DF, Craig RM, Tsang T-K, and Plotnick BH (1986) Percutaneous endoscopic gastrostomies: a prospective evaluation and review of the literature. J Parenter Enter Nutr 10(2):155–159

Klein-Vogelbach S (1987) Functional kinetics. Lecture for the 3rd meeting of IBITAH in the Postgraduate Study Centre, Hermitage, Bad Ragaz

Klein-Vogelbach (1990) Functional kinetics. Observing analysing and teaching human movement. Springer, Berlin Heidelberg New York

Knight G (1963) Post-traumatic occipital headache. Lancet 1:6–8

Knott M (1970) Treatment of the face and mouth. Lecture during the PNF course held from July-December. Vallejo, California

Knott M, Voss DE (1968) Proprioceptive neuromuscular facilitation. Harper, New York

Kottke FJ (ed) (1982a) The neurophysiology of motor function. Saunders, Philadelphia, pp 218–252 (Krusen's handbook of physical medicine and rehabilitation)

Kottke FJ (ed) (1982b) Therapeutic exercise to develop neuromuscular coordination. Saunders, Philadelphia, pp 403–426 (Krusen's handbook of physical medicine and rehabilitation)

Kottke FJ, Halpern D, Easton JKM, Ozel AT, Burril CAV (1978) The training of coordination. Arch Phys Med Rehabil 59:567–572

Landau WM (1988) Clinical neuromythology 11. Parables of palsy pills and PT pedagogy: a spastic dialect. Neurology 38:1496–1499

Larson DE, Burton DD, Schroeder KW, DiMagno EP (1987) Percutaneous endoscopic gastrostomy. Indications, success, complications and mortality in 314 consecutive patients. Gastroenterology 93(1):48–52

Lazzarra G deL, Lazarus C, Logemann JA (1986) Impact of thermal stimulation on the triggering of the swallowing reflex. Dysphagia 1:73–77

Lewin W, Roberts AH (1979) Long.term prognosis after severe head injury. Acta Neurochir Suppl 28:128–133

Lewit K (1977) Pain arising in the posterior arch of the atlas. Eur Neurol 16:263–269

Lezac MD (1988) Brain damage is a family affair. J Clin Exp Neuropsychol 10(1):111–123

Lieber R (1992) Skeletal muscle structure and function. Implications for rehabilitation and sports medicine. Williams and Wilkins, Baltimore

Logemann JA (1988) The role of the speech language pathologist in the management of dysphagia. Otolaryngol Clin N Am 21(4):783–788

Logemann JA (1983) Evaluation and treatment of swallowing disorders. College Hill Press, San Diego

Logemann JA (1985) The relationship between speech and swallowing in head and neck surgical patients. Semin Speech Lang 6(4):351–359

Loiseau P Strube E Signoret J-L (1988) Memory and epilepsy. In: Trimble MR, Reynolds EH (eds) Epilepsy, behaviour and cognitive function. Wiley, Chichester

Long CG, Moore JR (1979) Parental expectations for their epileptic children. J Child Psychol Psychiatr 20:299–312

Louis R (1981) Vertebroradicular and vertebromedullar dynamics. Anat Clin 3:1–11

Luria AR (1978) The working brain. Penguin, Allen Lane

Lynch M, Grisogno V (1991) Strokes and head injuries. Murray, London

Lynch C, Pont A, Weingarden SI (1981) Hetroectopic ossification in hand of patient with spinal cord injury. Arch Phys Med Rehabil 62:291–293

McMahon SB (1991) Mechanisms of sympathetic pain. In: Wells JCD, Woolf CJ (eds) Pain mechanisms and management. Churchill Livingstone, Edinburgh (British Medical Bulletin Series, vol 47, no. 3), pp 584–600

MacPhee GJA, Goldie C, Roulston D et al (1986) Effects of carbamazepine on psychomotor performance in naive subjects. Eur J Clin Pharmacol 30:37–42

Magarey M (1986) Examinaton of the cervical spine. In: Grieve GP (ed) Modern manual therapy of the vertebral column. Churchill Livingstone, Edinburgh

Magnus R (1926) Some results of studies in the physiology of posture. Lancet, September 11, 1926: 531–536

Maier F (1988) A second chance at life. Newsweek CXII: September 12

Maisel AQ (1964) Hope for brain-injured children. Reader's Digest, (October), pp 134–140

Maitland GD (1986) Vertebral manipulation, 5th edn. Butterworths, London

Meinck HM, Benecke R, Meyer W, Hohne J, Conrad B (1984) Human ballistic finger flexion; uncoupling of the three-burst pattern. Exp Brain Res 55:127–133

Melzack R (1991) Central pain syndromes and theories of pain. In: Casey KL (ed) Pain and central nervous system disease: the central pain syndromes. Raven, New York

Michelsson J-E, Rausching W (1983) Pathogenesis of experimental heterotopic bone formation following temporary forcible exercising of immobilized limbs. Clin Orthop Rel Res 176:265–272

Mielants H, Vanhove E, De Neels J, Veys E (1975) Clinical survey of and pathogenic approach to para-articular ossifications in long-term coma. Acta Orthop Scand 46:190–198

Miller AJ (1986) Neurophysiological basis of swallowing. Dysphagia 1:91–100

Millesi H (1986) The nerve gap. Hand Clin 2:651–663

Mital MA, Garber JE, Stinson JT (1987) Ectopic bone formation in children and adolescents with head injuries: its management. J Pediatr Orthop 7:83–90

Molcho S (1983) Körper-Sprache. Mosaik, Munich

Moore J (1980) Neuroanatomical considerations relating to recovery of function following brain injury. In: Bach-y-Rita P (ed) Recovery of function: theoretical considerations for brain injury recovery. Huber, Bern

Moran BJ, Frost RA (1992) Percutaneous endoscopic gastrostomy in 41 patients: indications and outcome. J R Soc Med 85(June):320–321

Moran B, Taylor M, Johnson C (1990) Percutaneous endoscopic gastrostomy: a review. Br J Surg 77:858–862

Morris D (1987) Manwatching. A field guide to human behaviour. Grafton, London

Mouritzen Dam A (1980) Epilepsy and neuron loss in the hippocampus. Epilepsia 21:617–629

Nava LC (1986) Coupled bicycles for disabled and able-bodied to ride together. Prosthetics Orthotics Int 10:103–104

Nehen H-G (1988) Gute Erfahrung mit der PEG. Altenpflege 10:644–646

Okamato T (1973) Electromyographic study of the learning process of walking in 1-and 2 year-old infants. Med Sport 8:328–333

Ossetin J (1988) Methods and problems in the assessment of cognitive function in epileptic patients. In: Trimble MR, Reynolds EH (eds) Epilepsy, behaviour and cognitive function. Wiley, Chichester

Peschl L, Zeilinger M, Munda W, Prem H, Schragel D (1988) Perkutane endoskopische Gastrostomie — eine Möglichkeit der enteralen Ernährung von Patienten mit schweren zerebralen Funktionsstörungen. Wien Klin Wochenschr 10(Mai 13):314–318

Petrillo CL, Knoploch S (1988) Phenol block of the tibial nerve for spasticity: a long term follow-up study. Int Disability Studies 10(3):97–100

Pfaltz CR (1987) Pathophysiological aspects of vestibular disorders. Adv Otorhinolaryngol 39/4

Plaget J (1969) Das erwachen der Intelligenz beim Kinde. Klett, Stuttgart, pp 39–51

Ponsky JL, Gauderer MWL (1989) Percutaneous endoscopic gastrostomy: indications, limitations, techniques and results. World J Surg 13:165–170

Puzas JE, Miller MD, Rosier RN (1989) Pathalogic bone formation. Clin Orthop Related Res 245:269-281

Ragone DJ, Kellerman WC, Bonner FJ(1986) Heterotopic ossification masquerading as deep vein thrombosis in head-injured adult: complications of anticoagulation. Arch Phys Med Rehabil 67:339–341

Reason JT (1978) Motion sickness adaptation. A neural mismatch model. J R Soc Med 71:819–829

Riddoch G (1938) The clinical features of central pain. Lancet 234: 1093–1098, 1150–1156, 1205–1209

Ritchie Russell W (1975) Explaining the brain. Oxford University Press, London

Rodin EA, Schmaltz S, Tuitly G (1986) lntellectual functions of patients with childhood-onset epilepsy. Dev Med Child Neurol 28:25–33

Rolf G (1993) Neurale Gegenspannung in der Befundaufnahme und in der Behandlung von Patienten mit einer Läsion des zentralen Nervensystems. Lecture given at the congress of the Schweizerischer Verband für Manipulative Physiotherapie. Zurich, November 1993

Rosenzweig M (1980) Animal models for effects of brain lesions and for rehabilitation. In: Bach-y-Rita P (ed) Recovery of function: theoretical considerations for brain injury rehabilitation. University Park Press, Baltimore, pp 127–172

Rosenzweig M, Bennet EL, Diamond MC et al (1969) Influences of environmental complexity and visual stimulation on development of occipital cortex in rats. Brain Res 14:427–445

Rothmeier J, Schreiber H, Fröscher W (1990) Myositis ossificans circumscripta nach ungewöhnlichem Hirntrauma. Fortschr Med 108(21):415/31–32/416

Ruch, Patton (1970) Physiology and biophysics, vol 2. Saunders, Philadelphia

Rush PJ (1989) The rheumatic manifestations of traumatic spinal cord injury. Semin Arthritis Rheuma 19(2) (October):77–89

Sazbon L, Najenson T, Tartovsky M, Becker E, Grosswaser Z (1981) Widespread periarticular new-bone formation in long-term comatose patients. J Bone Joint Surg [Br] 63(1):120–125

Scherzer BP (1988) Rehabilitation following severe head trauma: results of a three-year program. Arch Phys Med Rehabil 67:366–374

Schlaegel W (1993) Was geschiet mit den Patienten im Koma?. In: Affolter F, Bischofberger W (ed) Wenn die Organisation des zentralen Nervensystems zerfällt - und es an gespürter Information mangelt. Neckar-Verlag, Villingen-Schwenningen

Schlee P, Keymling M, Wörner W (1987) Die perkutane, endoskopisch kontrollierte Gastrostomie (PEG) bei neurologischen Krankheiten und in der Geriatrie. Medwelt 38:45–47

Schmidbauer W (1978) Die hilflosen Helfer. Über die seelische Problematik der helfenden Berufe. Rowohlt, Reinbek

Schultz EC, Semmes RE (1950) Head and neck pain of cervical disc origin. Laryngoscope 60: 338–343

Schwandt D, Leifer L, Axelson P, Gaines R, Wong F (1984) Arm-powered tandem for disabled and able-bodied to ride together. Rehabilitation Research and Development Centre, Veteran's Administration Medical Centre, Palo Alto, CA. pp 1–2

Schwartz S (1964) Effect on neonatal corical lesions and early environmental factors on adult rat behaviour. J Comp Physiol Psychol 57:72–77

Searle J (1984) Minds, brains and science. BBC Publications, London

Sherrington C (1947) The integrative action of the nervous system 2nd edn. Yale University Press, New Haven

Siebens AA, Linden P (1985) Dynamic imaging for swallowing reeducation. Gastrointest Radiol 10:251–253

Shorvon SD (1988) Late onset seizures and dementia: a review of epidemiology and aetiology. In: Trimble MR, Reynolds EH (eds) Epilepsy, behaviour and cognitive function. Wiley, Chichester

Shorvon S, Reynolds EH (1979) Reduction in polypharmacy for epilepsy. Br Med J 2:1023–1025

Smith CG (1956) Changes in length and posture of the segments of the spinal cord with changes in posture in the monkey. Radiology 66:259–265

Sonderegger H (1993) The treatment of perceptual disturbances. Lecture during a course on the treatment of traumatic brain injury in St José, California

Stover SL, Hataway CJ, Zieger HE (1975) Hetrotopic ossification in spinal cord-injured patients. Arch Phys Med Rehabil 56:159–204

Teasdale G, Jennet B (1974) Assessment of coma and impaired consciousness: a practical scale. Lancet 2:81–84

Teasdale G, Parker L, Muray G, Knill-Jines R, Jennet B (1979) Predicting the outcome of individual patients in the first week after severe head injury. Acta Neurochir Suppl 28:161–164

ten Kate JH, Verbeek DGF, Hogervorst R, Duyvis JD (1985) Discrete eye-position for alternative communication. Med Progr Technol 10:201–211

Thornedike A (1940) Myositis ossificans traumatica. J Bone Joint Surg 22:315

Travis AM, Woolsey CN (1956) Motor perfomance of monkeys after bilateral partial and total cerebral decortication. Am Phys Med 35:273–310

Trimble M R (1988) Anticonvulsant drugs: mood and cognitive function. In: Trimble MR, Reynolds EH (eds) Epilepsy, behaviour and cognitive function. Wiley, Chichester

Trott PH (1986) Tension headache. In: Grieve GP (ed) Modern manual therapy of the vertebral column. Churchill Livingstone, Edinburgh

Tuchmann-Duplessis H, Auroux M, Haegel P (1975) Nervous system and endocrine glands. Springer, Berlin Heidelberg New York (Illustrated human embryology, vol 3)

Venier LH, Ditunno JF (1971) Heterotopic ossification in the paraplegic patient. Arch Phys Med Rehabil 52:475

Vojta V, Peters A (1992) Das Vojta-Prinzip. Springer, Berlin Heidelberg New York

Von Randow G (1991) Die Erfindung der Hand. Geo 11/21.10 1991

Wall PD (1987) Foreword. In: Fields HL (ed) Pain. McGraw-Hill, New York

Wall PD (1991) Neurogenic pain and injured nerve: central mechanisms. In: Wells JCD, Woolf CJ (eds) Pain mechanisms and management. Churchill Livingstone, Edinburgh (British Medical Bulletin Series, vol 47, no. 3)

Weber H (1993) Erlebnis Wasser. Springer, Berlin Heidelberg New York

Winstein CJ (1983) Neurogenic dysphagia. Frequency, progression and outcome in adults following head injury. Phys Ther 63(12):1992–1996

Woodworth CN (1899) The accuracy of voluntary movements. Psychol Rev Monogr Suppl 3

Woolf CJ (1991) Generation of acute pain: central mechanisms. In: Wells JCD, Woolf CJ (eds) Pain mechanisms and management. Churchill Livingstone, Edinburgh (British Medical Bulletin Series, vol 47, no. 3) pp 523–533

Zablotny C, Andric MF, Gowland C (1987) Serial casting: clinical applications for the adult head-injured patient. J Head Trauma Rehabil 2(2):46–52

Zekir S (1992) The visual image in mind and brain. Sci Amer (September) 267(3)